生理活性脂質
共役リノール酸の生化学と応用

原　健次

幸　書　房

はじめに

　本書は「生理活性脂質の生化学と応用」の第4巻にあたる。共役リノール酸はリノール酸の構造異性体であり，分子内に共役二重結合を有する脂肪酸の総称である。1987年，ウィスコンシン大学のMichael Pariza達はハンバーガー中に含まれる変異原物質を探索する過程で，偶然，発癌抑制物質を見出し，この化合物が共役リノール酸と同定された。

　この発見以降，90年代の前半までに共役リノール酸の発癌抑制作用が種々の動物実験で証明され，90年代の後半にはコレステロール低下作用，インスリン感受性改善作用，免疫増強作用，体脂肪減少作用，骨代謝改善作用，抗血小板作用などの多彩な生理作用を有することが明らかにされてきた。このなかでも体脂肪減少作用は先進国で増加しつつある生活習慣病の危険因子として位置づけられている肥満を予防するという観点から特に注目され，Kritchevsky は共役リノール酸のこの作用を「神様のいたずら」とさえ言っている。

　リノール酸の構造異性体である共役リノール酸がなぜこれほどまで多彩な生理作用をしめすかについては，まだ根本的なことはほとんど分かっていない。しかし，共役リノール酸が他の生理活性を有する脂肪酸と異なり，非常に特異的な生理作用を有していることは事実である。本書では，これまでに明らかにされた共役リノール酸に関する知見，すなわち共役リノール酸の起源，加工食品での生成機序，合成法，分析法，物理化学的性質，吸収，代謝，毒性，発癌抑制作用，脂質代謝におよぼす影響，抗動脈硬化作用，免疫調節作用，骨代謝改善作用，成長因子様作用，Ⅱ型糖尿病予防作用，抗血小板作用などについての最近までの知見をまとめたものである。共役リノール酸のヒトと動物の生体内での重要性と健康維持における役割を理解して頂き，生理学，生化学，栄養学，細胞生物学，生活習慣病の予防に携わる方々の知識の整理と今後の展開を考えるうえでお役に立てれば幸いである。

　2000年11月

原　　　健　次

目　　　次

第1章　脂質と癌 ·· 1
　1-1）はじめに ··· 1
　1-2）脂質と癌 ··· 1
　1-3）トランス脂肪酸と癌 ··· 4
　1-4）リノール酸と癌 ··· 6
　1-5）オレイン酸と癌 ··· 9
　1-6）エイコサペンタエン酸，ドコサヘキサエン酸と癌 ······················· 9

第2章　共役リノール酸の起源 ··· 14
　2-1）共役リノール酸とは ·· 14
　2-2）共役リノール酸の起源 ··· 15
　2-3）牛乳の乳脂中の共役リノール酸含量に影響を及ぼす因子 ·············· 16
　2-4）共役リノール酸産生に及ぼすイオノホアの影響 ·························· 18
　2-5）共役リノール酸の組織での生合成 ··· 19
　2-6）共役リノール酸の腸内微生物による産生 ··································· 20
　2-7）食品中の共役リノール酸含量 ··· 24
　2-8）共役リノール酸の加工食品での生成機序 ··································· 28

第3章　共役リノール酸の合成，性質 ·· 32
　3-1）共役リノール酸の合成 ··· 32
　3-2）共役リノール酸の物理化学的性質 ··· 34
　3-3）共役リノール酸の分析法 ··· 35

第4章　共役リノール酸の吸収，代謝，生体内分布 ································· 42
　4-1）共役リノール酸の吸収 ··· 42
　4-2）共役リノール酸の生体内分布 ··· 43
　4-3）共役リノール酸の代謝 ··· 53

第5章　共役リノール酸の癌抑制作用 ·· 56
　5-1）はじめに ·· 56
　5-2）共役リノール酸の癌細胞培養系での癌細胞に及ぼす影響 ·············· 56
　5-3）共役リノール酸の発癌前駆物質，発癌物質による発癌に及ぼす影響 ···· 59
　5-4）共役リノール酸の移植癌の増殖に及ぼす影響 ······························ 61

5-5）共役リノール酸と共役リノール酸トリグリセリドの癌抑制作用 ……………………62
　5-6）共役リノール酸の発癌前駆物質，発癌物質による発癌の抑制，癌細胞増殖の抑制
　　　の作用機序 ………………………………………………………………………………62
　　5-6-1）はじめに……………………………………………………………………………62
　　5-6-2）共役リノール酸と発癌物質との相互作用………………………………………63
　　5-6-3）共役リノール酸の過酸化脂質産生に及ぼす影響………………………………64
　　5-6-4）共役リノール酸のエイコサノイド産生に及ぼす影響…………………………67
　　5-6-5）共役リノール酸の解毒酵素に及ぼす影響………………………………………70
　　5-6-6）共役リノール酸の接着分子に及ぼす影響………………………………………71
　　5-6-7）共役リノール酸のオルニチン脱炭酸酵素活性に及ぼす影響…………………72
　　5-6-8）共役リノール酸によるアポトーシスの誘導……………………………………72
　5-7）乳製品の摂取と乳癌発症のリスク……………………………………………………74

第6章　共役リノール酸の脂質代謝に及ぼす影響 …………………………………………77
　6-1）共役リノール酸の血漿脂質代謝に及ぼす影響 ………………………………………77
　6-2）共役リノール酸の肝臓脂質代謝に及ぼす影響 ………………………………………78
　6-3）共役リノール酸のその他の臓器での脂質代謝に及ぼす影響 ………………………81
　6-4）共役リノール酸の脂質代謝酵素活性に及ぼす影響 …………………………………84
　6-5）共役リノール酸の体重変化，エネルギー代謝，体脂肪に及ぼす影響 ……………90
　6-6）共役リノール酸の抗動脈硬化作用 ……………………………………………………95
　6-7）共役リノール酸の脂肪酸の合成および不飽和化作用 ………………………………98
　6-8）共役リノール酸の前脂肪細胞の増殖・分化に及ぼす影響 ………………………104

第7章　共役リノール酸の免疫調節作用に及ぼす影響 …………………………………112
　7-1）はじめに…………………………………………………………………………………112
　7-2）共役リノール酸の in vitro でのエイコサノイド，サイトカインの産生に及ぼ
　　　す影響 ……………………………………………………………………………………112
　7-3）共役リノール酸の in vivo でのイムノグロブリンおよびケミカルメディエー
　　　ターの産生に及ぼす影響………………………………………………………………115
　7-4）共役リノール酸の免疫系に及ぼす影響………………………………………………120

第8章　共役リノール酸の骨代謝に及ぼす影響 …………………………………………123
　8-1）骨細胞と骨代謝…………………………………………………………………………123
　8-2）骨代謝に影響を及ぼす因子……………………………………………………………123
　8-3）脂質と骨代謝……………………………………………………………………………125
　8-4）共役リノール酸の骨代謝に及ぼす影響………………………………………………125

第9章　共役リノール酸の成長因子様作用 ………………………………………………132

第10章　共役リノール酸のⅡ型糖尿病予防作用 ……………………………………………134
　　10-1）はじめに………………………………………………………………………………134
　　10-2）共役リノール酸のⅡ型糖尿病予防作用……………………………………………134
　　10-3）共役リノール酸のⅡ型糖尿病予防作用の作用機序………………………………135

第11章　共役リノール酸の抗血小板作用 ……………………………………………………138

第12章　共役リノール酸の毒性 ………………………………………………………………143

第13章　共役リノール酸関連商品 ……………………………………………………………145

第14章　共役リノレン酸（α-エレオステアリン酸）………………………………………146

（付）　共役リノール酸関連文献（1950-2000.8.）…………………………………………149

■　索　　引 ……………………………………………………………………………………191

第1章 脂質と癌

1-1) はじめに

共役リノール酸は conjugated linoleic acid あるいは conjugated dienoic linoleic acid を訳したもので，その特異的な生理作用から最近注目を集めている生理活性脂質の1つである[1]。共役リノール酸はその名称の通り，リノール酸（9シス，12シス-$C_{18:2}$）と同様炭素数18個で二重結合を2個有する脂肪酸であるが，二重結合の位置およびシス型（c），トランス型（t）の位置関係が異なっている。現在までに生理活性を示すか否かにかかわらず十数種の，共役リノール酸が見出されている[2]。すなわち 9c,11t-$C_{18:2}$，8t,10c-$C_{18:2}$，9t,11c-$C_{18:2}$，11c,13t-$C_{18:2}$，10t,12c-$C_{18:2}$，8c,10c-$C_{18:2}$，9c,11c-$C_{18:2}$，10c,12c-$C_{18:2}$，11c,13c-$C_{18:2}$，11t,13t-$C_{18:2}$，10t,12t-$C_{18:2}$，9t,11t-$C_{18:2}$，8t,10t-$C_{18:2}$，7t,9c-$C_{18:2}$ などであるが，すべてではないが2つの二重結合がこのような位置関係にある場合を共役ジエンと呼ぶことから，共役リノール酸と呼ばれている[3]。

共役リノール酸は1978年ウィスコンシン大学の Michael W. Pariza および彼の共同研究者達により見出された[5〜8]。肉や魚などのタンパク質の多い食品を加熱調理すると焦げた部分にベンツピレンなどの発癌性物質を生成するが，この発癌性物質の生成を検討しているなかで，肉を調理する過程で発癌性物質のみならず抗発癌性物質が存在することが確認され，その後その物質が共役リノール酸であることが同定された[4]。

共役リノール酸はその後の研究でラットの乳癌（rat mammary tumorigenesis）発症，マウス前胃腫瘍（mouse forestomach neoplasia）形成，マウス皮膚癌（mouse skin carcinogensis）発症を抑制することが認められ，ここ数年，化学防御特性（chemoprotective properties）が注目され数多くの研究成果が報告されており[9,10]，今後さらに研究成果の報告は増加すると推定される。共役リノール酸は，全シス（all-cis）体である非共役リノール酸とは異なる化学的・生理学的効果を有していると推定されている[9]。

さらに共役リノール酸には抗発癌作用のみならず，脂質代謝改善作用，動脈硬化抑制作用，免疫賦活作用，骨代謝改善作用などが認められており[6]，今後の研究の進展が期待される[6〜20]。本書では脂質と癌について述べたあと，現在まで知られている共役リノール酸の研究開発の経緯，起源，合成法，物理化学的性質，分析法，生体内動態，種々の生理作用とその作用機序などについて述べる。

1-2) 脂質と癌

ヒトの癌の形成にはヒトゲノム上の約8万5,000個のタンパク質をコードする遺伝子の中の癌遺伝子（oncogene）および癌抑制遺伝子における異常の蓄積が必要であり，つまり癌は遺伝子異常の蓄積による病気であるが，その発症には環境因子が大きく関わっている[21]。ヒトの発癌の約90％は環境因子が関与するといわれ，食生活は35％，たばこ30％，感染10％であり，食生活の関与は男性の癌の30〜40％，女性の癌では60％とされている[21]。すなわちヒトの発癌と栄養とは密接な関係がある。

このなかでも食事由来の脂肪と発癌の関係が注目されており研究も多く，特に食事由来の脂肪の摂取量と発癌の関係，摂取脂肪エネルギーと発癌の関係，摂取脂肪酸の種類と発癌の関係，摂取脂肪酸のうち飽和脂肪酸と不飽和脂肪酸の比，$\omega 3$系多価不飽和脂肪酸と$\omega 6$系多価不飽和脂肪酸の比，と発癌の関係の研究が多い[22〜33]。

わが国では1981年以降，悪性新生物が死因の第1位であり，総死亡数のなかで占める割合は1996年で30.3％である[34]。死因となる悪性新生物のなかで胃癌がずっと第1位を維持してきたが，1984年をピークにやや減少傾向にあるものの欧米諸国に比較してかなり高率である（表1−1）[33]。死亡率の増加している癌としては肺癌，大腸癌，肝臓癌，乳癌，膵臓癌，前立腺癌であり，減少して

表1-1 死因の国別比較（男性）[33]

（死亡率：10万人対）

	日本 (1994年)	米国 (1992年)	英国 (1994年)	デンマーク (1993年)	スペイン (1992年)
悪 性 新 生 物	241.5	220.8	288.3	318.6	261.3
胃	50.2	6.4	18.2	12.0	30.5
大腸	26.1	22.5	31.6	42.3	23.7
肺	52.1	73.4	85.0	86.1	71.4
女 性 乳 房 *	11.3	33.0	48.5	49.7	28.3
循 環 器 疾 患	116.7	354.5	462.1	500.7	316.7
虚 血 性 心 疾 患	45.5	198.3	293.7	391.1	107.5

(WHO「World Health Statistics Annual」)
＊女性

いるのは女性の子宮癌である[34]。特に男性，女性共肺癌による死亡率の上昇は著しく，男性の場合1993年には胃癌による死亡を凌駕し，それ以降男性の癌死の第1位である。これらの統計は悪性新生物による死亡率の統計であり，個々の悪性新生物は治癒率，生存率がかなり異なっているため罹患率とはやや異なっていると推定される。大阪府での悪性新生物の罹患率推移の調査では死亡率の統計とほぼ同傾向であるが，女性では1993年に胃癌の罹患率を乳癌の罹患率が超えている[33]。すなわち大腸癌や乳癌などの欧米型の癌の罹患率が徐々に増加している。

現在までの脂質栄養と発癌の関連についてかなりの疫学調査や動物実験が多く行われてきたが，それらの結果から，食餌中の脂質摂取量と関係の深い癌として大腸癌[35~38]，乳癌[35,39~41]，子宮癌[42]，前立腺癌[43]，膵臓癌[44]が挙げられるが，特に大腸癌と乳癌では脂質摂取がリスクファクターとなると推定されている。癌の発症は正常細胞の遺伝子が何らかの原因で変異を起こす初期段階と，それに続いて増殖分化の異常を起こす促進段階の2段階から成り立っており，それぞれの段階を誘発する物質はそれぞれイニシエーター（初発因子；initiator）とプロモーター（促進因子；promotor）と呼ばれている。これら2つの因子を厳密に区別することは困難であるが，食餌脂質はプロモーターとして働くと推定される。

大腸癌はもともと日本では罹患率の低い癌であったが，近年その増加が著しい癌であり，1994年ですでに米国における大腸癌死亡率を超えている（表1-1）[33]。（1992年の米国での男性の癌による死亡の第1位は肺癌（34％），第2位は前立腺癌（12％），次いで大腸癌（11％）であった[33]）。大腸癌の死亡率と脂質摂取量との間には30年程前から正の相関が見出されることが指摘されてはいたが[45]，正の相関があるとは明言できないまでも，飽和脂肪酸を多く含有する動物性脂質の摂取は大腸癌の発生に強く関与していると推定される[46]。一方，ω6系多価不飽和脂肪酸を多く含有する植物油の摂取と大腸癌の発生との間には相関は認められず[46]，ω3系多価不飽和脂肪酸を多く含有する魚あるいは魚油の摂取は大腸癌の発生に抑制的に働くことが認められている[46~48]。

欧州24ヵ国の男女の大腸癌，女性の乳癌の死亡率と各国における動物性脂肪，植物性脂質，魚あるいは魚油の摂取量との相関を1961～1963年，1974～1976年，1984～1986年の3期間で調査したところ，大腸癌，子宮癌いずれも25年間で増加しており，大腸癌，子宮癌の死亡率と動物性脂肪の摂取量との間には有意（$p<0.01$）の相関が認められ，植物性脂質の摂取量との間には有意差は認められなかった（表1-2，図1-1）[46]。魚あるいは魚油摂取量と男性の大腸癌の死亡率との間には有意（1974～1976年；$p<0.05$，1984～1986年；$p<0.05$）な逆相関関係が認められ，女性の大腸癌の死亡率との間では有意ではないが逆相関関係が認められた（表1-2）[46]。しかし魚あるいは魚油摂取量と子宮癌の死亡率との間には有意差は認められなかった[46]。

癌の発症はすでに述べたように初期段階と促進

表1-2 大腸癌,子宮癌の死亡率と摂取脂質との相関[46]

死亡率	摂取脂質	1961〜1963		1974〜1976		1984〜1986	
		回帰係数	P	回帰係数	P	回帰係数	P
大腸癌 (男性)	動物性脂肪	4.23	0.009	6.47	0.009	8.07	0.004
	植物性脂質	−1.22	0.556	−2.43	0.317	−1.85	0.489
	魚	−0.11	0.120	−0.14	0.042	−0.13	0.036
	魚油	−1.47	0.097	−2.78	0.043	−1.69	0.071
大腸癌 (女性)	動物性脂肪	3.21	0.001	4.96	0.001	6.04	0.000
	植物性脂質	−0.79	0.550	−1.70	0.270	−1.45	0.394
	魚	−0.06	0.228	−0.07	0.102	−0.07	0.082
	魚油	−0.70	0.222	−1.39	0.119	−0.77	0.204
子宮癌 (女性)	動物性脂肪	4.77	0.000	7.45	0.000	8.75	0.000
	植物性脂質	0.87	0.629	−0.78	0.712	−0.14	0.951
	魚	−0.02	0.710	−0.05	0.445	−0.04	0.473
	魚油	−0.22	0.783	−1.49	0.223	−0.48	0.570

段階の2段階から成り立っており,それぞれの段階を誘発する物質は,イニシエーター,プロモーターと呼ばれているが,多量の脂質摂取はプロモーターを促進する作用を担っていると推定される[28]。マウスをコーン油10%(低脂肪含有飼料)あるいはコーン油40%(高脂肪含有飼料)で飼育し,イニシエーターの1化合物である油溶性の多環式芳香族炭化水素;7,12-ジメチルベンズ〔α〕アントラセン(7,12-dimethylbenz〔α〕anthracene;DMBA)でイニシエーションのみを行い飼育した場合と,DMBAでイニシエーションを行ったのち,プロモーターである12-O-テトラデカノイルホルボール-13-アセテート(12-O-tetra-decanoyl phorbol-13-acetate;TPA)を皮膚局所投与することによりプロモーションを開始し,連続塗布した場合の皮膚の腫瘍発生率を観察した[28,49]。その結果イニシエーション期間中の高脂肪含有飼料投与は皮膚パピローマ(papilloma,乳頭腫)の発生を抑制したが,皮膚癌の発生には影響を及ぼさなかった(図1-2)[28,49]。しかし,プロモーション後のイニシエーション期間中の高脂肪含有飼料は皮膚パピローマの発生を増加させる(図1-2)[28,49]と共に,皮膚癌の発生も増加した[28,49]。高脂肪含有飼料投与下ではDMBAによるイニシエーションのみでは皮膚癌を発生させないこと,TPNによるプロモーションにより皮膚癌の発生が増加することから,高脂肪含有飼料はプロモーターとして作用していると推定された[28,49]。

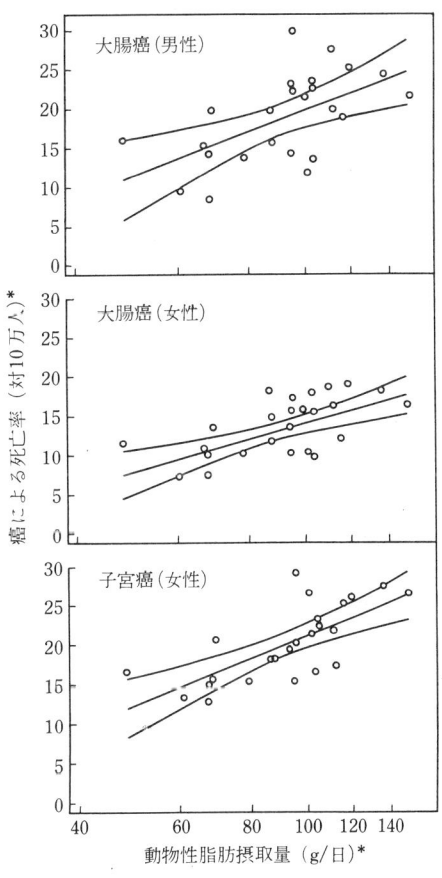

図1-1 欧州24カ国における大腸癌,子宮癌の死亡率と動物性脂肪摂取量の関係[46]

＊大腸癌,子宮癌の死亡率は1983〜1987年,動物性脂質摂取量は1984〜1986年の統計を使用,○は各国を示す

図1-2 皮膚パピローマ発生に及ぼす脂質含量の影響[28]

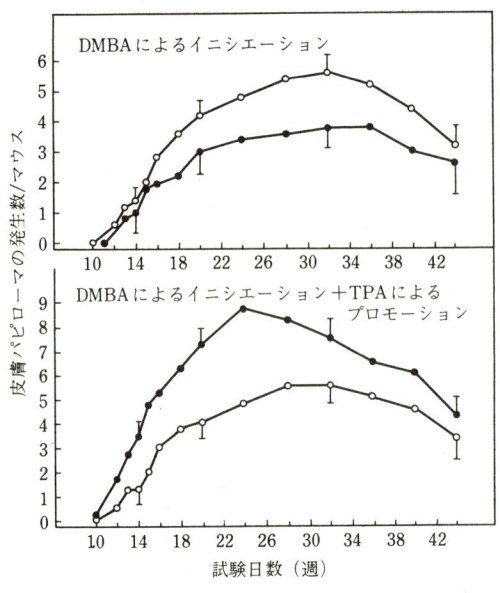

○ 低脂肪含有飼料(コーン油10％)
● 高脂肪含有飼料(コーン油40％)

ヒト乳癌患者あるいは乳癌以外の患者の血漿，あるいは手術時に摂取された脂肪組織の脂肪酸組成と乳癌発症の関係が検討されている[32]。血漿の脂肪酸組成は，食事性脂質の影響を非常に受けやすく，脂質摂食後，数時間から1日で変化が認められる[50]。特に血漿トリグリセリドの脂肪酸組成は前回摂取の食事性脂質を反映しており，また血漿コレステロールエステル，リン脂質の脂肪酸組成は数日前に摂取した食事性脂質を反映している[50]。血漿の脂肪酸組成に比較して脂肪組織の脂肪酸組成は比較的安定しているが，必須脂肪酸の長期間の摂取がその脂肪酸組成に反映される[51]。しかし，摂取脂質の脂肪酸組成がそのまま反映されるという訳ではなく，摂取脂肪酸のうち飽和脂肪酸と一価不飽和脂肪酸と脂肪組織の脂肪酸組成との相関は低く，リノール酸（$C_{18:2}$, n-6），ドコサヘキサエン酸（$C_{22:6}$, n-3）の摂取脂肪酸と脂肪組織の脂肪酸組成の相関は高く，その相関係数はリノール酸で0.57[52]，0.77[53]，ドコサヘキサエン酸で0.80[52]であった。

ヒト乳癌患者と非乳癌患者の血漿あるいは脂肪組織の飽和脂肪酸，一価不飽和脂肪酸，トランス脂肪酸，ω3系多価不飽和脂肪酸，ω6系多価不飽和脂肪酸の違いを検討したところ，ヒト乳癌患者での普遍的な変化は見出されなかった（表1-3）[32]。報告によりその変化はまちまちであるが，これは乳癌患者群と非乳癌患者群の年齢差，閉経前の女性と閉経後の女性を分類していないためではないかと推定される[32]。

1-3）トランス脂肪酸と癌

食品中に含有される不飽和脂肪酸はほとんどがシス型であるが，わずかではあるが幾何異性体のトランス型の不飽和脂肪酸も存在する。その代表的なものは植物油を部分水素添加する際に，リノール酸やα-リノレン酸から生成する炭素数18のモノエン型トランス脂肪酸で，わが国のマーガリンには多いもので約25％含まれているが，アメリカ産のマーガリンに比較すると，その含有量は低い[54]。植物油の部分水素添加により生成したモノエン型トランス脂肪酸の二重結合の位置は，炭素鎖の6位から14位にわたり広く分布しているが，その主たるものは8位から11位に分布している[54]。またトランス脂肪酸は反芻動物の体脂肪や乳汁中にも含まれていて，その大部分が二重結合を11位に有する炭素数18のモノエン型トランス脂肪酸で，バクセン酸（vaccenic acid ; 11t-$C_{18:1}$）と呼ばれている。牛脂や乳脂肪中のバクセン酸の含有量は約2％で，二重結合の位置が特定されているのは，反芻動物の胃内微生物によるリノール酸やα-リノレン酸の部分水素添加反応であるためと推定される[54〜56]。トランス脂肪酸はその由来が部分水素添加により生じるという人工的なモノという認識や，動脈硬化に何らかの影響を与えるのではないかというマスコミ報道などにより，何となく忌避する傾向が認められるが，ここではトランス脂肪酸と癌の関係について俯瞰する。

トランス脂肪酸と癌の関係については，結論としてはトランス脂肪酸あるいはトランス脂肪酸トリグリセリドが発癌あるいは，癌細胞に何らかの影響を及ぼすという証拠はほとんどないと思われる[31,57〜61]。トランス脂肪酸の発癌実験で困難な点はどの脂肪を対照とするかである。トランス脂肪酸の発癌に及ぼす研究の初期には，トランス脂肪酸としてエライジン酸（elaidic acid ; 9t-$C_{18:1}$）が用いられたが，エライジン酸はその融点が45℃と高く消化されにくく，試料としては不適当と思

表1-3　乳癌患者の血漿または肝臓脂肪酸組成の変化[32]

報告者	比較方法	患者数(乳癌患者/非乳癌患者)	脂肪酸						
			飽和脂肪酸	モノ不飽和脂肪酸	トランス脂肪酸	ω3系脂肪酸	ω6系脂肪酸	ω3系脂肪酸	ω6系:脂肪酸
Kohlmeier et al, 1997	乳癌患者-非乳癌患者比較	291/407			↑				
Simonsen et al, 1996	乳癌患者-非乳癌患者比較	291/407	−	(↓)		(↓)	↑		↓
Zhu et al, 1995	乳癌患者-非乳癌患者比較	閉経前26/35	−	−	NA	−	−	NA	
		閉経後47/20	−	−	NA	↓	−	NA	
Petrek et al, 1994	乳癌患者-非乳癌患者比較	154/125	(↑)	−	(↓)	−	(↓)	NA	
Bougnoux et al, 1994	乳癌患者のみ検討	21/21	↓	NS	NA	↓	(↑)	NA	
London et al, 1993	乳癌患者-非乳癌患者比較	402/597	−	−	(↑)	−	−	NA	
Zaridze et al, 1990	乳癌患者-非乳癌患者比較	25/20	−	−	NA	−	↓	NA	
Eid and Berry, 1988	乳癌患者-非乳癌患者比較	37/27	−	↓	−	↑	(↑)	NA	
Caleffi et al, 1987	乳癌患者-非乳癌患者比較	23/10	↑	−	−	NA	−	NA	

NA:測定せず
↑↓:対照群に対して有意（p<0.05）に増加または減少
(↑)(↓):対照群に対して10％以上増加または減少（有意差なし）
−:対照群との間に差が認められない

われる[57]。

その後，食品中のトランス脂肪酸はトリアシルグリセリドの型で含有されているとの指摘から部分水素添加トリグリセリドが試料として用いられた[57]。トランス脂肪酸トリグリセリドとして，部分水素添加大豆油と部分水素添加綿実油の1:1の混合物が用いられた[58]。この油脂には$C_{18:1}$が57.5％含有されており，そのうちトランス脂肪酸が35％，シス脂肪酸が22.5％であった[58]。シス脂肪酸トリグリセリドとしては，オリーブ油58％，ココアバター40％，ココナッツ油2％の混合物が用いられ，この混合油脂には$C_{18:1}$が54.7％含有されており，すべてシス脂肪酸であった[58]。ラットに発癌イニシエーターであるDMBAを投与したのちトランス脂肪酸トリグリセリドあるいはシス脂肪酸トリグリセリドを5％あるいは20％含有する飼料を22週間投与し腫瘍発生率を測定した[58]。対照としてはリノール酸を約60％含有するコーン油を用いた。その結果，それぞれの油脂を20％含有する飼料を22週間投与した場合，腫瘍発生率はトランス脂肪酸トリグリセリド含有飼料投与群で32％，シス脂肪酸トリグリセリド含有飼料投与群で40％，コーン油含有飼料投与群で80％であった（図1-3）[58]。このとき，総腫瘍の発生率はそれぞれ18％，27％，72％であった。トランス脂肪酸トリグリセリド投与群とシス脂肪酸トリグリセリド投与群の間には統計的には差は認められなかった[58]。この2群と比較してコーン油投与群では腫瘍発生率が明らかに高かった（p<0.05）。これは，DMBAによる乳癌誘発に対して，リノール酸摂取が促進的に働くためであると推定されている[59]。

ジメチルヒドラジン（dimethyl hydrazine；DMH）惹起による結腸癌発症とトランス脂肪酸投与の影響が検討されている[59,60]。トランス脂肪酸トリグリセリドとして部分水素添加コーン油（9t-$C_{18:1}$を42％，9c-$C_{18:1}$を27.2％含有），シス脂肪酸トリグリセリドとしてオリーブ油（9c-$C_{18:1}$を74.1％含有）を10％含有する飼料を，DMH投与ラットに15カ月間摂取させ，結腸腫瘍発生率を測定すると部分水素添加コーン油投与群では35.5％，オリーブ油投与群では31.3％と両群に差は認められず，このとき糞便中への胆汁酸の排泄量とその組成にも差異は認められなかった[59]。同様の実験系で部分水素添加コーン油と高オレイン酸サフラワー油の比較を行った例でも差は認められなかった[61]。

さらに，接種した乳癌腫瘍の増殖と転移に及ぼすトランス脂肪酸トリグリセリドの影響が検討されている[62]。この検討にはトランス脂肪酸トリグリセリドとして，部分水素添加大豆油と綿実油1:1の混合油（9t-$C_{18:1}$を35％，9c-$C_{18:1}$を22.5％含有），シス脂肪酸トリグリセリドとしてオリーブ油，ココアバター，ココナッツ油（58:40:2）の混合油を，20％あるいは5％含有する飼料が用いられている。ライン168乳癌腫瘍細胞（line 168 mammary tumor cell）を，発症までの潜伏期間，局所での腫瘍の成長を測定するために皮下投与，また腫瘍細胞の転移の影響を検討する目的で静脈内投与した[62]。トランス脂肪酸トリグリセリド含有飼料投与群とシス脂肪酸トリグリセリド含有飼

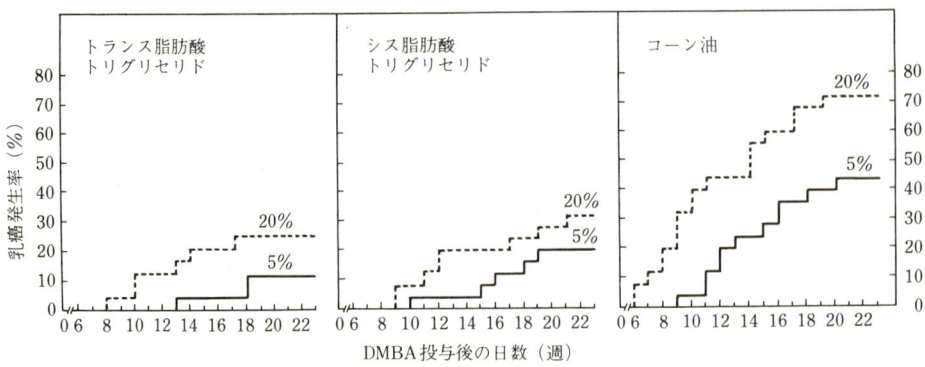

図1-3 乳癌発生に及ぼす種々の脂質の影響（ラット，n＝25）[58]

料投与群の間では，発症までの潜伏期間，腫瘍生長率，最終の腫瘍の大きさに差は認められなかった[62]。この結果から，初期の移植乳癌腫瘍の成長に対して，トランス脂肪酸トリグリセリドとシス脂肪酸トリグリセリドでは差が認められなかった[62]。さらに，シス脂肪酸トリグリセリド含有飼料を投与した群ではトランス脂肪酸トリグリセリド含有飼料投与群に比較して，肝臓と精巣で放射能標識された生存乳癌腫瘍細胞が有意に多く存在したことから，トランス脂肪酸トリグリセリドはシス脂肪酸トリグリセリドより，離れた組織での乳癌腫瘍細胞の生存への影響が少ないと推定された[62]。

これらの結果を総合するとトランス脂肪酸の摂取が乳癌や結腸癌の危険性を高めることに関与していることの証拠は見出せず，乳癌，結腸癌の危険性に関与する程度はシス脂肪酸摂取の場合と差異は認められなかった。

1-4）リノール酸と癌

必須脂肪酸でω6系多価不飽和脂肪酸であるリノール酸はプロモーター作用が認められており，癌細胞増殖促進作用が多くの実験の例で認められている[30,59]。実験動物の場合，飼料中にリノール酸が重量比で4.4％以上であればプロモーター作用を示すことが認められている[59]。これは，癌細胞の増殖には必須脂肪酸のリノール酸が必要であることを示していると推定される[30,59]。マウスを1週間1回，1mgのDMBAで6週間イニシエーションを行いながら，0.8，4.5，8.4％のリノール酸を含有する飼料（総脂質含有量は15％）で飼育し，乳癌の発生率を15週間にわたり測定した[29]。

0.8％リノール酸含有飼料投与群では，乳癌発生は投与5週目では認められなかったが，4.5，8.4％リノール酸含有飼料投与群では，投与5週目ですでに乳癌の発生が認められた（図1-4）[29]。またリノール酸添加量が増加するに従い乳癌の発生率が増加し，0.8％リノール酸含有飼料投与群と8.4％リノール酸含有飼料投与群との間で乳癌の発生率には有意差（p＝0.025）が認められた[29]。

同じマウスで，DMBAでイニシエーションを行った1週間後からリノール酸を0.8～8.4％含有する飼料で飼育し，3週間後からプロモーターであるTPAの皮膚局所塗布を開始し，連続塗布しながら皮膚パピローマの発生率を測定したところ，マウス当たりの皮膚パピローマ発生数はリノール酸摂取量が増加するに従い減少した（図1-5）[29,63]。

このようにリノール酸摂取量と乳癌，皮膚パピローマの発生率は発癌臓器により異なる結果があるものの（図1-5）[29,63]，大部分の実験例ではリノール酸に癌細胞増殖促進作用が認められていること[16,44]から，発癌臓器により脂質のプロモーター作用，発癌の機序が異なっている可能性もあり，癌発生と脂質の関係を論ずるためには今後多くの研究が必要である[29,59]。

リノール酸の癌細胞増殖促進作用の作用機序については，これまで，ホルモンを介した作用，エイコサノイドを介した作用，遺伝子発現に及ぼす作用が検討されている[30]。イニシエーターによりイニシエーションを行いながらマウスを高リノール酸含有飼料で飼育すると乳癌の発生が上昇するが[29]，リノール酸の癌細胞増殖促進作用研究の初期の段階では高リノール酸含有飼料投与で血漿中

図1-4 乳癌発生に及ぼす飼料中のリノール酸含量の影響[29]

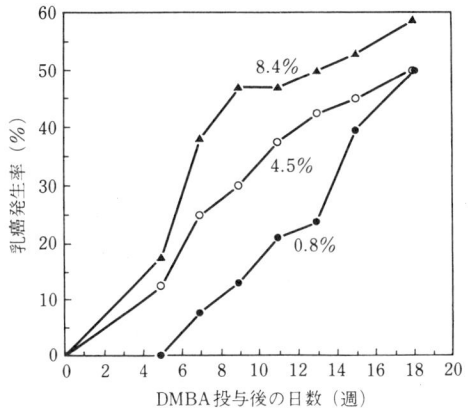

図1-6 飼料中のリノール酸含量が乳癌発生率, 皮膚パピローマ発生に及ぼす影響[29]

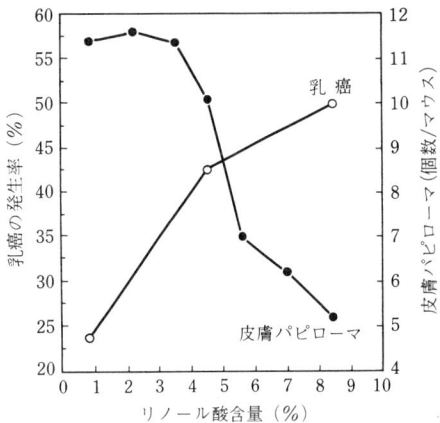

図1-5 皮膚パピローマ発生に及ぼす飼料中のリノール酸含量の影響[29,63]

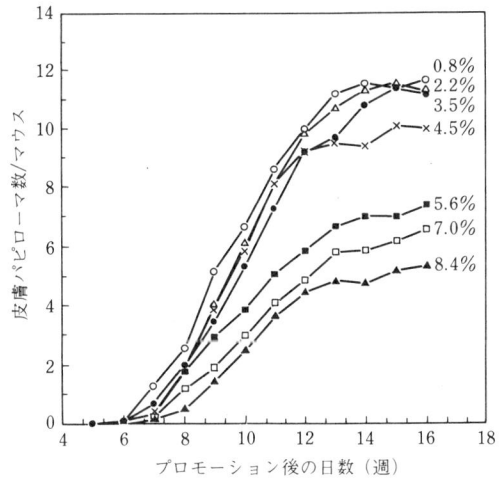

プロラクチン濃度の上昇が報告されていた[64,65]。その後の研究で, この血漿中プロラクチン濃度の上昇は採血時の麻酔の作用に拠ることが判明し, 雌性ラットに高脂肪含有飼料を投与しても, 血漿中プロラクチン, プロゲストロン, 17β-エストラジオール濃度は変化しないことが認められた[66]。

すなわち8週齢の雌性ラットに発癌を誘発する濃度の7,12-ジメチルベンズ(α)アントラセン (7,12-dimethylbenz(α)anthracene ; DMBA) を投与したのち, コーン油を5%(対照群)あるいは24%(高脂肪含有飼料投与群)を投与し, 投与後2〜5週間, および10〜13週間の間, 心臓内に留置したカニューレより採血し, 発情後期 (metestrus) では6時間毎, 発情静止期 (diestrus) では12時間毎, 発情前期 (proestrus) では3時間毎, 発情期 (estrus) では12時間毎 (このうち, 特定の4時間については15分毎)の血漿中, プロラクチン濃度, プロゲストロン濃度, 17β-エストラジオール濃度を測定した[66]。その結果, 対照群と高脂肪含有飼料群との間で, 血漿中の各ホルモン濃度および各時期における変化のパターンには差異は認められなかった[66]。

ホルモンではないが, 上皮細胞成長因子 (epidermal growth factor ; EGF) は, リノール酸による乳腺上皮細胞 (mammary epithelial cell) の増殖を促進させる[67,68]。乳腺上皮細胞培養系に, EGF (10ng/ml) を添加すると, 対照群あるいはリノール酸 (5 μg/ml) のみ添加群と比較して細胞を増殖させる (図1-7)[67]。EGF添加群にリノール酸を添加するとさらに増殖は促進され, EGF添加群と比較して細胞数は約2倍に増加する (図1-7)[67]。さらに, この乳腺上皮細胞培養系にリノール酸から変換されると推定されるアラキドン酸の代謝産物である種々のプロスタグランジン類を添加すると, 細胞培養系にEGFが添加されている場合は, プロスタグランジンE_1, E_2で細胞増殖が認められたが[67], プロスタグランジン$F_{1\alpha}$, $F_{2\alpha}$, D_2ではその効果は認められなかった。また, 乳腺上皮細胞培養系へのリノール酸とEGFの添加による細胞増殖促進作用

図1-7 リノール酸による乳腺上皮細胞の増殖[67]

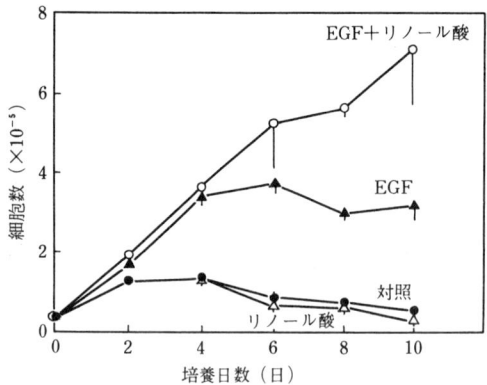

はアラキドン酸からプロスタグランジンE_2の産生を抑制するインドメサシン(indomethacin)により抑制され(図1-8A)[67]，インドメサシンによる増殖抑制はさらにプロスタグランジンE_2の添加により解除された(図1-8B)[67]。これらのことから，乳腺上皮細胞のリノール酸，EGF添加時の細胞増殖には最終的にプロスタグランジンE_2が関与していると推定される[67,68]。

インドメサシンによる癌細胞の増殖抑制作用は培養細胞のみならず，DMBAで惹起した雌性ラットの乳癌でも認められている[69]。雌性ラットにDMBAを投与して，3日後から，コーン油を5%（対照群）あるいは18%（高脂肪含有飼料投与群）含有する飼料で22週間飼育すると，腫瘍の直径は高脂肪含有飼料投与群で対照群に比較して，約3倍に達する（図1-9）[69]。この時，それぞれの飼料中にインドメサシンを0.004%添加したものを同様に投与すると，対照群ではほとんど差は認められないが，高脂肪含有飼料投与群ではインドメサシンの投与により，腫瘍の直径は約40%に抑制された（図1-9）[69]。この時の乳房脂肪組織あるいは乳癌細胞でのエイコサノイドの産生量を検討したところ，担癌ラットでのプロスタグランジンE_1，6-ケト-プロスタグランジン$F_{1\alpha}$，ロイコトリエンB_4の産生量は大幅に増加していた[70,71]。例えば20%コーン油含有飼料投与の雌性ラットの乳房脂肪組織でのプロスタグランジンE_1の産生量は，担癌ラットで149.5 ± 20.3ng/g組織/時間であったが，対照群の非担癌ラットでは27.0 ± 7.0ng/g組織/時間であった[70]。また，これらエイコサノイドの産生量はインドメサシンの投与により有意に抑制される[71]。

マウスを1週間に1回，1mgのDMBAで6週間イニシエーションを行いながら，リノール酸を0.8〜8.4%含有する飼料（総脂質含有量は15%）で飼育し，乳癌の発生率を15週間にわたり測定すると，0.8%リノール酸含有飼料投与群と8.4%リノール酸含有飼料投与群との間では乳癌の発生率に有意差（$p=0.025$）が認められる[29]。同じマウスで，DMBAでイニシエーションを行った1週間後からリノール酸を0.8〜8.4%含有する飼料（総脂質含有量は15%）で飼育し，3週間後からプロモーターであるTPAの皮膚局所塗布を開始

図1-8 リノール酸またはプロスタグランジンE_2による乳腺上皮細胞増殖に及ぼすインドメサシンの影響[67]

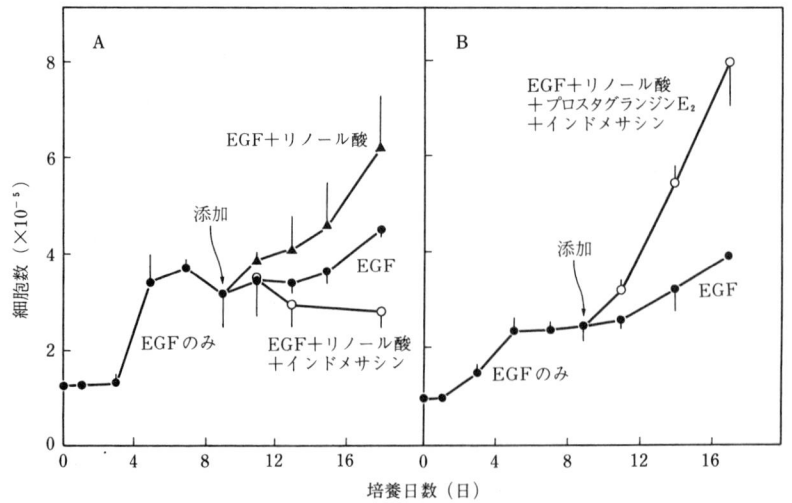

図1-9 乳癌増殖に及ぼす飼料中脂質含量とインドメサシンの影響[69]

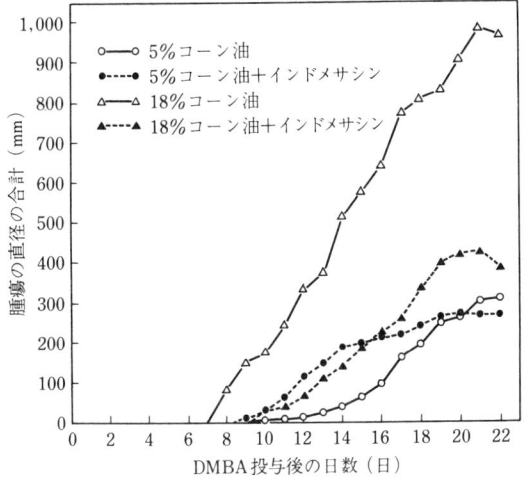

図1-10 TPA塗布部位のプロスタグランジンE_2含量に及ぼすリノール酸の影響[29]

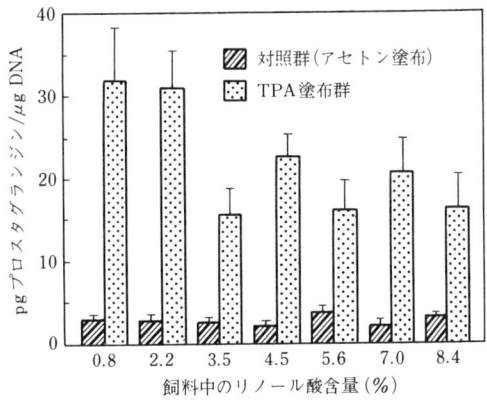

し，連続塗布しながら皮膚パピローマの発生率を測定したところ，マウス当たりの皮膚パピローマ発生数はリノール酸摂取量に従い減少し，リノール酸の摂取量と発癌臓器により腫瘍の発生率に差が認められている[29]。この時，TPA塗布部位の表皮のプロスタグランジンE_2含量を測定したところ，マウス当たりの皮膚パピローマ発生数とリノール酸摂取量との相関ほど明確ではないが，飼料中のリノール酸含量が3.5～8.4%の群では，0.8，2.2%リノール酸含有群に比較して有意に低下していた（図1-10）[29]。

1-5) オレイン酸と癌

オレイン酸は脂肪酸のなかでも天然に最も広く存在しているが，特にオリーブ油，椿油，茶実油などは約80%のオレイン酸を含有している。最近は，オレイン酸を多く含む油糧作物が品種改良により開発され，栽培されている。特に高オレインサフラワー油（オレイン酸約75%），高オレインヒマワリ油（オレイン酸約84%）が栽培されている[14,15]。オレイン酸含量の高いオリーブ油を大量に料理に使用するギリシャ，南イタリア，スペインの地中海沿岸地方において，総脂質摂取量が比較的多いにもかかわらず，大腸癌の発生率がやや低いとの報告[74]もあり，一時注目された。その後オレイン酸の摂取は，発癌抑制と関連があると推定されるエイコサノイド産生には関与しないこと，また一価不飽和脂肪酸の摂取量と大腸癌の発生には相関が認められないこと[47]などから，現在ではオレイン酸による発癌抑制作用については，ほとんど確信することができないと思われる[31,35]。

1-6) エイコサペンタエン酸，ドコサヘキサエン酸と癌

欧州24カ国の男女の大腸癌，女性の乳癌の死亡率と，各国における魚あるいは魚油の摂取量との相関を1961～1963年，1974～1976年，1984～1986年の3期間で調査が行われた[75]。その結果，大腸癌，子宮癌いずれも25年間で増加していたが，魚あるいは魚油摂取量と男性の大腸癌の死亡率との間には有意（1974～1976年；$p<0.05$，1984～1986年；$p<0.05$）な逆相関が認められ，女性の大腸癌の死亡率との間では有意ではないが逆相関が認められた（図1-11）[75]。子宮癌の死亡率と魚あるいは魚油摂取量との間には有意差は認められなかった[75]。また，摂取総脂質量あるいは摂取動物脂肪量に占める魚あるいは魚油の摂取量と，大腸癌の死亡率の間には有意の逆相関関係が認められた[75]。

さらに，動物性脂肪の摂取量の多い国（＞85g/人/日；オーストリア，ベルギー，デンマーク，フィンランド，ドイツ，ハンガリー，アイスランド，オランダ，スイスなど）においては，魚および魚油の摂取量と大腸癌の死亡率の間には有意の逆相関関係が認められた（表1-4）[75]。これらの疫学的調査研究の結果から，魚あるいは魚油には総脂質摂取量あるいは動物性脂肪の摂取量増大に伴う大腸癌発生の増加を抑制すると推定されて

図1-11 欧州24カ国における大腸癌,子宮癌の死亡率と動物性脂肪摂取量中の魚油摂取量の割合の関係[75]

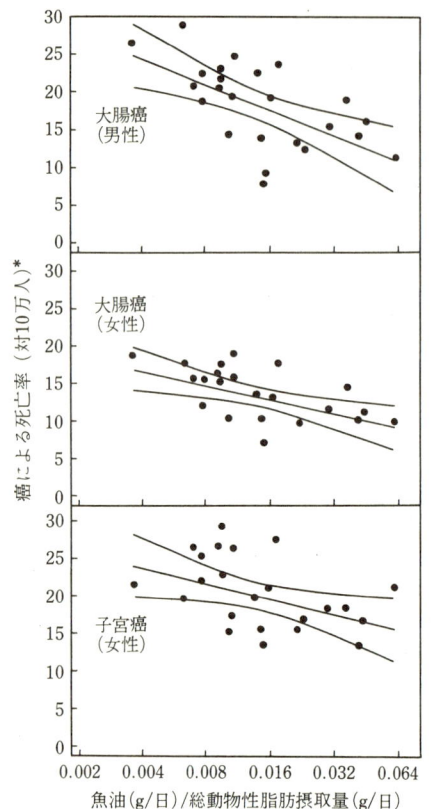

＊大腸癌,子宮癌の死亡率は1983～1987年。動物性脂肪摂取量中の魚油摂取量の割合は1984～1986年の統計を使用。●は各国を示す。

胞の培養系に種々の脂肪酸を添加し,その影響を検討したところ,二重結合が3,4,5位にあるω3系,ω6系多価不飽和脂肪酸に殺癌細胞作用が認められた[76]。また培養ヒト乳癌細胞系ではEPA,アラキドン酸,γ-リノレン酸に殺癌細胞作用が認められているが,EPAはアラキドン酸,γ-リノレン酸の作用よりやや弱かった[77]。またラットにおけるDMBA誘発による乳癌[70,79],アゾキシメタン(azoxymethane;AOM)誘発による大腸癌[80～84],メチルニトロソウレア(methyl-nitrosourea;MNU)誘発による乳癌[84,85],L-アザセリン(L-azaserine)誘発による膵臓癌[86],N-メチル-N'-ニトロ-N-ニトロソグアニジン(N-methyl-N'-nitro-N-nitrosoguanidine;MNNG)誘発による大腸癌[87]で,メンハーデン油[70,79,81,82,85,86]タラ油[80]あるいはEPA[83,84]含有飼料を投与した場合の方がコーン油[70,79～81,85～87],牛脂[87]あるいはリノール酸[83,84]含有飼料を投与した場合と比較して癌の発生率,発生した癌の数,重量,容量などがいずれの場合も有意に抑制され,また生存率の延長も認められた。メンハーデン油による癌抑制作用はメンハーデン油の投与量に比例して抑制されていた[82]。

また魚油の癌に対する効果は,イニシエーター誘発による発癌のみならず,移植癌の増殖抑制でも認められている[88～90]。ラットに乳癌細胞を移植したのち,魚油含有飼料を投与すると投与4週間後には,乳癌重量,容積は共に減少した[88]。ヌードマウスにヒト乳癌細胞を移植し,魚油含有飼料を投与するとコーン油含有飼料投与群と比較して有意に増殖を抑制した[89]。またヒト肺癌細胞を移植したのち,魚油濃縮物含有飼料を投与すると,肺癌細胞の増殖は対照群に比較して55%抑制され,その抑制効果は,9日間の魚油濃縮物含有飼料の肺癌細胞移植前投与でより著効であった[90]。

DHAの癌抑制作用については1,2-ジメチルヒドラジン(1,2-dimethylhydrazine;DMH)惹起

おり,さらに,動物性脂肪摂取量を15%減少させれば大腸癌による死亡率を約6%低下させ,魚を週3回食べるか,あるいは市販魚油カプセルを2カプセル/日服用し,魚油の摂取量を現在の3倍に増加させれば大腸癌の死亡率を約30%低下させ得る可能性があると推定されている[75]。

EPAの癌抑制作用は培養細胞系で確認されている[76～78]。ヒト乳癌細胞,肺癌細胞,前立腺癌細

表1-4 大腸癌による死亡率に及ぼす動物性脂肪摂取量と魚および魚油摂取量の相関[75]

動物性脂肪摂取量	魚摂取量		魚油摂取量	
	回帰係数	p	回帰係数	p
高:≧85g/人/日	-3.33	<0.001	-3.53	0.001
低:<85g/人/日	1.43	0.053	1.56	0.465

の大腸癌前癌症状誘発ラットに対するDHAの抑制作用が検討されている[91]。大腸癌の前癌症状は大腸の異常腺窩で，これはいずれ癌に移行するものである。6週齢ラットの皮下にDMHを投与したのち，4〜12週間DHAエチルエステルを胃内投与した結果，ラット1匹当たりの大腸部位別異常腺窩数および1病巣当たりの異常腺窩数は有意に抑制された[91]。この結果からDHAエチルエステルは前癌状態である異常腺窩を抑制し，発癌を抑制することが示唆された。しかし，ヒト乳癌細胞の培養系に種々の脂肪酸を添加し，その殺癌細胞作用を検討したところ，EPA，アラキドン酸，γ-リノレン酸にはその作用が認められたが，DHAにはほとんど認められなかった[77]。

また，マウス由来の培養胎児線維芽細胞にγ線を照射すると，一部の培養細胞にその表現形質が癌細胞あるいはそれに類似した表現形質に変化するトランスフォーメーションが観察される[78]。この培養液中に，DHA，EPA，アラキドン酸を添加し，γ線を照射，生存細胞10^4個当たりのトランスフォーメーションを起こした細胞数を測定したところ，無添加の場合5.1〜8.6個であるのに対し，DHA添加で0個，EPA添加で1.2〜2.0個とトランスフォーメーションが抑制された[78]。アラキドン酸添加の場合は8.7〜9.8個であり，無添加群との間に差は認められなかった[78]。

EPA，DHAなどのω3多価不飽和脂肪酸の癌抑制作用の機序については，これまで種々検討されており，次のものが挙げられるが，詳細は成書を参照されたい[92〜94]。

(1) EPA，DHAの癌細胞の細胞膜修飾による影響――癌細胞の細胞膜の物理化学的性質の変化，特に細胞膜の流動性，細胞膜の物質透過性の上昇，癌化学療法剤感受性上昇，熱感受性の上昇など
(2) プロテインキナーゼC活性に及ぼす影響――特に大腸癌増殖に関与するプロテインキナーゼC活性の抑制
(3) 腫瘍壊死因子(tumor necrosis factor; TNF)産生に及ぼす影響
(4) EPAの細胞周期，特にS期に及ぼす影響
(5) EPAのオルニチンデカルボキシラーゼ活性に及ぼす影響――細胞増殖に関与するポリアミン合成の重要な酵素であるオルニチンデカルボキシラーゼ活性の抑制
(6) DHA，あるいはDHAを構成成分とするリン脂質の分化誘導活性などである。

文　献

1) http://www.poultry.wisc.edu/cla/
2) Kramer, J. K. G., Sehat, N., Dugan, M. E. R., Mossoba, M. M., Yurawecz, M. P., Roach, J. A. G., Eulitz, K., Aalhus, J. L., Schaefer, A. L., Ku, Y., Lipids **33**, 549 (1998)
3) 池田郁男, 臨床栄養 **87**, 13 (1995)
4) Haumann, B. F., INFORM **7**, 152 (1996)
5) Pariza, M.W., Hargraves, W. A., Carcinogenesis **6**, 591 (1985)
6) Ha, Y. L., Grimm, N. K., Pariza, M. W., Carcinogenesis **8**, 1881 (1987)
7) Ha, Y. L., Grimm, N. K., Pariza, M. W., J. Agric. Food Chem. **37**, 75 (1989)
8) Parodi, P. W., Adv. Conjugated Linoleic Acid Res. 1 (Yurawecz, M. P., Mossoba, M.M., Kramer, J. K. G., Pariza, M.W., Nelson, G.J.,(eds.)) p.1, AOCS Press (1999)
9) Belury, M. A., Nutr. Rev. **53**, 83 (1995)
10) Doyle, E., INFORM **9**, 69 (1998)
11) 武藤泰敏, 日本臨床栄養学会雑誌 **18** (2), 3 (1996)
12) Yurawecz, M.P., Mossoba, M.M., Kramer, J.K.G., Pariza, M.W., Nelson, G., (Eds.), Adv. Conjugated Linoleic Acid Research, 1 AOCS Press (1999)
13) 矢澤一良, 体脂肪を減らし, 肥満・成人病を防ぐ「CLA」－無理なく健康的にやせる話題のダイエット食品－, ハート出版 (1998)
14) Belary, M.A., Vanden Hauvel, J.P., Nutr. Dis. Update **1**, 58 (1997)
15) 菅野道廣, FOOD Style 21, **2** (11), 36 (1998)
16) 奥山 齋, 岩田敏夫, FOOD Style 21, **3** (5), 70 (1999)
17) 長谷耕二, ファルマシア **35**, 1062 (1999)
18) 池田郁男, 日本油化学会誌 **48**, 981 (1999)
19) O'Shea, M., Lawless, F., Stanton, C., Devery, R., Trends Food Sci. Technol. **9**, 192 (1998)
20) Cook, M.E., Pariza, M., Int. Dairy J., **8**, 459 (1998)
21) Pariza, M. W., Ann. Rev. Nutr. **8**, 167 (1988)
22) Kono, S., Hirohata, T., Cancer Causes Control. **7**, 41 (1996)

23) Cohen, L. A., Lipids **27**, 791 (1992)
24) 菅野道廣, 臨床栄養 **80**, 252 (1992)
25) Burns, C. P., Spector, A. A., J. Nutr. Biochem. **5**, 114 (1994)
26) 高田秀穂, 畑埜武彦, 日置紘士郎, 脂質栄養学 **4**, 41 (1995)
27) 荒木英爾, 油脂の栄養と疾病（原 一郎 監修）p358 幸書房 (1990)
28) Birt, D. F., Kris, E. S., Choe, M., Pelling, J. C., Cancer Res. **52**, 2035S (1992)
29) Fischer, S. M., Leyton, J., Lee, M. L., Lochiskar, M., Belury, M. A., Maldve, R. E., Slaga, T. J., Bechtel, D. H., Cancer Res. **52**, 2049S (1992)
30) Rose, D. P., Am. J. Clin. Nutr. **66**, 1513S (1997)
31) Ip, C., Am. J. Clin. Nutr. **66**, 1523S (1997)
32) Kohlmeier, L., Am. J. Clin. Nutr. **66**, 1548S (1997)
33) 高田秀穂, 岩本慈能, 上殿泰成, 吉田 良, 吉岡和彦, 日置紘士郎, 脂肪酸栄養の現代的視点（日本栄養・食糧学会 監修）p145 光生館 (1998)
34) 厚生省保健医療局 監修, 1998 生活習慣病のしおり, p70 社会保険出版社 (1998)
35) 箕浦俊之, 脂質栄養学 **1**, 38 (1992)
36) 高田秀穂, 吉岡和彦, 日置紘士郎, 脂質栄養学 **2**, 5 (1993)
37) Reddy, B. S., Lipids **27**, 807 (1992)
38) Lipkin, M., Reddy, B., Newmark, H., Lamprecht, S. A., Annual Rev. Nutr. **19**, 545 (1999)
39) 柳 進, 脂質栄養学 **2**, 16 (1993)
40) Carroll, K. K., Lipids **27**, 793 (1992)
41) Hunter, D. J., Willett, W. C., Ann. Rev. Nutr. **14**, 393 (1994)
42) Rose, D. P., Connolly, J. M., Lipids **27**, 798 (1992)
43) 傳田阿由美, 脂質栄養学 **1**, 44 (1992)
44) Roebuck, B. D., Lipids **27**, 804 (1992)
45) Wynder, E. L., Cancer Res., **35**, 3388 (1975)
46) Caygill, C. P. J., Charlett, A., Hill., M. J., Br. J. Nutr., **74**, 159 (1996)
47) Hursting, S. D., Thornquist, M., Henderson, M. M., Prev. Med., **19**, 242 (1990)
48) Caygill, C. P. J., Hill, M. J., Eur. J. Cancer Prev., **4**, 329 (1995)
49) Birt, D. F., White, L. T., Choi, B., Pelling, J. C., Cancer Res. **49**, 4170 (1989)
50) Kohlmeier, L., Am. J. Clin. Nutr. **61**, 702S (1995)
51) Hirsch, J., Farquhar, J. W., Ahrens, E. H. Jr., Peterson, M. L., Stoffel, W., Am. J. Clin. Nutr. **8**, 499 (1960)
52) London, S. J., Sacks, F. M., Caesar, J., Stampfer, M. J., Siguel, E., Willett, W. C., Am. J. Clin. Nutr. **54**, 340 (1991)
53) Tjønneland, A., Overvad, K., Thorling, E., Ewertz, M., Am. J. Clin. Nutr. **57**, 629 (1993)
54) 菅野道廣, 食品と開発 **31** (6), 9 (1996)
55) Sommerfeld, M., Prog. Lipid Res. **22**, 221 (1983)
56) Chardigny, J.-M., Wolff, R. L., Mager, E., Sébédio, J.-L., Martine, L., Juanéda, P., Eur. J. Clin. Nutr. **49**, 523 (1995)
57) Ip, C., Marshall, J. R., Nutr. Rev. **54**, 138 (1996)
58) Selenskas, S. L., Ip, M. M., Ip. C., Cancer Res., **44**, 1321 (1984)
59) Ip, C., Carter, C. A.・Ip, M. M., Cancer Res. **45**, 1997 (1985)
60) Watanabe, M., Koga, T., Sugano, M., Am. J. Clin. Nutr., **42**, 475 (1985)
61) Sugano, Watanabe, M., Yoshida, K., Tomioka, M., Miyamoto, M., Kritchevsky, D., Nutr. Cancer **12**, 177 (1989)
62) Erickson, K. L., Schlanger, D. S., Adams, D. A., Fregeau, D. R., Stern, J. S., J. Nutr. **114** 1834 (1984)
63) Leyton, J., Lee, M. L., Locniskar, M., Belury, M. A., Slaga, T. J., Bechtel, D., Fischer, S. M., Cancer Res. **51**, 907 (1991)
64) Chan, P. C., Cohen, L. A., J. Natl. Cancer Inst. **52**, 25 (1974)
65) Leung, B. S., Sasaki, G. H., Leung, J. S., Cancer Res. **35**, 621 (1975)
66) Wetsel, W. C., Rogers, A. E., Rutledge, A., Leavitt, W. W., Cancer Res. **44**, 1420 (1984)
67) Bandyopadhyay, G. K., Imagawa, W., Wallace, D. R., Nandi, S., J. Biol. Chem. **262**, 2750 (1987)
68) Bandyopadhyay, G. K., Imagawa, W., Wallace, D. R., Nandi, S., J. Biol. Chem. **263**, 7567 (1988)
69) Carter, C. A., Milholland, R. J., Shea, W., Ip,

M. M., Cancer Res. **43**, 3559 (1983)
70) Abou-El-Ela, S., Prasse, K. W., Carroll, R., Wade, A. E., Dharwadkar, S., Bunce, O. P., Lipids **23**, 948 (1988)
71) Abou-El-Ela, S., Prasse, K. W., Farrell, R. L., Carroll, R. W., Wade, A. E., Bunce, O. R., Cancer Res. **49**, 1434 (1989)
72) 松本宏一, 油脂 **50** (6), 62 (1997)
73) 八木 隆, New Food Ind. **40** (8), 23 (1998)
74) La Vecchia, C., Harris, R. E., Wynder, E. L., Cancer Res. **48**, 7285 (1988)
75) Caygill, C. P. J., Charlett, A., Hill, M. J., Br. J. Cancer **74**, 159 (1996)
76) Bégin, M. E., Ells, G., Das, U. N., Horrobin, D. F., J. Natl. Cancer Inst. **77**, 1053 (1986)
77) Das, U, N., Cancer Letters **56**, 235 (1991)
78) Takahashi, M., Przetakiewicz, M., Ong, A., Borek, C., Lowenstein, J. M., Cancer Res. **52**, 154 (1992)
79) Braden, L. M., Carroll, K. K., Lipids **21**, 285 (1986)
80) Reddy, B. S., Burill, C., Rigotty, J., Cancer Res. **51**, 487 (1991)
81) Reddy, B. S., Murayama, H., Cancer Res. **46**, 3367 (1986)
82) Reddy, B. S., Sugie, S., Cancer Res. **48**, 6642 (1988)
83) Minoura, T., Takata, T., Sakaguchi, M., Takada, H., Yamamura, M., Hioki, K., Yamamoto, M., Cancer Res. **48**, 4790 (1988)
84) 高田秀穂, 食の科学 **161**, 55 (1991)
85) Jurkowski, J. J., Cave, Jr. W. T., J. Natl. Cancer Inst. **74**, 1145 (1985)
86) O'Connor, T. P., Roebuck, B. D., Peterson, F., Campbell, T. C., J. Natl. Cancer Inst. **75**, 959 (1985)
87) Park, H. S., Seo, E. S., Song, J., Adv. Polyunsat. Fatty Acid Res. (Yasugi, T., Nakamura, H., Soma, M., Eds.) p65, Elsevier Sci. Publ. (1993)
88) Karmali, R. A., Marsh, J., Fuchs, C., J. Natl. Cancer Inst. **73**, 457 (1984)
89) Borgeson, C. E., Pardini, L., Pardini, R. S., Reitz, R. C., Lipids **24**, 290 (1989)
90) de Bravo, M. G., de Antueno, R. J., Toledo, J., de Tomás, M. E., Mercuri, O. F., Quintans, C., Lipids **36**, 866 (1991)
91) Takahashi, M., Minamoto, T., Yamashita, N., Yazawa, K., Sugimura, T., Esumi, H., Cancer Res. **53**, 2786 (1993)
92) 原 健次, 生理活性脂質 EPA・DHA の生化学と応用, p75, 幸書房 (1996)
93) 原 健次, 生理活性脂質 EPA・DHA の生化学と応用, p209, 幸書房 (1996)
94) 高田秀穂, 箕浦俊之, 日置紘士郎, AA, EPA, DHA——高度不飽和脂肪酸, p150, 恒星社厚生閣 (1995)

第2章　共役リノール酸の起源

2-1）共役リノール酸とは

　共役リノール酸はその名称通り，リノール酸（9シス，12シス-$C_{18:2}$）と同様に炭素数18個の二重結合を2個有する脂肪酸であるが，二重結合の位置およびシス型（c），トランス型（t）の位置関係が異なっている。現在までに生理活性を示すか示さないかにかかわらず，十数種類の共役リノール酸が見出されている[1]。すなわち 9c, 11t-$C_{18:2}$, 8t, 10c-$C_{18:2}$, 9t, 11c-$C_{18:2}$, 11c, 13t-$C_{18:2}$, 10t, 12c-$C_{18:2}$, 8c, 10c-$C_{18:2}$, 9c, 11c-$C_{18:2}$, 10c, 12c-$C_{18:2}$, 11c, 13c-$C_{18:2}$, 11t, 13t-$C_{18:2}$, 10t, 12t-$C_{18:2}$, 9t, 11t-$C_{18:2}$, 8t, 10t-$C_{18:2}$, 7t, 9c-$C_{18:2}$ などであるが，すべてではないが2つの二重結合がこのような位置関係にある場合を共役ジエンと呼ぶことから，共役リノール酸あるいは共役ジエンリノール酸と呼ばれている[2]。このうち代表的な共役リノール酸である 9c, 11t-$C_{18:2}$ とリノール酸（9c, 12c-$C_{18:2}$）の化学構造を図2-1に示した[3]。また，9, 11 と 10, 12 の共役リノール酸（トランス/シス，シス/トランス，トランス/トランス，及びシス/シス）の構造式を図2-2に示した[4]。

　1998年5月，アメリカ合衆国シカゴで開催されたアメリカ油化学者協会の年次会議で，共役リノール酸についての通称の附与の提案が行われている[21]。天然の共役リノール酸の主な起源である反芻動物の肉類，乳類あるいはそれらの加工食品である乳製品中には 9c, 11t-$C_{18:2}$ が大部分を占めている[8]。これらの事実を踏まえて，9c, 11t-$C_{18:2}$ を rumenic acid と呼ぶことが提案されている[5]。

　最近の共役リノール酸に関する研究の進展は著しく，1999年の第90回 AOCS Annual Meeting & Expo では，共役リノールに関する3件のシンポジウムが行われた。その討議内容は次の通りである。

(1) 共役リノール酸　シンポジウム I

・母乳中の共役リノール酸異性体の測定
・共役リノール酸の高性能液体クロマトグラフィーによる分析でのカラム条件の最適化
・マススペクトル法による食品，生体から分離された微量共役リノール酸異性の2重結合の位置の決定
・^{13}C NMR による共役リノール酸異性体の分析
・共役リノール酸のメチル化
・共役リノール酸からの共役リノール酸トリグリセリドの化学合成
・共役リノール酸とグリセロールの酵素的エステル化
・ESR スピン-ラベル　オキシメトリー（Electron Spin Resonance Spin-Label Oximetry）を用いた生体膜での酸素の移動，消失に及ぼす共役リノール酸の影響

(2) 共役リノール酸　シンポジウム II

・8c, 10t～11c, 13t-$C_{18:2}$ の8種類のシス，トランス，共役リノール酸異性体の調製，精製，確認

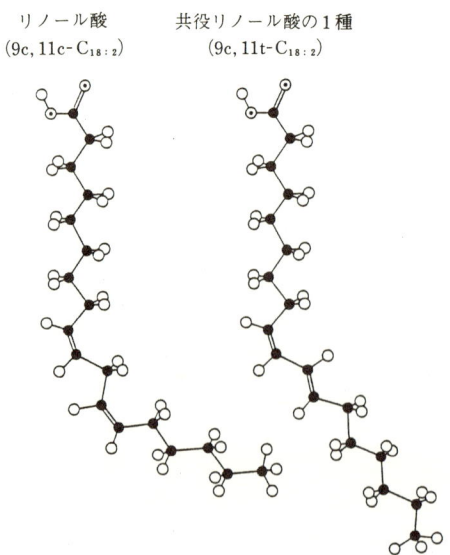

図2-1　リノール酸および共役リノール酸の1種（9c, 11t-$C_{18:2}$）の化学構造式[3]

リノール酸　　　　共役リノール酸の1種
（9c, 11c-$C_{18:2}$）　　　（9c, 11t-$C_{18:2}$）

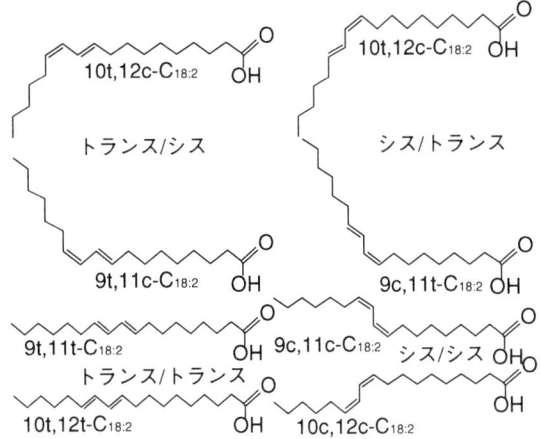

図2-2　9, 11および10, 12の共役リノール酸の構造式[4]

- 共役リノール酸のラットでの代謝（リノール酸との比較）
- 種々の共役リノール酸異性体混合物からのリパーゼによる9c,11t-$C_{18:2}$の選択的濃縮
- 乳脂肪低下飼料投与の雌牛よりの牛乳中の共役リノール酸含量
- シクロデキストリンによる共役リノール酸包接化による酸化安定性の向上
- シソ油への共役リノール酸のリパーゼによる導入

(3) 共役リノール酸の生物学的活性　シンポジウム
- 共役リノール酸の抗腫瘍活性に付随する脂質代謝変化
- 実験的動脈硬化症における共役リノール酸の影響
- 共役リノール酸の抗糖尿病作用：その作用の分子機構と臨床的意義
- 共役リノール酸と肥満コントロール
- 共役リノール酸と免疫応答
- 9c,11t-$C_{18:2}$と10t,12c-$C_{18:2}$のラット組織脂質の脂肪酸組成に対する異なった影響
- 乳腺組織脂肪細胞中の共役リノール酸含量と乳癌のリスクは逆相関関係にある——フランスでのケース・コントロール試験結果
- ヒトの食事中の共役リノール酸異性体の分布
- 共役リノール酸の培養乳腺細胞への取り込まれ

また，1999年の日本農芸化学会でも共役リノール酸摂食によるラット脾臓リンパ球の抗体産生増強効果[6]，共役リノール酸によるヒト肝癌由来培養細胞株HepG2の増殖抑制とそのメカニズム[7]，共役リノール酸の自動酸化挙動[8]についての研究成果の発表も行われた。

2-2）共役リノール酸の起源

共役リノール酸は1966年，反芻動物の第一胃（ルーメン，rumen）内に存在している嫌気性菌のButyrivibrio fibrisolvensのリノール酸イソメラーゼ（linoleate isomerase，酵素番号〔5.2.1.5〕，系統名 linolate Δ^{12}-cis-Δ^{11}-trans-isomerase, 9c, 12c-$C_{18:2}$⇄9c, 11t-$C_{18:2}$の反応を触媒する）によって，リノール酸が水素添加反応を受けて，反応の中間体として共役リノール酸が生成することが認められている[9,10]。すなわちB. fibrisolvensによるリノール酸の生物学的水素添加反応は次のように推定されている（図2-3）[9]。まず未同定の化合物（図2-3，反応①のHX）により，リノール酸のΔ^{12}二重結合が飽和化され，次いで不飽和化によりΔ^{11}-トランス二重結合が生成されHXが遊離する（図2-3，反応②）。共役リノール酸はこの一連の反応の中間体で，最終的にはオクタデセン酸（octadecenoic acid）の2つのトランス脂肪酸，9t-オクタデセン酸と11t-オクタデセン酸を生成する（図2-3，反応③）[9]。

1950年代に反芻動物の第1胃での食餌性不飽和脂肪酸の水素化とトランス脂肪酸類の生成が見出され[11,12]て以来，放射性同位元素で標識した脂肪酸，あるいは純粋な脂肪酸を用いて，in vivo, in vitroで，第1胃での生物的水素化の経路が検討されてきた[13]。リノール酸，α-リノレン酸，γ-リノレン酸の生物的水素化の主経路は図2-4[13]に示す通りである。リノール酸が生物的水素化を受けステアリン酸に変換されるには少なくとも2段階必要であり，リノール酸はまず異性化され，9c, 11tオクタデカジエン酸（octadecadienoic acid）に，次いで共役ジエンのシス二重結合が水素化され，トランス-モノエン酸（バクセン酸；vaccenic acid）に変換される。α-リノレン酸，γ-リノレン酸も，12cの二重結合がまず異性化されたのち，同様に共役ジエンのシス二重結合が水素化される（図2-4）[13]。通常の状態では，

図2-3 B. fibrisolvens によるリノール酸の水素添加反応[9]

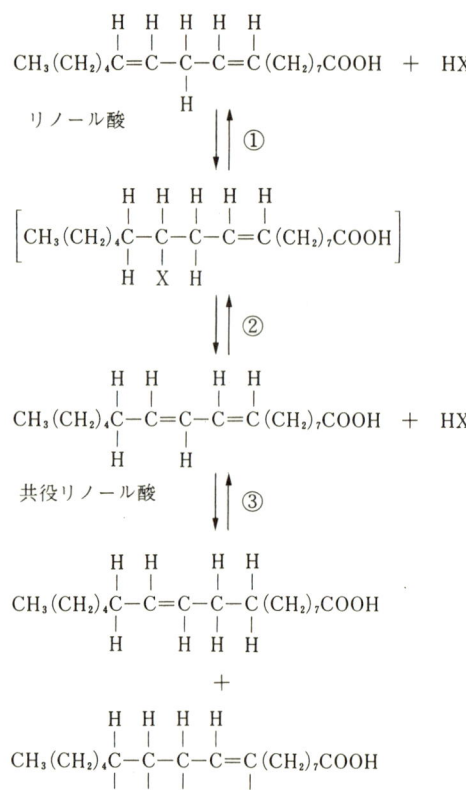

図2-4 不飽和C_{18}脂肪酸の生物的水素添加反応の主経路[13]

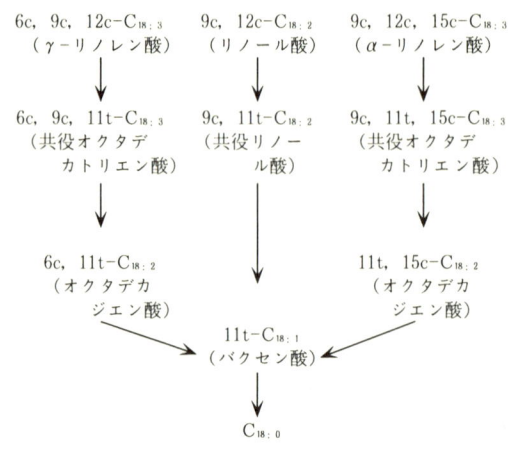

図2-5 不飽和C_{18}脂肪酸の9c, 10tイソメラーゼによる生物的水素添加反応の経路[16]

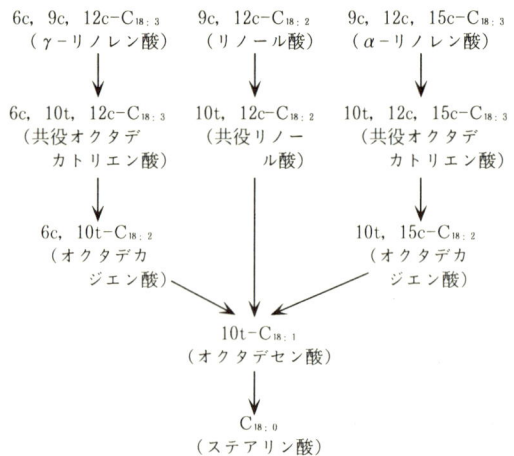

9c, 11t-$C_{18:2}$と11t-$C_{18:1}$は反芻動物の乳脂や肉から、ほぼ一定の割合で見い出されることから[14]、第1胃内の微生物叢と微生物数、それらの微生物による脂肪酸の生物的水酸化に関与する酵素活性が発現されていると推定される。しかし、反芻動物に低食物繊維含有飼料を投与すると乳脂中のトランス-オクタデセン酸（t-$C_{18:1}$）の種類の含量の変化が認められており[15]、これは、第1胃内の微生物叢の変化によるものと推定されている[16]。この場合の乳脂中のトランス-オクタデセン酸を分析すると、10t-$C_{18:1}$が主成分として見い出され、10t-$C_{18:1}$は、9c, 11t-$C_{18:2}$より第1胃内微生物の9c, 10tイソメラーゼ（cis-9, trans-10 isomerase）により生成される[16]。リノール酸、α-リノレン酸、γ-リノレン酸の9c, 10tイソメラーゼによる生物的水素添加反応は、図2-5に示す経路で進むと推定されている[16]。

その結果、共役リノール酸は反芻動物の肉や乳に比較的多く含有され、チーズ、ヨーグルトなどの乳製品にも適当量含まれている[17~19]。また加熱工程のある乳製品、焼肉、調理肉などでは、加熱により共役リノール酸含量が一般的に増加している[17]。またごくわずかではあるが、母乳[20]、部分硬化植物油[21~24]、鶏肉[17]、卵黄[17]にも含有されている。

2-3）牛乳の乳脂中の共役リノール酸含量に影響を及ぼす因子

牛乳脂肪中に含有される共役リノール酸量は報告によりまちまちであるが、最低で牛乳脂肪1g当たり約1mg、最高で約20mgであった[48~54]。牛乳中の共役リノール酸含量は100g当たり約3.7～75mgである[17~23]。

表2-1 乳脂中の共役リノール酸含量に及ぼす因子[10]

食餌性因子	乳脂中の共役リノール酸含量への影響	文献
投与脂質の影響		
不飽和脂肪酸と飽和脂肪酸の比較	不飽和脂肪酸添加で増加	15
植物油の種類	高リノール酸植物油で増加	31, 35, 36
植物油の量	投与量に比例して増加	35, 37
植物油のCa塩	非Ca塩と同等	36
動物油	やや増加	36
高脂質含量植物飼料		
高脂質含量トウモロコシ	やや増加	36
大豆	熱処理で増加傾向	36
ナタネ種子と大豆の比較	同等の効果	38
生物的水素化修飾因子		
まぐさと濃縮飼料の比	高比率で増加	15
非構造（nonstructural）炭水化物	ほとんど効果なし	39
飼料投与制限	投与制限で増加	40, 41
魚油	植物油に比較して増加大	36
モネンシン（イオノホア）	条件により変化	39, 42
食餌性緩衝液	効果は少ない	39
飼料まぐさの影響		
牧草と保存まぐさの比較	牧草の方が増加大	29, 41, 43～45
まぐさの成熟度	未成熟まぐさで増加	39
牧草の量		27, 43

　牛乳脂肪中の共役リノール酸含量に影響する因子については多くが検討されており[10,32～34]，飼料として投与する脂質の影響，第1胃内に存在する微生物によって行われる生物的水素化を修飾する因子，両者が複合した因子などの他に，季節変動[25]などの因子も挙げられている。乳脂中の共役リノール酸含量に及ぼす因子をまとめると，表2-1のようになる[10]。飼料中の脂質の種類によって変動する例[31]としては，例えば飼料中に落花生油，ヒマワリ油，アマニ油を5.3%添加（飼料中の総脂質量が8.5%）し，2週間，乳牛に投与し，牛乳脂肪中の共役リノール酸含量の変動を検討した[31]。投与脂質の主脂肪酸組成は落花生油ではオレイン酸51.5%，リノール酸30.2%，ヒマワリ油では，リノール酸69.4%，オレイン酸21.2%，アマニ油ではリノレン酸が51.4%，オレイン酸22.7%，リノール酸15.4%であった[31]。三種類の飼料投与による牛乳産生量，牛乳中の脂肪含量に変化は認められなかったが，牛乳脂肪中の共役リノール酸含量は，落花生油含有飼料投与群で牛乳脂肪1g当たり13.3mg，ヒマワリ油含有飼料投与群で24.4mg，アマニ油含有飼料投与群で16.7mgであった（図2-6）[31]。しかし，各乳牛の牛乳脂肪間のばらつきも大きく，例えばヒマワリ油含有飼料投与群では平均値が牛乳脂肪1g当たり，共役リノール酸含量は24.4mgであるが，各乳牛の牛乳脂肪中の共役リノール酸含量の測定値は9.9～51.7mg/g牛乳脂質であった（図2-6）[31]。また羊乳の共役リノール酸含量は，牛乳の約4倍と高く[49]，またフランス人女性の母乳脂肪中の共役リノール酸含量は2.7±0.5mg/g母乳脂質であった[20]。

　最近の研究では，母乳，牛乳，羊乳，チーズ，牛肉，ヒト脂肪組織中から新しい共役リノール酸として7t,9c-$C_{18:2}$が見出されている[50]。母乳中の共役リノール酸のうち79.7～84.0%が9c,11t-$C_{18:2}$で，7t,9c-$C_{18:2}$は5.9～9.9%含有されていた[74]。牛乳，羊乳では9c,11t-$C_{18:2}$の割合は母乳よりやや高く，7t,9c-$C_{18:2}$含量はやや低く，5種類のチーズの測定の結果では，総共役リノール酸含量中9c,11t-$C_{18:2}$は80.0～83.5%，7t,9c-$C_{18:2}$は4.6～11.1%であった[74]。

図2-6 落花生油, ヒマワリ油, アマニ油含有飼料投与時の牛乳中の共役リノール酸含量の変化[31]

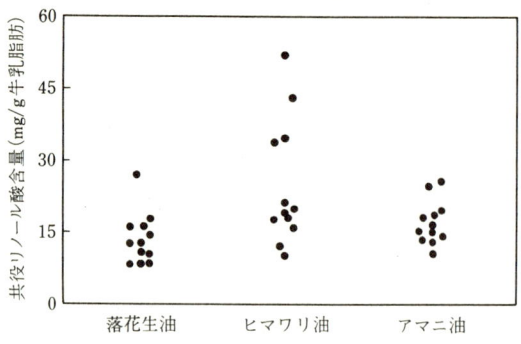

2-4) 共役リノール酸産生に及ぼすイオノホアの影響

イオノホア (ionophore) を反芻動物の飼料に添加し投与すると, 飼料効率が上昇することが知られており[46], これは第1胃内微生物の細胞膜イオン透過性を変化させ[47], 第1胃内の微生物の発酵を促進させるためではないかと推定されている[48,49]。グラム陰性菌 (gram-negative bacteria) は外膜 (outer membrane) を有しており, イオノホアは比較的取り込まれにくいが, グラム陽性菌 (gram-positive bacteria) は, この外膜を有していないので, イオノホアはより取り込まれ易い[50]。またグラム陰性菌は主にプロピオン酸産生菌で, グラム陽性菌は, 酢酸と水素産生菌が多いので, イオノホアを反芻動物に投与すると, 第1胃内のグラム陰性菌数が増加し, その結果, プロピオン酸産生量が増加し, 第1胃内のプロピオン酸/酢酸が増加し, メタン産生量が減少し, 飼料効率の上昇に寄与していると推定されている[51]。

反芻動物での脂質代謝に及ぼすイオノホアの影響については, ほとんど検討されていないが, 食餌性の不飽和脂肪酸を含有する脂質は, 第1胃中で生物的水素化 (biohydrogenation) を受ける[52,53]。この反応は水素を必要とするが, イオノホアを投与するとグラム陽性菌の増殖が抑制され, 結果として水素産生の抑制, 生物的水素化の抑制が起ると推定される[51]。反芻動物の第1胃の微生物の連続培養系を用いて, 代表的なイオノホアであるモネンシン (monensin), ニゲリシン (nigericin), テトロナシン (tetronasin) の発酵および脂肪酸の生物的水素化に及ぼす影響が検討されている[54]。モネンシン, ニゲリシン, テトロナシンはいずれも, Na, K, Caに高い結合親和性を有する逆輸送体 (アンチポーター, antiporter) である[55]。連続培養系にそれぞれのイオノホアを1時間当たり4μg/g 培地添加量・時間, 48時間還流したのち, さらにリノール酸 (13.8mg/時間) を還流し, 培養液中の脂肪酸組成を検討した[54]。

イオノホア無還流群の連続培養液中の飽和脂肪酸含量は, イオノホア還流群に比較して高く (表2-2)[54], 総脂肪酸の70%以上はステアリン酸のパルミチン酸であり, これは第1胃内微生物の働きにより, 不飽和脂肪酸が生物的水素化を受けた結果と推定された[54,56]。イオノホア還流群ではいずれも培地中の脂肪酸組成中の飽和脂肪酸含量は減少し, 不飽和脂肪酸含量は増加した (表2-2)[54]。また, リノール酸の生物的水素化の割合は, イオノホア非還流群では平均80%であったのが, イオノホア還流群では, モネンシン還流群で平均58%, ニゲリシン還流群で平均56%, テトロナシン還流群で平均38%であった (表2-3)[54]。この時, モネンシン, ニゲリシン還流群ではパルミトオレイン酸の生成速度は増加したが, トラン

表2-2 リノール酸添加後の反芻動物第1胃微生物連続培養時の培地脂肪酸組成に及ぼすイオノホアの影響[54]

脂肪酸	対照群	モネンシン	ニゲリシン	テトロナシン
		g/100g 総脂肪酸		
$C_{18:0}$	45.6[a]	31.0[b]	26.2[c]	28.0[c]
t-$C_{18:1}$	12.6[e]	16.8[f]	16.5[f]	15.8[f]
$C_{18:1}$	7.1[a]	10.6[b]	13.5[c]	10.2[b]
$C_{18:2}$	3.7[a]	9.5[b]	10.9[c]	13.3[d]
共役リノール酸	0.5[a]	1.2[b]	1.6[b]	1.9[b]

a,b,c,d : p<0.01, e,f : p<0.05

表2-3 リノール酸添加後の反芻動物第1胃微生物連続培養時の生物的水素化,脂肪酸産生速度に及ぼすイオノホアの影響[54]

脂　肪　酸	対照群	モネンシン	ニゲリシン	テトロナシン
	産生速度 (mg/l・時間)			
$C_{18:0}$	7.5 [a]	1.4 [b]	1.5 [b]	0.9 [b]
$t-C_{18:1}$	4.2	4.1	4.0	3.7
$C_{18:1}$	1.7 [c]	3.4 [d]	3.4 [d]	1.6 [c]
生物的水素化 (%)	80.0	58.0	56.0	38.0

a,b : p<0.05,　c,d : p<0.10

ス-$C_{18:1}$の生成速度は影響を受けなかった(表2-3)[54]。

共役リノール酸は,反芻動物第1胃の培養液中にごくわずか見出され,その約90%は,9c, 11t-$C_{18:2}$, 10t, 12c-$C_{18:2}$, 9t, 11t-$C_{18:2}$であった[54]。イオノホアの還流により,共役リノール酸含量は2~4倍に上昇した(表2-2)[54]。イオノホアの還流により上昇した共役リノール酸は主に9c, 11t-$C_{18:2}$であった[54]。

さらに,乳牛にモネンシンを投与した場合の乳牛のメタン,二酸化炭素の産生量[42],牛乳の産生量[42],乳脂の脂肪酸組成変化[42,57]が検討されている。乳牛に7日間かけて,飼料中のモネンシン含量を徐々に24ppmに上げてゆき,さらにモネンシン24ppm含量飼料を21日間投与した[42]。モネンシン含有飼料投与群では,飼料摂取量が減少し,牛乳産生量が増加し,結果として牛乳産生効率は上昇した[42]。この時,メタン産生量は,モネンシン非含有飼料投与群で一頭当たり平均658l/日,モネンシン含有飼料投与群で一頭当たり平均517l/日と約21%減少した[42]。この時,二酸化炭素産生量はモネンシン非含有,含有飼料投与群間で差は認められなかった[42]。従って二酸化炭素産生量とメタン産生量の比はモネンシン非含有飼料投与群で11:1,モネンシン含有飼料投与群で15:1と増加した[42]。この比が増加したことは二酸化炭素産生量が変化しなかったことから,飼料効率は変化していないと推定される[42]。

この時,牛乳中の乳脂肪含量はモネンシン含有飼料投与により3.6%から2.7%に減少した[42,57]。その脂肪酸組成はモネンシン含有飼料投与により総飽和脂肪酸含量は減少し,総不飽和脂肪酸含量は増加した[42,57]。またステアリン酸含量は低下し,オレイン酸,トランスバクセン酸,リノール酸含量は増加した(表2-4)[42,57]。また乳脂中の共役リノール酸含量はモネンシン含有飼料投与により,0.8%から1.3%とわずかではあるが有意に上昇した[57]。この共役リノール酸の約60%は9c, 11t-$C_{18:2}$で,残りの主成分は9t, 11t-$C_{18:2}$であったが,モネンシン含有飼料投与による共役リノール酸含量増加の大部分は9c, 11t-$C_{18:2}$の増加によるものであった(表2-4)[57]。モネンシン含有飼料投与による乳脂肪の脂肪酸組成変化は反芻動物の第1胃の微生物の連続培養系へのモネンシン還流時の培地中の脂肪酸組成変化と類似していた[42,54,57]。しかし,モネンシン12ppm含有飼料を乳牛に投与した場合は,乳脂中の共役リノール酸含量は変化しなかったとの報告もある[58]。

2-5) 共役リノール酸の組織での生合成

反芻動物と非反芻動物の肉や乳脂中の共役リノール酸含量の比較から[17],反芻動物の第1胃の機能と,肉や乳脂中の共役リノール酸含量とは関係が深いと推定されるが,第1胃内での共役リノール酸の産生量だけでは,肉や乳脂中の共役リノール酸含量を考慮すると不充分と考えられ,第1胃由来の前駆体から,組織内で共役リノール酸が生合成されているのではないかと推定されている[16]。乳脂中には共役リノール酸とほぼ同量のバクセン酸(トランスバクセン酸, vaccenic acid, trans-11 octadecenoic acid ; t-$C_{18:1}$)が存在しており[29,40,44],トランスバクセン酸は, in vitroでラット肝臓ミクロソームのΔ^9不飽和化酵素(Δ^9 desaturase)で共役リノール酸に変換されること[59,60],また牛の乳腺にΔ^9不飽和化酵素が存在していること[61]などから,生体組織内でトランスバクセン酸より共役リノール酸が生合成されているのではないかと推定されている[62]。反芻動物の第

表2-4 モネンシン投与の乳脂肪脂肪酸組成に及ぼす影響[42,62]

脂肪酸	対照群	モネンシン
$C_{10:0}$	2.4(wt.%)	1.8
$C_{12:0}$	3.2	2.6
$C_{16:0}$	28.2	24.4
$C_{18:0}$	11.2	7.4
$t-C_{18:1}$	4.0	11.9
$C_{18:1}$	23.3	22.1
$C_{18:2}$	3.4	4.3
共役リノール酸	0.8	1.3
9c, 11t-$C_{18:2}$	0.5	1.1
9t, 11t-$C_{18:2}$	0.1	0.1

　1胃で産生されたバクセン酸は消化管から吸収され，乳腺を含む各組織で利用される過程で，一部がΔ^9不飽和化酵素の作用で共役リノール酸に生合成される（図2-7）[16]。

　この仮説を検証する目的で牛の第4胃にカテーテルを留置し（第1胃の微生物の影響を避けるため），まず3日間スキムミルクを還流したのち，3日間，1日25gのトランス-11 オクタデセン酸（$trans$-11 octadecenoic acid ; 11t-$C_{18:1}$）とトランス-12 オクタデセン酸（12t-$C_{18:1}$）の1：1の混合物（スキムミルクエマルジョン）を還流し，その後再度スキムミルクのみの還流に切り替えた[16]。この時，乳脂中の11t-$C_{18:1}$および12t-$C_{18:1}$含量が上昇すると共に，これら投与脂肪酸のΔ^9不飽和化酵素により生合成されたと推定される共役リノール酸の9c, 11t-$C_{18:2}$および9c, 12t-$C_{18:2}$含量も増加した（図2-8）[16]。トランス11位に二重結合を有するオクタデセン酸の不飽和化

の方が，トランス12位に二重結合を有するオクタデセン酸の不飽和化よりも高いのは，Δ^9不飽和化酵素の基質特異性によるものではないかと推定されている[16]。また，乳脂中のトランスバクセン酸含量と，9c, 11t-$C_{18:2}$含量の間の相関を求めたところ，非常に高い相関（$\gamma^2 = 0.83$）（図2-9）[16]が得られたことからも，トランスバクセン酸が生体内での共役リノール酸生合成の前駆体であろうと推定された[16]。

2-6）共役リノール酸の腸内微生物による産生

　反芻動物の肉や乳には共役リノール酸が脂質1g当たり3～20mg含有されているが[42]，これは反芻動物の第一胃内の微生物 $Butyrivibrio\ fibrisolvens$ によるリノール酸の生物学的水酸化の中間体として産生されたものに由来すると推定され

図2-7　共役リノール酸の生合成経路[16]

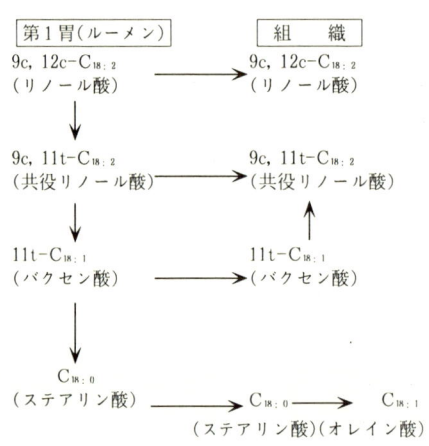

図2-8　11t-, 12t-$C_{18:1}$還流による，牛乳中へのΔ^9-不飽和化酵素による生成物の出現[16]

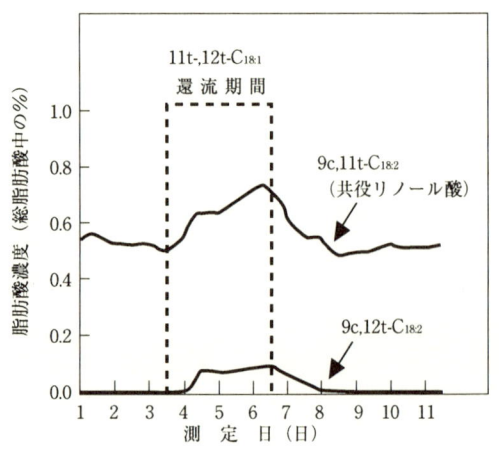

図2-9 牛乳脂質中の11t-$C_{18:1}$濃度と9c,11t-$C_{18:2}$濃度の相関[16]

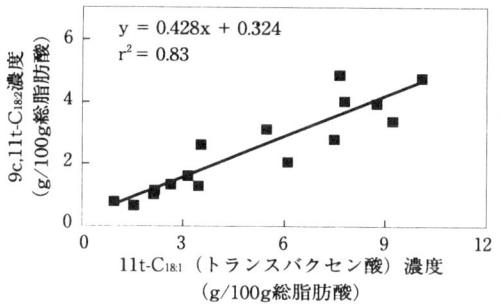

図2-10 肝臓内共役リノール酸含量に及ぼすリノール酸投与の影響[39]

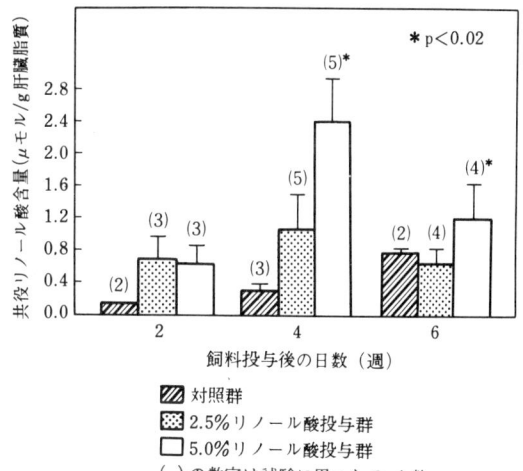

ている。しかし，非反芻動物の豚肉[42]，豚の肝臓や心臓などの臓器[37]，ヒトの血漿[63]，ラット，馬，家兎，モルモットの血漿[64]でも微量ではあるが検出されている。これらに見出される微量の共役リノール酸が，反芻動物由来の肉あるいは乳の加工食品由来か，あるいは，それ以外の由来かは不明な点が多い。

無菌 (germ-free) ラットおよびコンベンショナル（通常の；conventional）ラットに，リノール酸，あるいはリノール酸トリグリセリドをその構成成分とするコーン油を投与した実験結果から，非反芻動物であるラットでも腸管内で共役リノール酸が産生されていると推定された[39]。コンベンショナル・ラットに5％のコーン油含有飼料（対照群），5％コーン油含有飼料に2.5％あるいは5.0％のリノール酸を添加した飼料を6週間投与し，肝臓，腎臓，肺，骨格筋，腹部脂肪組織中の共役リノール酸含量の変化を検討した[39]。その結果，いずれの組織でも，リノール酸の添加量に比例して共役リノール酸含量は増加し，最大組織内濃度は投与後4週間目に認められ，その濃度は対照群に比較して5〜10倍に達した（図2-10）[39]。

さらに，コンベンショナル・ラットおよび無菌ラットに5％コーン油含有飼料（対照群），5％コーン油含有飼料に5.0％のリノール酸を添加した飼料を4週間投与し，肝臓，肺，骨格筋，腹部脂肪組織中の共役リノール酸含量の変化を検討した結果，いずれの組織でも，コンベンショナル・ラットの5％リノール酸含有飼料投与群でのみ，共役リノール酸含量の特異的な増加が認められた（図2-11）[39]。無菌ラットでは，このような変化は認められなかった[39]。また，コンベンショナル・ラットに5％コーン油含有飼料（対照群），5％コーン油含有飼料に5.0％リノール酸，あるいは8.63％コーン油（トリグリセリド中のリノール酸含量が5.0％に相当する）を添加した飼料を4週間投与し，肝臓，肺，骨格筋，腹部脂肪組織中の共役リノール酸含量の変化を検討した結果，いずれの組織でも5％リノール酸含有飼料投与群でのみ，共役リノール酸含量の増加が認められ，対照群，8.63％コーン油含有飼料投与群では変化は認められなかった（図2-12）[39]。

リノール酸含有飼料投与群で増加が認められた各組織中の共役リノール酸は，大部分が 9c,11t-$C_{18:2}$，9t,11c-$C_{18:2}$ であり，ごくわずか10t,12c-$C_{18:2}$，10t,12t-$C_{18:2}$，9t,11t-$C_{18:2}$ がその構成成分となっていた。コーン油中にごく微量（0.2±0.03mg/gコーン油）の共役リノール酸が含有され，その構成成分として 9c,11t-$C_{18:2}$ と10t,12c-$C_{18:2}$ がそれぞれ39，37％含有されているので（表2-5参照）[42]，5％コーン油含有飼料投与群のコンベンショナル・ラット，無菌ラットの各組織でごく微量検出される共役リノール酸は，飼料のコーン油由来であるか否かは不明であるが，リノール酸含有飼料投与時の各組織中の共役リノール酸含量の大幅な増加には，ほとんど影響を及ぼさないと推定される[39]。

同じリノール酸含有飼料を投与したコンベンショナル・ラットと無菌ラットの間で，コンベンショナル・ラットのみで各組織中の共役リノール酸含

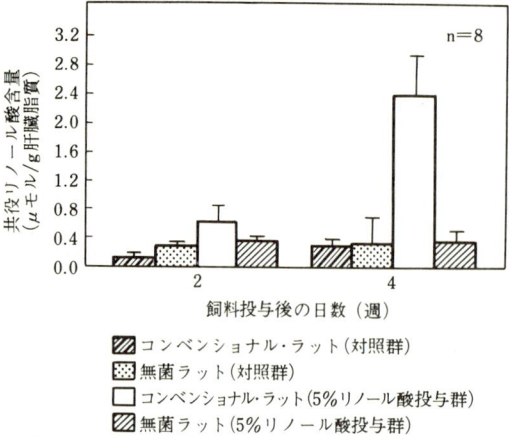

図2-11 コンベンショナル・ラットと無菌ラットでの肝臓内共役リノール酸含量の変化[39]

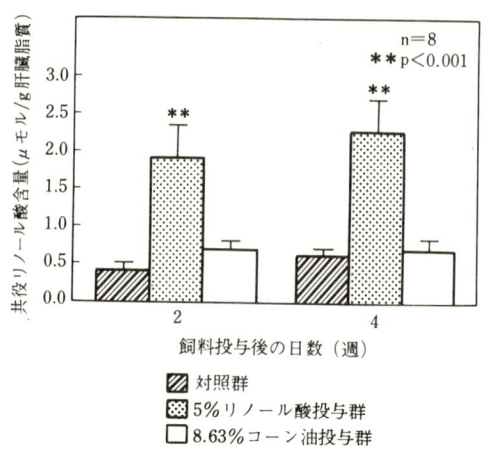

図2-12 肝臓内共役リノール酸含量に及ぼす遊離リノール酸，コーン油（リノール酸トリグリセリド）の影響[39]

量が5～10倍増加したこと，また，この変化は遊離のリノール酸投与時にのみ認められ，リノール酸をその構成成分とするトリグリセリド投与時には認められなかったことから，リノール酸含有飼料投与時の各組織中の共役リノール酸含量の大幅な増加は，投与されたリノール酸が腸内細菌により共役リノール酸に変換され，それが吸収され各組織に分布したものと推定された[39]。しかし，腸管のどの部分で，どのような微生物により産生されているかは不明である[39]。

しかし，これとは逆な現象が無菌ラットとノートバイオート　ラット（gnotobiotic rat；無菌

ラットに特定の微生物のみを寄生させた状態のラット）を用いて確認されている[65]。健常人の糞便から得られた共役リノール酸産生菌（遊離のリノール酸を基質として，共役リノール酸を産生）を無菌ラットに接種し，6％のヒマワリ油（トリグリセリドの構成成分としてリノール酸を多く含有する）を含有する飼料を70日間投与した[65]。なお対照としては無菌ラットに同じ飼料を同様に投与した。70日後の体重は無菌ラット群とノートバイオート　ラット群では差は認められなかった[65]。両群の糞便（肛門から直接採取），盲腸および大腸内

表2-5　植物油，牛脂中の総共役リノール酸および各異性体含量[42]

試料	試料数	総共役リノール酸含量（mg/g脂質）	9c,11t-$C_{18:2}$含量（％）	10t,12c-$C_{18:2}$含量（％）
市販油脂				
サフラワー油	2	0.7 ± 0.14	44	41
ヒマワリ油	2	0.4 ± 0.02	38	37
落花生油	2	0.2 ± 0.01	46	42
ナタネ油	2	0.5 ± 0.07	44	42
植物油	2	0.3 ± 0.02	41	39
コーン油	2	0.2 ± 0.03	39	37
ココナッツ油	2	0.1 ± 0.01	47	44
オリーブ油	2	0.2 ± 0.01	47	40
牛　脂	2	2.6 ± 0.01	84	
実験室で抽出した油				
ニンニク油	2	<0.1	n.d.*	
コーン油	2	0.2 ± 0.01	n.d.	

＊非検出

図2-13 糞便,盲腸および大腸内容物での共役リノール酸産生に及ぼす無菌ラットとノートバイオートラットの影響[65]

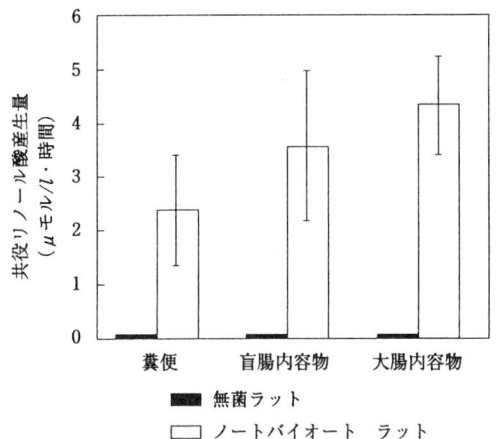

図2-14 糞便,盲腸および大腸内容物中の脂質含量に及ぼす無菌ラットとノートバイオートラットの影響[65]

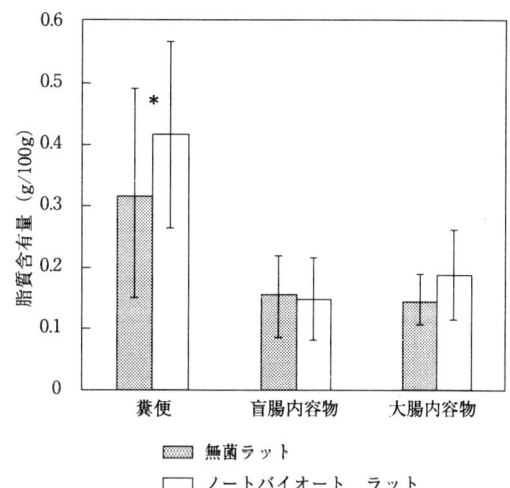

容物を採取し,それぞれの共役リノール酸産生能を in vitro で測定したところ,無菌ラット群では共役リノール酸の産生は,ほとんど認められなかったが,ノートバイオートラット群では,いずれの試料でも,共役リノール酸の産生が認められた(図2-13)[65]。この時,共役リノール酸はすべて遊離脂肪酸として存在し,トリグリセリド画分(微生物の構成成分など)に取り込まれたものは認められなかった[65]。また,両群の糞便,盲腸内容物,大腸内容物中の脂質含量を測定したところ,糞便中の脂質含量は無菌ラット群に比較して,ノートバイオートラット群で有意(p=0.001)に高かったが,盲腸および大腸内容物では両群間で差は認められなかった(図2-14)[65]。これは,ノートバイオートラットの糞便中の微生物細胞膜脂質に由来するものと推定される[65]。

さらに,脂肪組織,肝臓,血漿,腎臓,脳,肺の共役リノール酸含量を測定したところ,血漿中共役リノール酸含量が最も高かったが,血漿中およびいずれの臓器中の共役リノール酸含量も無菌ラット群とノートバイオートラット群との間では差は認められなかった(図2-15)[65]。また,無菌ラット群およびノートバイオートラット群いずれの糞便中,盲腸および大腸内容物中の共役リノール酸とリノール酸の比は一定であった[65]。これらの結果から,この実験例の場合はノートバイオートラット群の盲腸および大腸内に存在す

るヒト由来の共役リノール酸産生菌は in vivo では共役リノール酸を生産しておらず,血漿および種々の臓器中の共役リノール酸の由来としては関与していないと推定された[65]。これは,共役リノール酸産生菌が in vitro では活性を発現するが, in vivo では活性を発現することが出来ない事,また遊離のリノール酸は,共役リノール酸産生菌の基質となり得るが,リノール酸をその構成成分とするトリグリセリド,ジグリセリド,モノグリセリドが基質となり得ないこと[66]によるのではないかとも推察されるが現時点では不明である[65]。

また種々の微生物の培養系にリノール酸を添加して培養し,共役リノール酸に変換されるか否かが検討されている[66]。Lactobacillus 11種,Streptococcus 2種,Propionibacterium 8種の菌の培養系に25μg/mlのリノール酸を添加し,共役リノール酸の産生を検討したところ,Propionibacterium のうち,P. freudenreichii subsp.(freudenreichii ATCC 6207), P. freudenreichii subsp.(freudenreichii Propioni-6), P. freudenreichii subsp. shermanii 9093の3菌株が共役リノール酸を産生することが認められ,その産生能力は P. freudenreichii subsp.(freudenreichii Propioni-6)が最も高く,P. freudenreichii subsp.(freudenreichii ATCC 6207)は低かった(図2-16)[66]。産生される共役リノール酸のうち9c, 11t/9t, 11c-

図2-15 血漿および臓器の共役リノール酸含量に及ぼす無菌ラットとノートバイオート　ラットの影響[65]

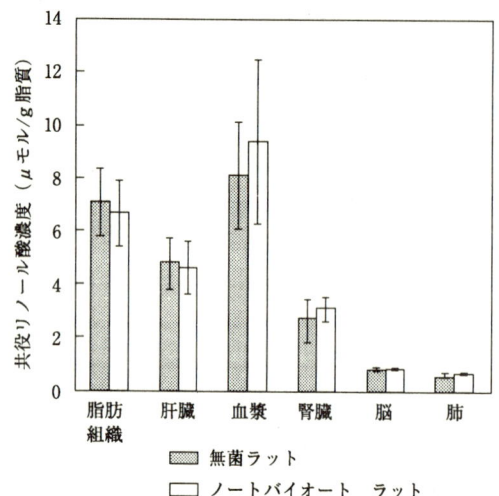

図2-16 Propionibacteriumによる共役リノール酸の生産[66]

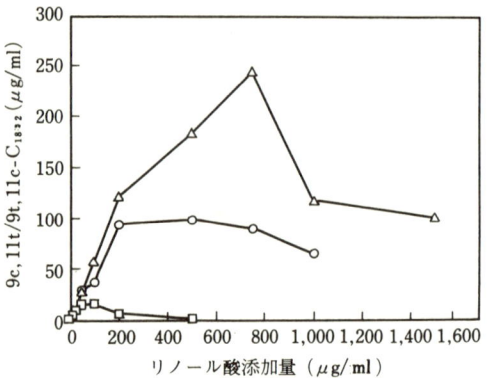

- □ Propionibacterium freudenreichii subsp. (freudenreichii ATCC 6207)
- ○ P. freudenreichii subsp. shermanii 9093
- △ P. freudenreichii subsp.(freudenreichii Propioni-6)

$C_{18:2}$は約73～93％であった[66]。また，通常培地の代わりにスキムミルク培地を用いて培養したところ，いずれの3菌株も非常に高い共役リノール酸産生能を示した（P.freudenreichii subsp.(freudenreichii ATCC 6207）で62.5μg/ml/72時間，P. freudenreichii subsp. freudenreichii Propioni-6）で92.3μg/ml/72時間であった[66]。

また，反芻動物の乳や肉中には，共役リノール酸の約3～5倍のトランス-11　オクタデセン酸（trans-11 octadecenoic acid；トランス　バクセン酸，trans vaccenic acid）が含有されていること[14,67]，また，ラット肝臓では，トランス-バクセン酸を9c, 11t-$C_{18:2}$へ不飽和化するΔ9不飽和化酵素が見出されていることなどから[68,69]，齧歯目の動物やヒトでも，食餌性脂質として体内に取り込まれたトランス　バクセン酸が一部，共役リノール酸に生合成されるのではないかと推定されている[32]。マウスに4％のコーン油を含有する飼料に1％のステアリン酸（対照群）あるいは1％のトランス　バクセン酸を添加し2週間投与し，糞便中へのステアリン酸あるいはトランスバクセン酸の排泄量およびトランス　バクセン酸から9c, 11t-$C_{18:2}$（共役リノール酸）への変換率を求めた[32]。糞便中に見出されたステアリン酸あるいはトランス　バクセン酸の糞便中総脂肪酸に占める割合は，70％および29～58％で，飼料中の割合の20％に比較すると非常に低い吸収率となっている[32]。この時，体全体（carcass）の9c, 11t-$C_{18:2}$含量から求めたトランス　バクセン酸から9c, 11t-$C_{18:2}$の変換率は11.4±1.25％であり，体全体からのトランス　バクセン酸と9c, 11t-$C_{18:2}$の回収率の和も，投与したトランス　バクセン酸の20％以下と低かった[32]。これは，トランス　バクセン酸の吸収率が低いこと，酸化速度が速いことに起因すると推定され，対照群との対比で次の式を用いて，真の変換率算出を試みた[32]。すなわち，変換率（％）＝〔体全体の9c, 11t-$C_{18:2}$含量（トランス　バクセン酸投与群－対照群）〕/〔体全体の9c, 11t-$C_{18:2}$＋トランスバクセン酸含量（トランス　バクセン酸投与群－対照群）〕×100であり，この式より求めた変換率は50.8±1.91％であった[32]。

2-7) 食品中の共役リノール酸含量

乳製品の中でもチーズには比較的多くの共役リノール酸が含有され，その範囲は脂肪1g当たり2～16mgで，チーズ100g当たりでは70～560mgに相当する[48,53,70～72]。含有量の違いはチーズの種類，産地，原料，季節，成熟条件，保存条件などにより生じる[48,49,53,70～73]。一般的には保存期間が長くなるに従って減少するようである[74]。フランス産の12種類のチーズに含有される共役リノール酸含量を測定したところ，脂肪1g当たり

図2-17 チーズ中の共役リノール酸含量と種々の脂肪酸含量との相関係数[72]

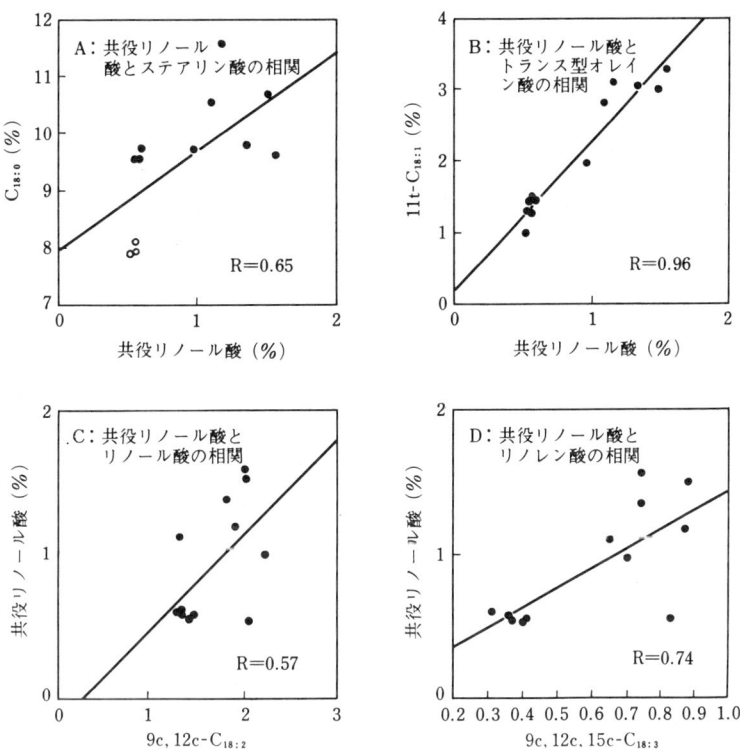

5.3〜15.8mgであったが,チーズ中の共役リノール酸と他の脂肪酸含量との相関関係が検討されている[72]。その結果,ステアリン酸,トランス型オレイン酸,リノール酸,リノレン酸含量と,共役リノール酸含量との間に相関関係が認められた(図2-17)[72]。特に,トランス型オレイン酸(11t-$C_{18:1}$)含量と共役リノール酸含量の間には非常に強い相関関係が認められている(r=0.96)[72]。同様のことは牛乳脂肪中のトランス型オレイン酸含量と9c,11t-$C_{18:2}$含量の間でも認められている[42]。しかし,チーズ中のトランス型オレイン酸含量と共役リノール酸含量との間に高い相関関係のある理由については不明である[72]。またチーズ中の共役リノール酸は大部分が9c,11t-$C_{18:2}$であるが,フランス産チーズからは8c,10t-$C_{18:2}$,8t,10c-$C_{18:2}$が見出されている[72]。

カナダ産の5種類の牛乳,7種類のチーズ,8種類のチーズ以外の乳製品,4種類の生牛肉,5種類の調理済牛肉中の共役リノール酸含量を測定し[75],これまで報告されている乳製品,生牛肉,調理済牛肉中の共役リノール酸含量[25,71,74〜79]と比較した。その結果,共役リノール酸含量は1.2〜6.2mg/g脂質(0.001〜4.3mg/g試料またはmg/ml試料)であった(図2-18,B)[75]。この共役リノール酸含量から推定された1回の食事当りの共役リノール酸摂取量は0.03〜81.0mgであった[75]。

牛肉中の共役リノール酸含量は報告によっても異なるが,1g脂肪当たり約3〜10mgであった[48,55,56,57]。共役リノール酸含量は部位(あばら肉,腿肉,T-ボーン,腰肉など)によっても異なるし,調理法などによっても異なる[55,56]。一般的には生肉より調理済肉の方が,また調理済肉も調理後の日数を経るに従い,その含量は増加していた[55,56]。この時総共役リノール酸に占める9c,11t-共役リノール酸の割合は約50〜75%であった[56]。また豚肉,鶏肉,羊肉中の共役リノール酸含量はそれぞれ,1gの脂肪当たり,約0.6±0.06,0.9±0.02,5.6±0.24mgであった[42]。

体重約60kgのブタに2%のヒマワリ油を含有する飼料(対照群),あるいは,ヒマワリ油のアルカリ異性化により調製された共役リノール酸混合物を2%含有する飼料を,体重が約105kgに達するまで投与し[1,84〜87],腰肉(loin)の肉質の検討が,生化学的,物理化学的,食品学的に検討され

図2-18 乳製品，牛肉中の共役リノール酸含量[75]

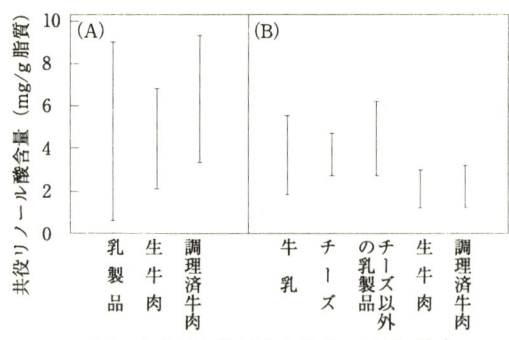

A：これまでに報告されたリノール酸含量[B～D]
B：カナダ産製品中の共役リノール酸含量[A]

ている[86]。屠殺後（post-mortem）の筋肉中のグリコーゲン利用率は肉質判定の鍵の1つ[87]であるが，グリコーゲンの減少速度およびグリコーゲンの利用によって生じる乳酸の生成量には，対照群と共役リノール酸混合物投与群の間では差は認められなかった[86]。また，水分含量，粗タンパク質含量は，共役リノール酸混合物投与群で対照群に比較してやや減少したが，筋肉内脂質量は，共役リノール酸混合物投与群で73.9g/kg乾燥重量，対照群で60.5g/kg乾燥重量と有意（$p<0.01$）に共役リノール酸混合物投与群で増加した[86]。しか

し，腰肉の色相，調理後の味，フレーバー，食感には両群に差はなく，共役リノール酸混合物投与群で筋肉内脂質量が増加していることから，共役リノール酸のブタへの投与は，腰肉の品質の向上に寄与していると推定された[86]。

植物油中の共役リノール酸含量は反芻動物由来の肉，乳，乳製品に比較して低くココナッツ油で0.1±0.01mg/g脂質，サフラワー油で0.7±0.14mg/g脂質である[40,42,44～46]（表2-5）[42]。しかし，部分水素添加植物油では共役リノール酸が4.24±0.07mg/g脂質含有されているとの報告もある[40]。

大豆油を非特異的触媒を用いて部分水素添加反応を行うと最高で部分水素添加大豆油1g当り9.06mgの共役リノール酸が（反応開始後35分），特異的触媒を用いた場合は最高で98.27mg/g油脂の共役リノール酸が（反応開始後210分）生成することが見出されている[88]。いずれの場合も反応時間をさらに延長すると，共役リノール酸含量は減少した[88]。

また植物油の共役リノール酸で特徴的なことは9c,11t-$C_{18:2}$と10t,12c-$C_{18:2}$がほぼ同量含有されていることである（表2-5）[42]。缶詰やベビーフードなどの加工食品の共役リノール酸含量は，

図2-19 乳製品中の共役リノール酸生成機構[48]

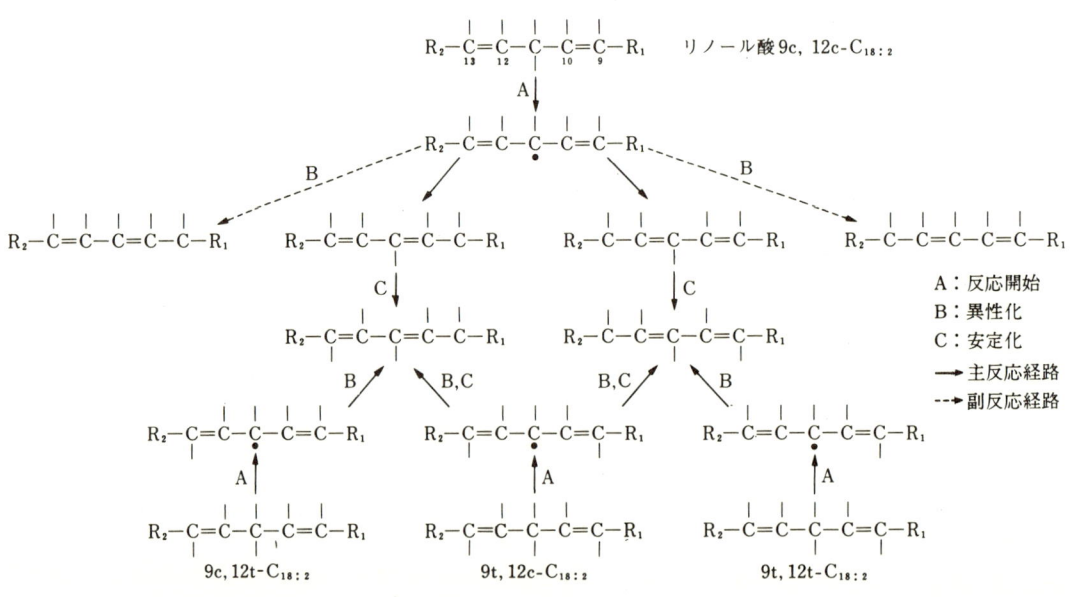

表2-6 種々の食品中の共役リノール酸含量[74]

食品名		試料数	総共役リノール酸含量（mg/g脂質）	9c,11t-C$_{18:2}$（%），*非検出
肉類	牛もも肉	4	2.9 ± 0.09	79
	新鮮な牛もも肉の挽き肉	4	3.8 ± 0.11	84
	新鮮な牛肉の引き肉	4	4.3 ± 0.13	85
	子牛肉	2	2.7 ± 0.24	84
	羊肉	4	5.6 ± 0.29	92
	豚肉	2	0.6 ± 0.06	82
	鶏肉	2	0.9 ± 0.02	84
	新鮮な七面鳥肉の挽き肉	2	2.5 ± 0.04	76
	卵黄	2	0.6 ± 0.05	82
魚介類	サケ	4	0.3 ± 0.05	n.d.*
	淡水産ニジマス	3	0.5 ± 0.05	n.d.
	ホタテ貝	2	0.6 ± 0.05	n.d.
	エビ	2	0.6 ± 0.10	n.d.
	貝柱	2	0.4 ± 0.04	n.d.
ナチュラルチーズ	ロマノ	2	2.9 ± 0.22	92
	パルメザン	4	3.0 ± 0.21	90
	シャープ・チェダー	3	3.6 ± 0.18	93
	クリーム	3	3.8 ± 0.08	88
	ミディアム・チェダー	4	4.1 ± 0.14	80
	コルビー	3	6.1 ± 0.14	92
	モザレラ	4	4.9 ± 0.20	95
	コテージ	3	4.5 ± 0.13	83
	リコッタ	3	5.6 ± 0.44	84
	ブリック	2	7.1 ± 0.08	91
	ナチュラル・ミューンストレ	2	6.6 ± 0.02	93
	減脂肪スイス	2	6.7 ± 0.56	90
	ブルー	2	5.7 ± 0.18	90
プロセスチーズ	アメリカン・プロセス	3	5.0 ± 0.13	93
	Cheez whiz^{TM}	4	5.0 ± 0.07	92
	Velveeta^{TM}	2	5.2 ± 0.03	86
	Old English spread^{TM}	2	4.5 ± 0.21	88
乳製品	ホモゲナイズミルク	3	5.5 ± 0.30	92
	コンデンスミルク	3	7.0 ± 0.29	82
	発酵バターミルク	3	5.4 ± 0.16	89
	バター	4	4.7 ± 0.36	88
	バターファット	4	6.1 ± 0.21	89
	サワークリーム	3	4.6 ± 0.46	90
	アイスクリーム	3	3.6 ± 0.10	86
	ノンファットフローズン乳製品デザート	2	0.6 ± 0.02	n.d.
	低脂肪ヨーグルト	4	4.4 ± 0.21	86
	カスタードスタイルヨーグルト	4	4.8 ± 0.16	83
	プレインヨーグルト	2	4.8 ± 0.26	84
	ノンファットヨーグルト	2	1.7 ± 0.10	83
	フローズンヨーグルト	2	2.8 ± 0.20	85
	ヨーグルトプティング ミルクチョコレート：			
	サンプル1	2	3.5 ± 0.06	76
	サンプル2	2	2.5 ± 0.27	80
	ダブルチョコレート	2	3.1 ± 0.48	71
	バニラ	2	3.8 ± 0.10	84

表2-6 つづき

加工食品	ビーフ・フランク	2	3.3 ± 0.13	83
	ターキー・フランク	2	1.6 ± 0.08	70
	ビーフ・スモークト・ソーセージ	2	3.8 ± 0.07	84
	スモークト・ターキー	2	2.4 ± 0.01	62
	スモークト・ブラートヴルスト	3	2.4 ± 0.05	77
	スモークト・ベーコン:			
	ブランド1	3	2.6 ± 0.12	75
	ブランド2	2	1.7 ± 0.03	78
	ブランド3	2	0.8 ± 0.01	76
	ピーナッツバター	2	0.2 ± 0.01	n.d.
缶詰	Spam^{TM}	2	1.3 ± 0.03	71
	肉	2	3.0 ± 0.08	72
	牛肉	2	6.6 ± 0.08	85
	鶏胸肉	2	0.4 ± 0.06	71
	ウインナソーセージ	2	1.5 ± 0.06	76
	芥子付ハム	2	1.2 ± 0.05	69
	豚肉と豆	2	1.2 ± 0.06	69
	煮豆	2	0.7 ± 0.04	56
	紅鮭	2	0.8 ± 0.03	n.d.
	カニ肉	2	0.5 ± 0.05	n.d.
	マグロ	2	<0.1	n.d.
	ハマグリ	2	0.2 ± 0.03	n.d.
	アンチョビー	2	0.4 ± 0.05	n.d.
ベビーフード	調合乳（大豆タンパク質）	3	0.7 ± 0.05	n.d.
	調合乳（牛乳タンパク質）	3	0.3 ± 0.02	n.d.
	子牛肉（うらごし）	2	6.8 ± 0.11	78
	ハム（うらごし）	3	1.3 ± 0.07	68
	鶏肉（うらごし）	2	0.7 ± 0.06	73
	牛肉（うらごし）	2	6.8 ± 0.15	74
	卵黄（うらごし）	2	0.6 ± 0.04	71
	羊肉（うらごし）	2	8.8 ± 0.51	81
	七面鳥肉（うらごし）	2	1.8 ± 0.11	62
	野菜・七面鳥肉（うらごし）	2	1.1 ± 0.13	61
	ビーフ・エッグ・ヌードル（うらごし）	2	4.1 ± 0.03	82
	鶏肉スティック	2	0.6 ± 0.12	63
	七面鳥肉スティック	2	1.8 ± 0.10	69
	肉スティック	2	3.7 ± 0.15	83
	ミックス・シリアル（うらごし）	2	0.2 ± 0.03	n.d.

原料中に含有される共役リノール酸量とほぼ同量であったが、加熱処理により9c,11t-$C_{18:2}$含量がやや低下する傾向が認められた[42]。これまで測定された肉類、魚介類、チーズ、乳製品、肉類の加工食品、缶詰、ベビーフードなど約80種類の食品中の共役リノール酸含量、共役リノール酸中の9c,11t-$C_{18:2}$含量の割合についてまとめた（表2-6）[42]。

また、乳脂中の共役リノール酸の濃縮法として、尿素による結晶化も行われている[89]。乳脂を加水分解し遊離の脂肪酸としたのち、メチルアルコール/エチルアルコール混合液に溶解し、脂肪酸の2倍量の尿素を添加し、冷所で結晶化させると共役リノール酸は、乳脂に比較し、2.5倍に濃縮され、ステアリン酸含量は11.8%から0.7%へと1/17に減少した[89]。

2-8）共役リノール酸の加工食品で生成機序

反芻動物由来の肉や乳を用いた加工食品に含有される共役リノール酸の一部は、反芻動物の第一胃内の微生物によるリノール酸あるいはリノレン酸の異性化の結果生成したものに由来すると推定される[40]。その他の加工食品中の共役リノール酸、食品加工中に増加する共役リノール酸の由来につ

いては不明な点も多いが，加熱，エージング，共存するタンパク質の影響によるリノール酸のフリー・ラジカル型の酸化によるものと推定されている（図2-19）[48]。

　食品加工中の加熱条件下では，食品は嫌気的状態となっている。この嫌気的条件下で，トリグリセリドおよびリン脂質中のリノール酸の酸化はアリルラジカル（allyl radical）により開始される。このラジカルは，その共鳴型（resonance form）を形成することにより安定化され，この共鳴型は共役リノール酸を形成するために水素を必要とする（図2-19のAおよびBの段階）[48]。この水素は，食品中に含有されているタンパク質ラジカル（protein radical）から付加され，このラジカルは，食品の脂質画分では，α-トコフェロールにより中和される[90]。共役リノール酸生成におけるタンパク質の存在の寄与は次の方法により認められている。アルブミン存在下，リノール酸を紫外線照射により酸化すると，酸化生成物より，9,11-共役リノール酸を多く生じる[90]。またラクトアルブミン，ラクトグロブリンなどのタンパク質を多量に含有するホエー（whey）濃縮物をその原料の一部として用いるCheese Whizは，プロセスチーズの約2倍の共役リノール酸を含有している[48]。

文　献

1) Kramer, J.K.G., Sehat, N., Dugan, M.E.R. Mossoba, M.M., Yurawez, M.P., Roach, J.A.G., Eulitz, K., Aalhus, J.L., Schaefer, A.L., Ku, Y., Lipids **33**, 549 (1998)
2) 池田郁男, 臨床栄養 **87**, 13 (1995)
3) Chin, S.F., Storkson, J.M., Liu, W., Albright, K.J., Pariza, M.W., J. Nutr. **124**, 694 (1994)
4) Fritsche, J., Rickrt, R., Steinhart, H., Yurawecz, M.P., Mossoba, M.M., Sehat, N., Roach, J.A.G., Kramer, J.K.C., Ku, Y., Fett / Lipid **101**, 272 (1999)
5) Kramer, J.K.C., Parodi, P.W., Jensen, R.G., Mossoba, M.M., Yurawecz, M.P., Adlof, R.O., Lipids **33**, 835 (1998)
6) 満生恵子, 山崎正夫, 岸原孝司, 菅野道廣, 立花宏文, 山田耕路, 日農化. **73**, 臨時増刊, 114 (1999)
7) 五十嵐美樹, 宮澤陽夫, 日農化. **73**, 臨時増刊, 115 (1999)
8) 徐還淑, 遠藤泰志, 藤本健四郎, 日農化, **73**, 臨時増刊, 115 (1999)
9) Kepler, C.R., Hirons, K.P., McNeill, J.J., Tove, S.B., J. Biol. Chem., **241**, 1350 (1966)
10) Kepler, C.R., Tove, S.B., J. Biol. Chem. **242**, 5686 (1967)
11) Reiser, R., Fed. Proc. **10**, 236 (1951)
12) Shorland, F.B., Weenink, R.O., Johns, A.T., Nature **175**, 1129 (1955)
13) Harfoot, C.G., Hazelwood, G.P., The Rumen Microbial Ecosystem (Hobson, P.N., ed.) p285, Elsevier Sci. Publishers, London (1988)
14) Wolff, R.L., J.Am. Oil Chem. Soc. **72**, 259 (1995)
15) Griinari, J.M., Dwyer, D.A., McGuire, M.A., Bauman, D.E., Palmquist, D.L., Nurmela, K.V.V. J.Dairy Sci. **81**, 1251 (1998)
16) Griinari, J.M., Bauman, D.E., Adv. Conjugated Linoleic Acid Research **1** (Yurawecz, M.P., Mossoba, M.M., Kramer, J.K.G., Pariza, M.W., Nelson, G.J., (Eds)), p180, AOCS Press (1999)
17) Chin, S.F., Liu, W., Storkson, J.M., Ha, Y.L., Pariza, M.W., J. Food Comp. Anal. **5**, 185 (1992)
18) Fritsche, S., Fritsche, J., J. Am. Oil Chem. Soc. **75**, 1449 (1998)
19) Jahreis, G., Fritsche, J., Mockel, P., Schone, F., Moller, U., Steinhart, H., Nutr. **19**, 1541 (1999)
20) Chardigny, J.-M., Wolff, R.L., Mager, E., Sébédio, J.-L., Martine, L., Juanéda, P., Eur. J. Clin. Nutr. **49**, 523 (1995)
21) Sébédio, J.-L., Grandgirard, A., Prevost, J., J. Am, Oil Chem. Soc. **65**, 362 (1988)
22) Mossoba, M.M., McDonald, R.E., Armstrong, D.J., Page, S.W., J. Chromatograph. Sci. **29**, 324 (1991)
23) Banni, S., Day, B.W., Evans, R.W., Corongiu, F.P., Lombardi, B., J. Am. Oil Chem. Soc. **71**, 1321 (1994)
24) Banni, S., Day, B.W., Evans, R.W., Corongiu, F.P., Lombardi, B., J. Nutr. Biochem. **6**, 281 (1995)

25) Ha, Y. L., Grimm, N. K., Pariza, M. W., J. Agric. Food Chem. **37**, 75 (1989)
26) Banni, S., Carta, G., Contini, M. S., Angioni, E., Deiana, M., Dessì, M. A., Melis, M. P., Corongiu, F. P., Nutr. Biochem. **7**, 150 (1996)
27) Stanton, C., Lawless, F., Kjellmer, G., Harrington, R. D., Connolly, J. F., Murphy, J., J. Food Sci. **62**, 1083 (1997)
28) Parodi, P. W., J. Nutr. **127**, 1055 (1997)
29) Precht, D., Molkentin, J., Nahrung **41**, 330 (1997)
30) Lin, H., Boylston, T. D., Luedecke, L. O., Shultz, T. D., J. Agric. Food Chem. **46**, 801 (1998)
31) Kelly, M.L., Berry, J. R., Dwyer, D.A., Griinari, J. M., Chouinard, P.Y., Van Amburgh, M.E., Bauman, D.E., J. Nutr. **128**, 881 (1998)
32) Palmquist, D.L., Santora, J.E., Adv. Conjugated Linoleic Acid Research **1** (Yurawecz, M.P., Mossoba, M. M., Kramer, J. K. G., Pariza, M. W., Nelson, G. J., (Eds)), p201., AOCS Press (1999)
33) Jahreis, G., Fritsche, J., Kraft, J., Adv. Conjugated Linoleic Acid Research **1** (Yurawecz, M.P., Mossoba, M.M. Kramer, J.K. G., Pariza, M. W., Nelson, G.J., (Eds)), p215, AOCS Press (1999)
34) Dhiman,T.R., Anand, G.R., Satter, L.D., Pariza, M.W., J. Dairy Sci. **82**, 2146 (1996)
35) Dhiman, T. R., Helmink, E. D., McMahon, D. J., Fite, R.L., Pariza, M. W., J. Dairy Sci. **82**, 412 (1999)
36) Chouinard, P. Y., Corneau, L., Bauman, D.E., Butler, W. R., Chilliard, Y., Drackley, J. K., J. Dairy Sci. **81**, (Suppl. 1) 223 (1998)
37) Tesfa, A. T., Tuori, M., Syrjälä-Qvist, L., Finn. J. Dairy Sci. **49**, 65 (1991)
38) Lawless, F., Murphy, J.J., Harrington, D., Devery, R., Stanton, C., J. Dairy Sci. **81**, 3259 (1998)
39) Chouinard, P. Y., Corneau, L., Kelly, M. L., Griinari, J. M., Bauman, D. E., J. Dairy Sci. **81**, (Suppl.1) 233 (1988)
40) Jiang, J. L., Björck, L., Fondén, R., Emanuelson, M., J. Dairy Sci. **79**, 438 (1996)
41) Timmen, H., Patton, S., Lipids **23**, 685 (1988)
42) Sauer, F. D., Fellner, V., Kinsman, R., Kramer, J. K. G., Jackson, H. A., Lee, A. J., Chen, S., J. Anim. Sci. **76**, 906 (1998)
43) Kelly, M. L., Kolver, E. S., Bauman, D. E., Van Amburgh, M. E., Muller, L. D., J. Dairy Sci. **81**, 1630 (1998)
44) Jahreis, G., Fritsche, J., Steinhart, H., Nut. Res. **17**, 1479 (1997)
45) Zegarska, Z., Paszczyk, B., Borejszo, Z., Pol. J. Food Nutr. Sci. **5**, 89 (1996)
46) Stock, R. A., Landert, S.B., Stroup, W. W., Larson, E. M., Parrott, J.C., Britton, R. A., J. Anim. Sci. **73**, 39 (1995)
47) Russell, J.B., Strobel, H. J., Appl. Environ. Microbiol. **55**, 1 (1989)
48) Yang, C.J., Russell, J. B., J. Anim. Sci. **71**, 3470 (1993)
49) Newbold, C. J., Wallace, R. J., Walker, N. D., J. Appl. Bacteriol. **75**, 129 (1993)
50) Chen, M., Wolin, M. J., Appl. Environ. Microbiol. **38**, 72 (1979)
51) Fellner, V., Sauer, F. D., Kramer, J. K. C., Adv. Conjugated Linoleic Acid Research **1** (Yurawecz, M. P., Mossoba, M. M., Kramer, J.K.G., Pariza, M.W., Nelson, G.J., (Eds)), p215, AOCS Press (1999)
52) Ferlay, A., Chabrot, J., Elmeddah, Y., Doreau, M., J. Anim. Sci. **71**, 2237 (1993)
53) Wu, Q., Ohajuruke, O. A., Palmquist, D.L., J. Dairy Sci. **74**, 3025 (1991)
54) Fellner, V., Sauer, F.D., Kramer, J.K.G., J. Dairy Sci. **80**, 921 (1997)
55) Pressman, B.C., Annu. Rev. Biochem. **45**, 501 (1976)
56) Fellner, V., Sauer, F.D., Kramer, J.K.G., J. Dairy Sci. **78**, 1815 (1995)
57) Kramer, J.K.G., Fellner, V., Dugan, M. E. R., Sauer, F.D., Mossoba, M.M., Yurawecz, M.P., Lipids **32**, 1219 (1997)
58) Dhiman, T.R., Anand, G.R., Satter, L.D., J. Dairy Sci. **79** (Suppl.1), 137 (1996)
59) Mahfouz, M.M., Valicenti, A.J., Holman, R.T., Biochim. Biophys. Acta **618**, 1 (1980)
60) Pollard, M.R., Gunstone, F.D., James, A.T., Morris, L.J., Lipids **15**, 306 (1980)
61) Kinsella, J.E., Lipids **7**, 349 (1972)

62) Griinari, J.M., Nurmela, K.V.V., Bauman, D.E., J. Dairy Sci. **80** (Suppl. 1), 204 (1997)
63) Huang, Y.-C., Luedecke, L. O., Shultz, T. D., Nutr. Res. **14**, 373 (1994)
64) Thompson, S., Smith, M. T., Chem. Biol. Interactions **55**, 357 (1985)
65) Kamlage, B., Hartmann, L., Gruhl, B., Blaut, M., J. Nutr. **129**, 2212 (1999)
66) Jiang, J., Björck, L., Fondén, R., J. Appl. Microbiol. **85**, 95 (1998)
67) Parodi, P.W., J. Dairy Sci. **59**, 1870 (1976)
68) Parodi, P.W., J. Dairy Technol. **49**, 93 (1994)
69) Holman, R.T., Mahfouz, M.M., Prog. Lipid Res. **20**, 151 (1981)
70) Shantha, N. C., Decker, E. A., Ustunol, Z., J. Am. Oil Chem. Soc. **69**, 425 (1992)
71) Werner, S. A., Luedecke, L. O., Shultz, T. D., J. Agric. Food Chem. **40**, 1817 (1992)
72) Lavillonnière, F., Martin, J. C., Bougnoux, P., Sébédio, J.-L., J. Am. Oil Chem. Soc. **75**, 343 (1998)
73) Lin, H., Boylston, T.D., Luedecke, L.O., Shultz, T.D., J. Food Sci. **64**, 874 (1999)
74) Yurawecz M.P., Roach, J.A.G., Sehat, N., Mossoba, M.M., Kramer, J.K.G., Fritsche, J., Steinhart, H., Ku, Y., Lipids **33**, 803 (1998)
75) Ma, D.W.L., Wierzbicki, A.A., Field, C.J., Clandinin, M.T., J. Agric. Food Chem. **47**, 1956 (1999)
76) Chin, S. F., Liu, W., Storkson, J. M., Ha, Y. L., Pariza, M. W., J. Food Compos. Anal. **5**, 185 (1992)
77) Shantha, N.C., Decker, E. L., Ustonol, Z., J.Am. Oil Chem. Soc. **69**, 425 (1992)
78) Shantha, N.C., Crum, A. D., Decker, E. A., J. Agric. Food Chem. **42**, 1757 (1994)
79) Shantha, N.C., Ram, L.N., O'Leary, J., Hicks, C. L., Decker, E. A., J. Food Sci. **60**, 695 (1995)
80) Shantha, N.C., Moody, W.G., Tabeidi, Z., J. Muscle Foods **8**, 105 (1997)
81) Lin, H., Boylston, T.D., Chang, M.J., Luedecke, L.O., Shultz, T.D., J. Dairy Sci. **78**, 2358 (1995)
82) Ha, Y. L., Grimm, N. K., Pariza, M. W., Carcinogenesis **8**, 1881 (1987)
83) Leth, T., Ovesen, L., Hansen, K., J. Am. Oil Chem. Soc. **75**, 1001 (1998)
84) Dugan, M.E.R., Aalhus, J.L., Schaefer, A. L., Kramer, J.K.G., Can. J. Anim. Sci. **77**, 723 (1997)
85) Dugan, M.E.R., Aalhus, J.L., Jeremiah, L.E., Kramer, J.K.G., Schaefer, A.L., Can. J. Anim. Sci. **79**, 45 (1999)
86) Dugan, M.E.R., Aalhus, J.L., Adv. Conjugated Linoleic Acid Research **1** (Yurawecz, M.P., Mossoba, M.M., Kramer, J.K.G., Pariza, M.W., Nelson, G.J., (Eds)), p354, AOCS Press (1999)
87) Agriculture Canada Pork Quality, Agriculture Canada Publication 5180/B, Otawa, Canada (1984)
88) Jung, M.Y., Ha, Y.L.J. Agric. Food Chem. **47**, 704 (1999)
89) Kim, Y.-J., Liu, R.H., J. Food Sci. **64**, 792 (1999)
90) Pascoe, G. A., Olafsdotti, R. K., Reed D. J., Arch. Biochem. Biophys. **256**, 150 (1987)

第3章　共役リノール酸の合成，性質

3-1）共役リノール酸の合成

現在までのところ市販共役リノール酸は，リノール酸あるいは，ヒマワリ油やサフラワー油などのリノール酸を多く含有するトリグリセリドのアルカリ異性化（alkali-isomerization）により合成されていると推定される[1～3]。アメリカ合衆国では共役リノール酸の略称である「CLA」の名称を冠した商品が十数種類販売されている[4～6]。いずれもその原料はヒマワリ油が主体とされ，共役リノール酸含量は約50％前後であり，共役リノール酸のうち生理活性を有すると推定される9c,11t-$C_{18:2}$含量は22～23％である[1]。市販の13種類の共役リノール酸製品を分析した結果，共役リノール酸含量は20～89％と製品により大きな差が認められた[4]。日本国内では，このヒマワリ油を原料とした共役リノール酸の他に，サフラワー油を原料とした総共役リノール酸含量が約72～75％のものが販売されている[7]。

アルカリ異性化は，-CH=CH-CH₂-CH=CH-の構造式を有している化合物を，水酸化ナトリウムなどのアルカリと加熱することにより，二重結合が移動して共役化が起こる[8,9]。リノール酸の場合はこのような系を1つだけしか有していないので共役ジエンのみを生じる[8]。反応物質がリノール酸，リノレン酸のみを含有している場合には，エチレングリコールに溶解した6.6％の水酸化カリウム溶液が用いられ，ケン化・共役化（saponification・conjugation）は180±0.5℃で25分間行われる[9]。またリノール酸，リノレン酸以外のアラキドン酸，ペンタエン酸などの多価不飽和脂肪酸を含有する場合は，エチレングリコールに溶解した21％の水酸化カリウム溶液が用いられ，反応は180±0.5℃で15分間行われる[9]。

市販の共役リノール酸中の共役リノール酸異性体としては10c,12t/10t,12c-$C_{18:2}$, 9c,11t/9t,11c-$C_{18:2}$が最も多く含有され，それぞれ約30％，次いで11c,13t/11t,13c-$C_{18:2}$, 8c,10t/8t,10c-$C_{18:2}$が多く含有されている（表3-1）[10～12]。これらの動向のなかで，共役リノール酸のうち，その生理活性が強いとされている9c,11t-$C_{18:2}$の選択な合成法が検討されている[13,14]。その1つは，メチルリシノール酸（methyl ricinoleic acid）を原料とする9c,11t-$C_{18:2}$の合成である[13,14]。リシノール酸はヒマシ油構成脂肪酸の約90％，麦角油中の約40％を占める脂肪酸で，分子式は$CH_3(CH_2)_5 CH(OH)CH_2CH=CH(CH_2)_7COOH$で12位にα-水酸基，9位にシス二重結合を有する融点5.5℃のヒドロキシ直鎖モノエン脂肪酸であり，12-ヒドロキシ-9-オクタデセン酸（12-hydroxy-9-octadecenoic acid）と呼ばれている。メチルリシノール酸にメタンスルホニルクロライド（methane-sulfonyl chloride；CH_3SO_2Cl）を反応させると12-メシロキシオレイン酸（12-mesyloxyoleate）を生成する。これに1,8-ジアザビシクロ〔5,4,0〕ウンデク-7-エン（1,8-diazabicyclo〔5,4,0〕undec-7-ene；DBU）を反応させると高い収率でメチル共役リノール酸が得られる（図3-1，A）[13]。この反応生成物は9c,11t-$C_{18:2}$を66.0％，9c,11c-$C_{18:2}$を20.7％，9c,12t-$C_{18:2}$を6.6％含有しているが，尿素付加物生成による精製を2度行うことにより，最終的には9c,11t-$C_{18:2}$含量を83.0％とすることができた[13]。

9c,11t-$C_{18:2}$を高収率で合成する方法としてリシノール酸より誘導されたトランス型のメチルサンタルベート（methyl santalbate, methyl octadec-11t-en-9-yonoate）[15]を亜鉛触媒下で反応させる方法が報告されている（図3-1，B）[15]。同様にシス型のメチルサンタルベートを原料とすることにより9c,11c-$C_{18:2}$を高収率で合成することができる（図3-1，C）[15]。共役リノール酸の合成はこのように種々検討されてはいるものの，工業的にはアルカリ共役化反応が用いられているようである[1,7,16]。特にリノール酸をその構成成分とするサフラワー油，ヒマワリ油，コーン油などの油脂をアルカリ-プロピレングリコール溶液中にてアルカリ共役化反応を行うと，従来の溶媒と

表3-1 市販共役リノール酸中の共役リノール酸異性体含量[10~12]

共役リノール酸異性体	試料A[10]	試料B[11]	試料C[12]
11t,13t-$C_{18:2}$	0.74		
10t,12t-$C_{18:2}$	1.23		
9t,11t-$C_{18:2}$	1.18		1.3
8t,10t-$C_{18:2}$	0.46		
11c,13t/11t,13c-$C_{18:2}$	21.7	24	
10c,12t/10t,12c-$C_{18:2}$	29.0	31	44.0
9c,11t/9t,11c-$C_{18:2}$	29.5	30	41.0
8c,10t/8t,10c-$C_{18:2}$	12.3	14	
11c,13c-$C_{18:2}$	0.96		
10c,12c-$C_{18:2}$	0.88		9.5
9c,11c-$C_{18:2}$	0.88		1.0
8c,10c-$C_{18:2}$	0.20		

図3-1 共役リノール酸の合成経路 (A[13], B[15], C[15])

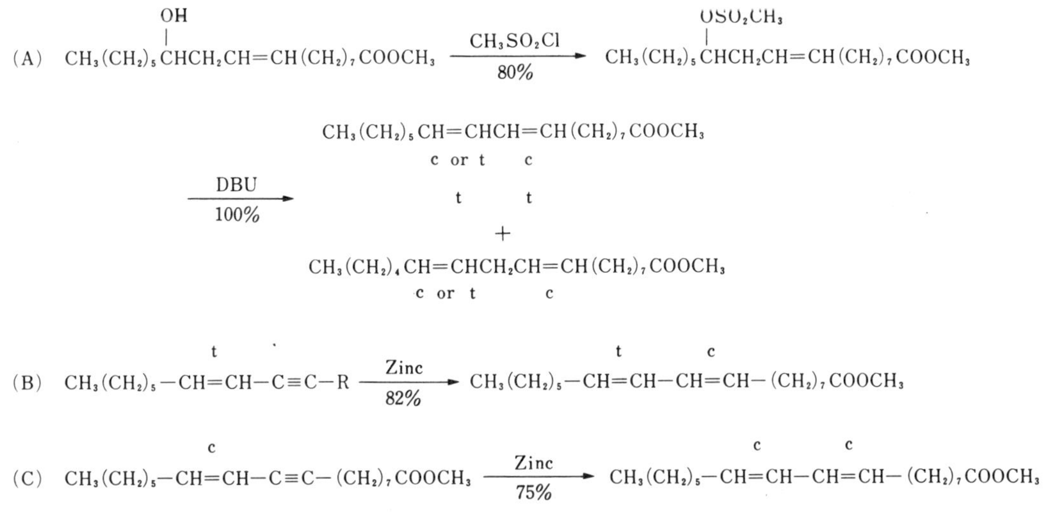

(A) $CH_3(CH_2)_5\underset{OH}{C}HCH_2CH=CH(CH_2)_7COOCH_3 \xrightarrow[80\%]{CH_3SO_2Cl} CH_3(CH_2)_5\underset{OSO_2CH_3}{C}HCH_2CH=CH(CH_2)_7COOCH_3$

$\xrightarrow[100\%]{DBU}$ $CH_3(CH_2)_4CH=CHCH=CH(CH_2)_7COOCH_3$ (c or t, t, c)
+ $CH_3(CH_2)_4CH=CHCH_2CH=CH(CH_2)_7COOCH_3$ (c or t, t, c)

(B) $CH_3(CH_2)_5-\underset{t}{CH}=CH-C\equiv C-R \xrightarrow[82\%]{Zinc} CH_3(CH_2)_5-\underset{t}{CH}=CH-\underset{c}{CH}=CH-(CH_2)_7COOCH_3$

(C) $CH_3(CH_2)_5-\underset{c}{CH}=CH-C\equiv C-(CH_2)_7COOCH_3 \xrightarrow[75\%]{Zinc} CH_3(CH_2)_5-\underset{c}{CH}=CH-\underset{c}{CH}=CH-(CH_2)_7COOCH_3$

してエチレングリコールを用いる方法と比較して,リノール酸から共役リノール酸への共役化率が大幅に上昇すると共に,その生成物の着色の程度も著しく低いとのことである[16]。

また,サフラワー油のアルカリ異性化,尿素付加物生成による精製で共役リノール酸含量の93.6%の標品が得られている[17]。この標品の9c,11t-$C_{18:2}$, 10t,12c-$C_{18:2}$,およびその他の共役リノール酸含量は30:60:10~30:69:1であった[17]。

また,トリグリセリド中の共役リノール酸含量を上昇させる方法として,固定化リパーゼを用いたエステル交換反応が検討されている[20]。バターオイルと共役リノール酸の混合系で,固定化した*Mucor miehei*由来のリパーゼ(Lipozyme IM-60®),あるいは*Candida antarctica*由来のリパーゼ(Novozyme 435®)を用いてエステル交換反応を行うと,最終生成物として,共役リノール酸を0.6~15g/100g油脂,含有するトリグリセリドが得られる[20]。

さらに,リノール酸のアルカリ異性化により得られた共役リノール酸の混合物を,それぞれの共役リノール酸に特異性を有するリパーゼにより選択的に分離,濃縮する方法も検討されている[18]。リノール酸のアルカリ異性化により得られた共役リノール酸の混合物(9c,11t-$C_{18:2}$, 10t,12c-$C_{18:2}$)を,*Asprgillus niger*由来のリパーゼAPF-12をn-ブタノール存在下反応させると,共役リノール酸のブチルエステルと未反応の共役リノー

ル酸が得られる。この共役リノール酸ブチルエステルをアルカリ分解し，遊離脂肪酸としたのち，再度Aspergillus niger由来のリパーゼAPF-12によりブチルエステルを生成し，最終的にアルカリ加水分解すると純度の非常に高い9c, 11t-$C_{18:2}$が得られる[18]。

ブチルエステル化されなかった未反応の共役リノール酸画分は，再度n-ブタノール存在下リパーゼAPF-12を働かせ，生成する共役リノール酸ブチルエステルを分離除去したのち，メタノール存在下Candida antarctica由来のリパーゼ（Novozyme 435）を作用させ，生成する共役リノール酸メチルエステルを再結晶後アルカリ分解すると純度の非常に高い10t, 12c-$C_{18:2}$が得られる[18]。この方法により20gのリノール酸のアルカリ異性化により得られた共役リノール酸混合物より，高純度の4gの9c, 11t-$C_{18:2}$と3.1gの10t, 12c-$C_{18:2}$が得られた[18]。これは，Aspergillus niger由来のリパーゼAPF-12が9c, 11t-$C_{18:2}$とn-ブタノールとのエステル化反応に高い親和性を示し，Candida antarctica由来のリパーゼ（Novozyme 435）が，10t, 12c-$C_{18:2}$とメタノールとのエステル化反応に高い親和性を示すことを利用したものである[18]。この他のリパーゼの共役リノール酸とアルコールとのエステル化反応の特異性を検討したところ，Candida sp. 由来のリパーゼAY[18]，Alkaligenes sp. 由来のリパーゼPL[18]，Candida rugosa 由来のリパーゼMY[18]は9c, 11t-$C_{18:2}$とn-ブタノールとのエステル化反応に高い親和性を示し，Geotrichum candidum由来のリパーゼGC4[18,19]は9c, 11t-$C_{18:2}$とn-ブタノール[18]あるいはメタノール[19]とのエステル化反応に，同じGeotrichum candidum由来のリパーゼBはメタノールとのエステル化反応に高い親和性を示した[19]。

さらに，固定化Candida antarctica由来のリパーゼ（Lipozyme IM®）を用いて共役リノール酸とグリセリンを反応させ，共役リノール酸トリグリセリドを製造する試みも行われている[21]。共役リノール酸2,000mg，グリセリン640mg，Lipozyme 300mgを50℃で7時間反応させると，共役リノール酸がトリグリセリド中に約95％取り込まれる[21]。

また，Geotrichum candidum由来のリパーゼ

図3-2 共役リノール酸混合物と1-オクタノールの微生物リパーゼによるエステル化反応[22]

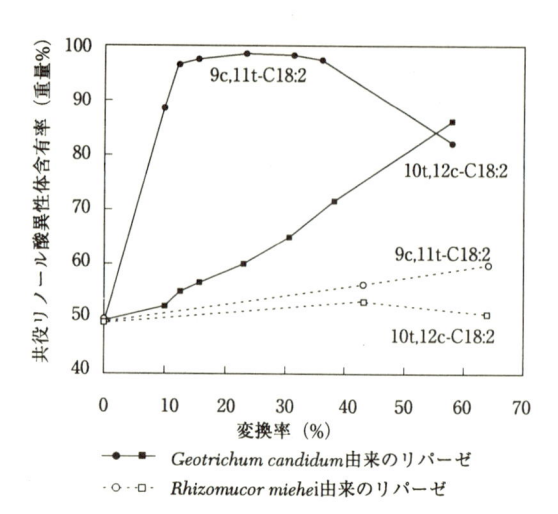

の特異性を応用して9c, 11t-$C_{18:2}$, 10t, 12c-$C_{18:2}$の濃縮が行われている[22]。サフラワー油をアルカリ異性化して得られた共役リノール酸混合物[23]（共役リノール酸含量72.7％，うち9c, 11t-$C_{18:2}$；34.2％，10t, 12c-$C_{18:2}$；34.6％，その他3.9％）を1-オクタノールと1：1に混合し，Rhizomucor mieheiあるいはGeotrichum candidum由来のリパーゼを用いてエステル化反応を行った[22]。その結果，Rhizomucor miehei由来のリパーゼを用いた場合はエステル化された9c, 11t-$C_{18:2}$は，反応前の約50％から61％へとやや上昇したのみであった（図3-2）[22]。これに対して，Geotrichum candidum由来のリパーゼを用いた場合は，エステル化された9c, 11t-$C_{18:2}$は最高で97〜98％に達し，この時反応液中の遊離脂肪酸としての10t, 12c-$C_{18:2}$含量は最高で87％までに達した（図3-2）[22]。このようにして得られた9c, 11t-$C_{18:2}$エステルは分解して遊離の脂肪酸としたのち，また10t, 12c-$C_{18:2}$はそのまま，パーム油とRhizomucor miehei由来のリパーゼを用いてインターエステル化反応を行ったところ，9c, 11t-$C_{18:2}$を26.5％あるいは10t, 12c-$C_{18:2}$を22.9％含有するトリグリセリドを得ることが出来た[22]。

3-2）共役リノール酸の物理化学的性質

共役リノール酸は抗腫瘍作用，抗動脈硬化作用などの特異的な生理作用を有しているが[1,24〜27]，

図3-3 リノール酸，共役リノール酸の酸化[30]

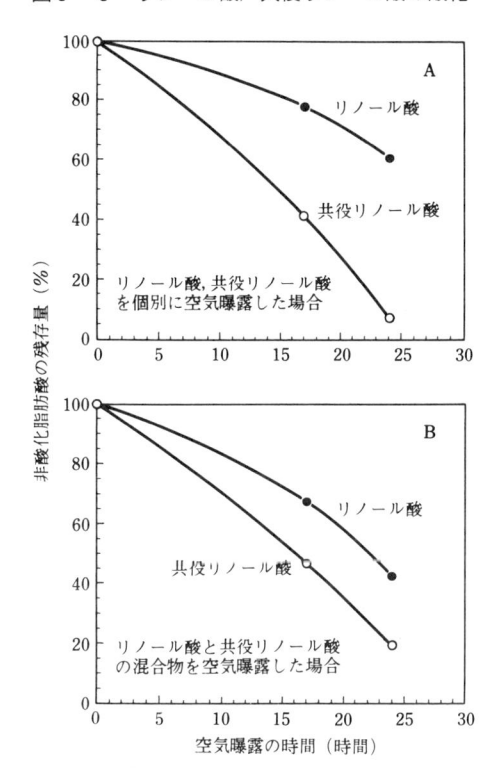

縦軸：非酸化脂肪酸の残存量（％）
横軸：空気曝露の時間（時間）

A：リノール酸，共役リノール酸を個別に空気曝露した場合
B：リノール酸と共役リノール酸の混合物を空気曝露した場合

研究の当初はこれらの作用は共役リノール酸の抗酸化作用あるいはそれ自身の酸化安定性によるのではないかと推定されていた[28]。実際，リノール酸あるいは共役リノール酸を室温で空気に14日間曝露した場合，過酸化値（peroxide value）の上昇はリノール酸の場合は上昇したが（7日目で，過酸化値は約3.1meq/gリノール酸），共役リノール酸の場合はその上昇が大幅に抑制された（7日目で過酸化値は約0.09meq/g共役リノール酸）[28]。しかし，その後の検討で，空気曝露下の試料中の残存共役リノール酸含量を測定したところ，共役リノール酸は，リノール酸より酸化されやすいことが分かった[29]。過酸化値との結果の相違は，リノール酸と共役リノール酸の二重結合の位置が異なっているので，過酸化が異なる経路で行われ，異なった過酸化物が生成されたためではないかと推定されている[29]。

リノール酸あるいは共役リノール酸にそれぞれ内部標準としてマルガリン酸（margaric acid；$C_{17:0}$）を添加し，室温で空気曝露を行い，それぞれの脂肪酸の残存量を測定したところ，空気曝露24時間後のリノール酸残存量は約60％，共役リノール酸の残存量は約7.5％であった（図3-3，A）[30]。リノール酸と共役リノール酸を当量混合し，マルガリン酸を添加した後，室温で空気曝露を行ったところ，空気曝露24時間後のリノール酸残存量は約43％，共役リノール酸残存量は約20％であり（図3-3，B）[30]，リノール酸と共役リノール酸が共存する場合，リノール酸は共役リノール酸の酸化に対して抑制的に働いていると推定される[30]。

また共役リノール酸の抗酸化作用をビタミンE（dl-α-トコフェロール），ブチルヒドロキシトルエン（butylated hydroxytoluene；BHT）の抗酸化作用を比較した。リノール酸をその構成成分とするリン脂質の1-パルミトイル-2-リノレオイル・ホスファチジル-コリン（1-palmitoyl-2-linoleoyl phosphatidyl-choline；PLPC）と0.75μMの共役リノール酸あるいはビタミンE，BHTを含有するベシクルを作製し，金属イオンの非存在下で2,2′-アゾビス（2-アミジノプロパン）（2,2′-azobis（2-amidinopropane）；AMVN）を介した酸化を開始し，共役ジエンの形成速度を測定することにより，その抗酸化作用を測定した[29]。その結果，ビタミンE，BHTには抗酸化作用が認められたが，共役リノール酸には認められなかった（図3-4，A）[29]。共役リノール酸添加量を25，50μMと増加しても，その抗酸化作用はやや増加した程度であったが（図3-4，B）[29]，ビタミンE，BHTでは添加量に依存して，その抗酸化作用が増加した。また，2価の鉄イオン，銅イオンの存在下で共役リノール酸のPLPCベシクルに対する抗酸化作用を検討しても認められなかった[29]。これらの結果は，共役リノール酸が抗酸化物質（antioxidant）あるいは抗酸化物質前駆体（antioxidant precursor）としての作用は有していないことを示している[29]。

3-3）共役リノール酸の分析法

脂質は構造や性質が類似する異性体や同族体を構成成分とし，特に生体内脂質の分子種はこれらの組み合わせで，非常に多種多様の複雑な混合物として存在している。さらに脂質分子は酸素存在下，高温下では不安定なことが多く，異性体や同族体の分析が困難であったが，この数年は新しい機器分析法の進歩により精度の高い成分分析法が

図3-4 1-パルミトル-2-リノレオイル・ホスファチジル-コリンベシクルの酸化に及ぼす共役リノール酸, ビタミンE, BHTの影響[29]

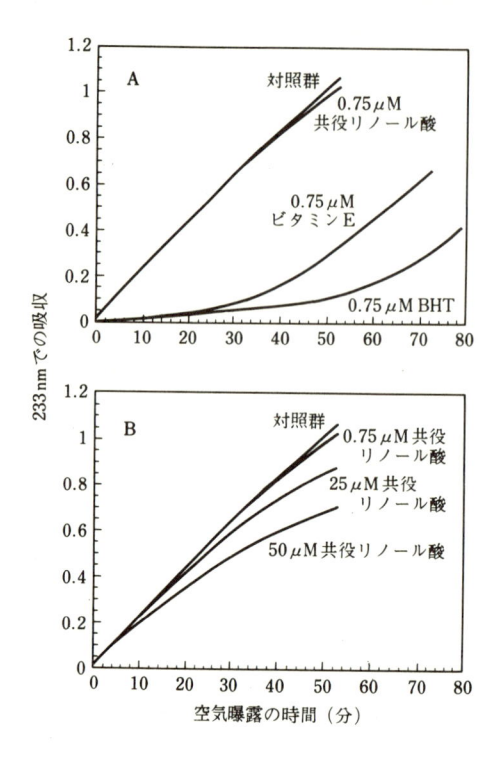

可能になった[31]。共役リノール酸研究の初期の頃は Supelcowax 10 カラムなどのキャピラリーカラムを用いたガスクロマトグラフィーで共役リノール酸は分析されていた[32〜34]。この場合の検出器としては炎光イオン化検出器（flame ionization detector）が用いられている[32〜34]。最近ではガスクロマトグラフィー[11,35〜44]に加え, 銀イオン高性能液体クロマトグラフィー（silver ion-high-performance liquid chromatography；Ag^+-HPLC）[10,35,38〜43,45〜50]も多く用いられているし, マススペクトロメトリーによる定量[44,51], ^1H および ^{13}C NMR[42,52]による共役リノール酸の異性体分析も行われている。また共役リノール酸を酸化し, フラン脂肪酸（furan fatty acid）に変換したのち, ガスクロマトグラフィーにより定量する方法も用いられている[12,53〜55]。さらに乳酸菌凍結乾燥物中の共役リノール酸の分析をこれら種々の方法で行い, 各分析法の精度も検討されている[1]。

ガスクロマトグラフィーを用いた共役リノール酸の分析例としてBPX-70カラム（直径0.32mm×長さ50m）を用い, 検出器としては炎光イオン化検出器を用いた例を示す（図3-5）[38]。この場合, キャピラリーカラムは50℃に2分間保持したのち, 20℃/分で210℃まで温度を上昇させ, 同温度で100分間保持させたのち220℃まで15℃/分で上昇させ, のち10分間220℃で保持し, 分析を終了している。共役リノール酸混合物をガスクロマトグラフィーで分離したのち, 質量分析, フーリエ変換赤外分光分析により同定したところ, ピーク6を除いて, 2種ずつの共役リノール酸を含有していた（図3-5）[38]。ピーク6は11t, 13t-$C_{18:2}$のみであり, ピーク7の9t, 11t-$C_{18:2}$は内部標準として添加されたものである[38]。

銀イオン高性能液体クロマトグラフィーを用いた共役リノール酸の分析例としてChrom Sphar 5 リピッド・セミプレパラティブ（Lipids semi-preparative）カラム（直径10mm×長さ250mm, ステンレススチール製）とアナリティカル銀-飽和（analytical silver-impregnated）カラム（直

図3-5 BPX70カラムを用いた共役リノール酸のガスクロマトグラフィーによる分析[38]

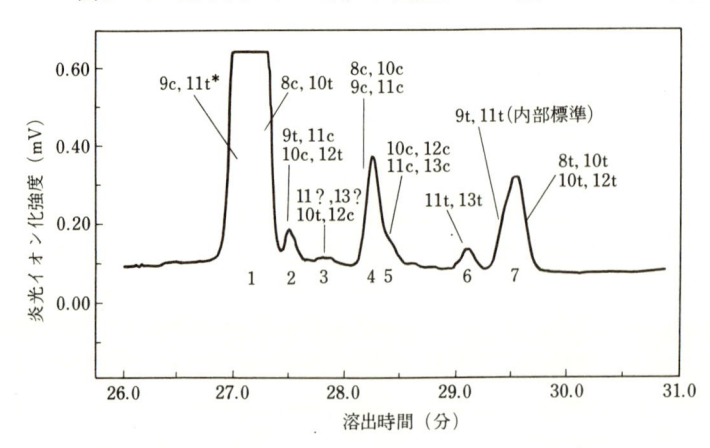

＊9c, 11tのあとの-$C_{18:2}$を図中ではすべて省略してある.

図3−6 市販共役リノール酸混合物の銀イオン高性能液体クロマトグラフィーによる分離[10]

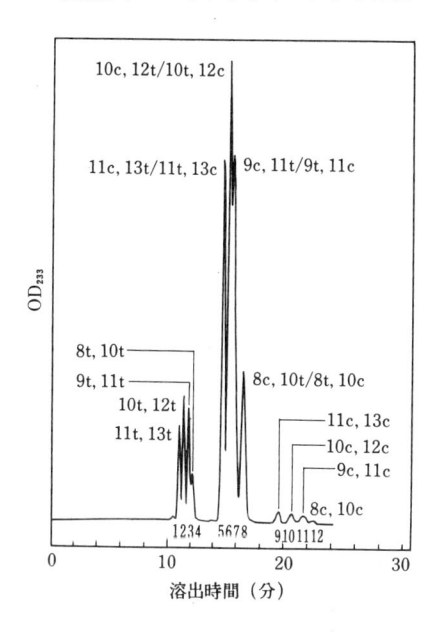

径4.6mm×長さ250mm, ステンレススチール製）を用い, 検出器は233nmの紫外線検出器を用いた例を示す（図3−6）[10]。溶出液は0.1%アセトニトリルのヘキサン溶液で溶出速度は, リピッド・セミプレパラティブカラムで4.0ml/分, アナリティカル銀−飽和カラムで1.0ml/分であった[10]。この場合, 4つのピークを1つの群とする3つの群のピーク, 合計12のピークが溶出され最初に溶出される群はトランス/トランス共役リノール酸, 2番目に溶出される群はシス/トランスまたはトランス/シス共役リノール酸が, 最後に溶出される群はシス/シス共役リノール酸であった（図3−6）[10]。

同じ試料を同時にガスクロマトグラフィーと銀イオン高性能液体クロマトグラフィーで分析することにより, より正確に共役リノール酸を定量することが可能である[39]。2%の市販共役リノール酸（ヒマワリ油のアルカリ異性化により調製されたもの）を含有する飼料を豚に投与したのち, この豚の肝臓のホスファチジルコリン画分を抽出し, ガスクロマトグラフィーと高性能液体クロマトグラフィーにて分析した（図3−7）[39]。ガスクロマトグラフィーはCP-Sil 88溶解−シリカ・キャピラリーカラム（100m×直径0.25mm）を用い, 検出器は炎光イオン化検出器を用いた[39]。カラム

の昇温設定は150℃に2分間保持したのち200℃まで1℃/分で昇温したのち, 215℃までは5℃/分で昇温し, 215℃に20分間保持した（図3−7, A）[39]。高性能液体クロマトグラフィーは Chrom Spher 5 Lipid 銀−飽和カラム（直径4.6mm×25cm ステンレススチール製）を用い, 0.1%アセトニトリル含有のヘキサンで, 1.1ml/分で溶出し, 紫外線検出器で233nmで検出した（図3−7, B）[39]。ガスクロマトグラフィーによる分析では 9c, 11t/9t, 11c-$C_{18:2}$ と 8c, 10t/8t, 10c-$C_{18:2}$ および 8t, 10t-$C_{18:2}$ と 9t, 11t-$C_{18:2}$ と 10t, 12t-$C_{18:2}$ は同じピークに溶出されるが, 高性能液体クロマトグラフィーでは個別のピークとして溶出される（図3−7）[39]。

共役リノール酸に限らず, 脂肪酸はメチルエステルとしてガスクロマトグラフィーで分析される場合が多い。共役リノール酸のメチル化には, 硫酸−メタノール, 塩酸−メタノール, BF_3−メタノールなどのメチル化試薬を用いる場合が多いが[42,56~59], いずれもこれらメチル化試薬と高温で長時間反応させると異性化が起る。メチル化の条件を種々検討した結果, 硫酸−メタノールを用いた場合が最も共役リノール酸の異性化が起りにくく, BF_3−メタノールを用いた場合には, 異性化が起り易いことが報告されている[59]。

チーズより脂質画分を抽出し, 高性能液体クロマトグラフィーではそのまま, ガスクロマトグラフィーではメチル化したのち, 分析した。高性能液体クロマトグラフィーの分析には Chrom Sphar 5 リピッド・セミプレパラティブカラムとアナリティカル銀−飽和カラム（検出器は233nmの紫外線検出器）, ガスクロマトグラフィーは CP-Sil 88 溶解−シリカ・キャピラリーカラム（検出器は炎光イオン検出器）を用いた[60]。チーズより抽出された脂質画分のメチルエステルのガスクロマトグラフィーの共役リノール酸異性体溶出部分ではチーズ中の主共役リノール酸である 9c, 11t-$C_{18:2}$（約80%）の他に多くの異性体が溶出されるが（図3−8）[60], これら異性体の溶出順位はこれまでの同じガスクロマトグラフィー分析システムを用いた検討から[10,37,61~63]明らかにされており, 照合することができる（表3−2）[60]。

また, 高性能液体クロマトグラフィーでも共役リノール酸異性体が良く分離, 同定された（図3−

図3-7 共役リノール酸含有飼料投与した豚肝臓ホスファチジルコリン画分のガスクロマトグラフィー（A），銀イオン高性能液体クロマトグラフィー（B）の部分図[39]

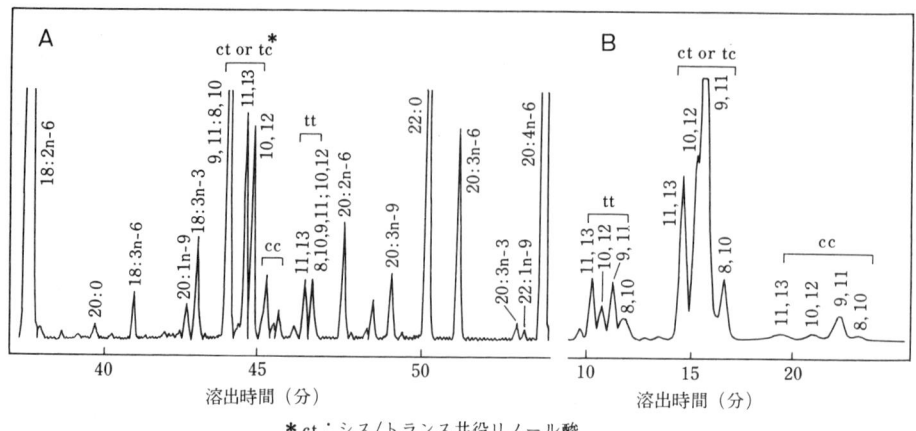

*ct：シス/トランス共役リノール酸
tc：トランス/シス共役リノール酸
cc：シス/シス共役リノール酸
tt：トランス/トランス共役リノール酸

図3-8 チーズの脂質抽出画分のガスクロマトグラフィーによる共役リノール酸異性体の分析[60]

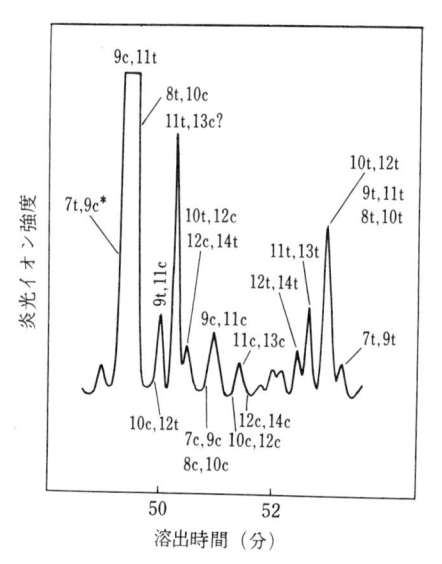

*7t,9cのあとの-$C_{18:2}$を図中ではすべて省略

表3-2 共役リノール酸異性体のガスクロマトグラフィーでの溶出順[35,37,61]

シス,トランス -$C_{18:2}$	シス,シス -$C_{18:2}$	トランス,トランス -$C_{18:2}$
7c,9t	(7c,9c)	12t,14t
(6t,8c)	8c,10c	11t,13t
(8c,10t)	9c,11c	10t,12t
7t,9c	10c,12c	9t,11t
9c,11t	11c,13c	8t,10t
8c,10c	12c,14c	7t,9t
10c,12t		
9t,11c		
11c,13t		
10t,12c		
12c,14t		

9，表3-3[10,35])[60]。

共役リノール酸を特定の条件下で酸化するとフラン環を有する4種類のフラン酸（furan fatty acid）を生じる[12,54,55]。4種類のフラン酸とは8,11-エポキシ-8,10-オクタデカジエン酸（8,11-epoxy-8,10-octadecadienoic acid；$F_{8,11}$），9,12-エポキシ-9,11-オクタデカジエン酸（9,12-epoxy-9,11-octadecadienoic acid；$F_{9,12}$），10,13-エポキシ-10,12-オクタデカジエン酸（10,13-epoxy-10,12-octadecadienoic acid；$F_{10,13}$），11,14-エポキシ-11,13-オクタデカジエン酸（11,14-epoxy-11,13-octa-decadienoic acid，$F_{11,14}$）である（図3-10)[12]。共役リノール酸はメタノール溶液中では非常に安定で酸化されない。共役リノール酸の酸化はそのメタノール溶液に精製水を添加しサスペンションにすることにより達成される[12]。すなわち共役リノール酸0.5gを50mlのメタノールに溶解したのち撹拌下，表面に空気を吹き付け（100〜200ml/分）ながら，精製水を100ml添加し，7.5時間，48〜69℃に加熱すると，共役リノー

図3-9 チーズの脂質抽出画分の高性能液体クロマトグラフィーによる共役リノール酸異性体の分析[60]

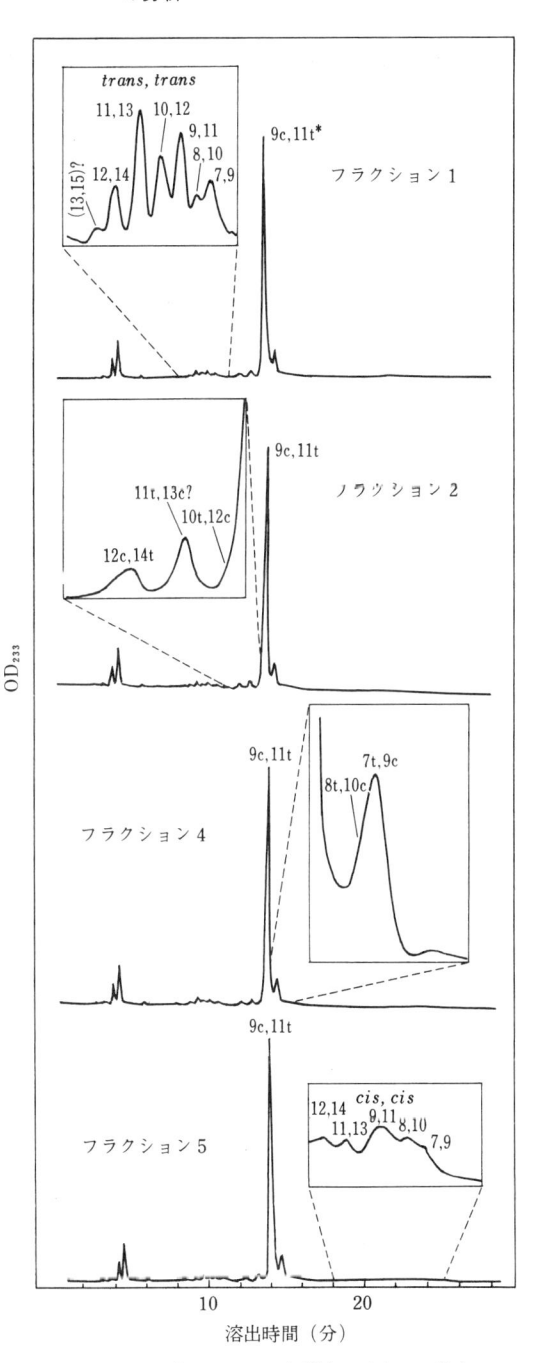

表3-3 共役リノール酸異性体の高性能液体クロマトグラフィーでの溶出順[10,35]

トランス/トランス -$C_{18:2}$	シス/トランス -$C_{18:2}$	シス/シス -$C_{18:2}$
(13t,15t)	(13,15 c/t)	
12t,14t	12,14 c/t	12c,14c
11t,13t	11,13 c/t	11c,13c
10t,12t	10,12 c/t	10c,12c
9t,11t	9,11 c/t	9c,11c
8t,10t	8,10 c/t	8c,10c
7t, 9t	7, 9 c/t	7c, 9c

図3-10 共役リノール酸の酸化によるフラン酸の生成[12]

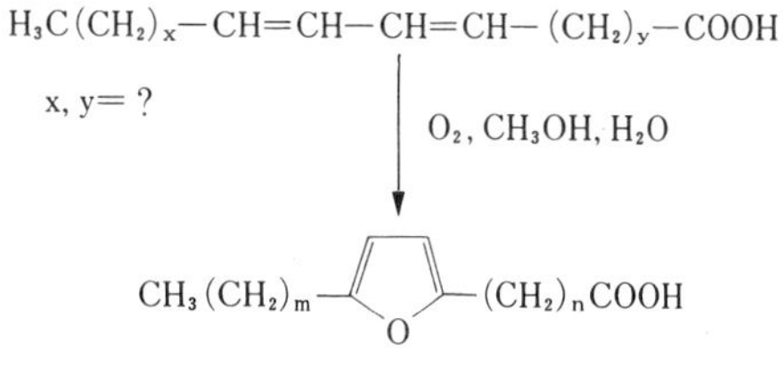

$$H_3C(CH_2)_x-CH=CH-CH=CH-(CH_2)_y-COOH$$

x, y = ?

$$\downarrow O_2, CH_3OH, H_2O$$

$$CH_3(CH_2)_m\text{-furan-}(CH_2)_nCOOH$$

	m	n
$F_{8,11}$	6	6
$F_{9,12}$	5	7
$F_{10,13}$	4	8
$F_{11,14}$	3	9

＊9c,11t のあとの -$C_{18:2}$ を図中ではすべて省略

図3-11 メチル化酸化共役リノール酸のガスクロマトグラフィー/マススペクトロメトリーによる分析[12]

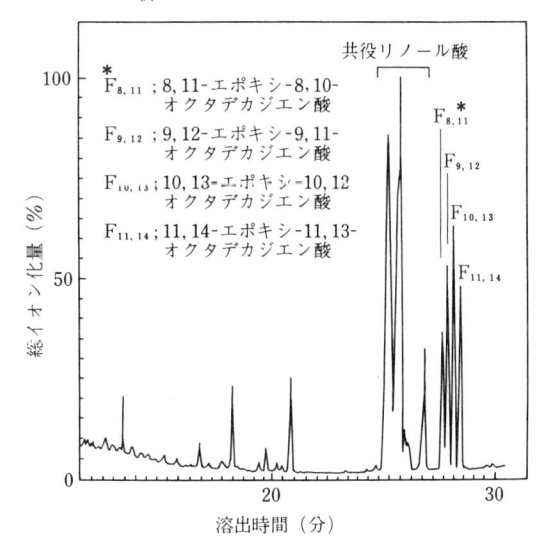

＊$F_{8,11}$；8,11-エポキシ-8,10-オクタデカジエン酸
$F_{9,12}$；9,12-エポキシ-9,11-オクタデカジエン酸
$F_{10,13}$；10,13-エポキシ-10,12-オクタデカジエン酸
$F_{11,14}$；11,14-エポキシ-11,13-オクタデカジエン酸

酸は定量的に酸化される[17]。酸化により生じたフラン酸はメチル化されたのち，ガスクロマトグラフィー/マススペクトロメトリーのガスクロマトグラフィー/マトリックス分離/フーリエ変換赤外スペクトロスコピーにより定量される（図3-10）[12]。

ガスクロマトグラフィーによる分析では，メチル化共役リノール酸とメチル化フラン酸は別々のピークとして溶出される（図3－11）[12]。

文献

1) 奥山 齊，岩田敏夫，油脂 **51**(9), 44 (1998)
2) Adlof, R. O., Adv. Conjugated Linoleic Acid Research **1** (Yurawecz, M. P., Mossoba, M. M., Kramer, J.K.G., Pariza, M. W., Nelson, G. J., (Eds)), p21, AOCS Press (1999)
3) Reaney, M. J. T., Liu, Y.-D., Westcott, N. D., Adv. Conjugated Linoleic Acid Research **1** (Yurawecz, M. P., Mossoba, M. M., Kramer, J. K. G., Pariza, M. W., Nelson, G. J., (Eds)), p39, AOCS Press (1999)
4) http://www.1nutrition.com/products/cla.htm.
5) http://www.astresearch.com/cla.htm
6) http://www.pharmanutrients.com/ts.html
7) 油脂 **52** (5) 34 (1999)
8) 高木 徹，油脂・脂質の機器分析，p11, 幸書房 (1976)
9) Sonntag, N. O. V., Bailey's Industrial oil and fat products, p445, John Wiley & Sons, Inc. (1982)
10) Sehat, N., Yurawecz, M. P., Roach, J. A. G., Mossoba, M. M., Kramer, J. K. G., Ku, Y., Lipids **33**, 217 (1998)
11) Christie, W. W., Dobson, G., Gunstone, F. D., J. Am. Oil Chem. Soc. **74**, 1231 (1997)
12) Yurawecz, M. P., Hood, J. K., Mossoba, M. M., Roach, J. A. G., Ku, Y., Lipids **30**, 595 (1995)
13) Berdeaux, O., Christie, W. W., Gunstone, F. D., Sebedio, J.-L., J. Am. Oil Chem. Soc. **74**, 1011 (1997)
14) Jie, M. S. F. L. K., Pasha, M. K., Alam, M. S., Lipids **32**, 1041 (1997)
15) Jie, M. S. F. L. K., Pasha, M. K., Ahmad, F, Lipids **31**, 1083 (1996)
16) 岩田敏夫，亀谷 剛，佐藤良枝，渡辺和昌，笠井正章，特開平 10-130199（出願人；リノール油脂㈱），(1998)
17) Ma, D.W. L., Wierzbicki, A. A., Field, C. J., Clandinin, M. T., J.Am. Oil Chem. Soc. **76**, 729 (1999)
18) Chen, C.-A., Lu, W., Sih, C.J., Lipids **34**, 879 (1999)
19) Haas, M.J., Kramer, J. K. G., McNeill, G., Scott, K., Foglia, T. A., Sehat, N., Fritsche, J., Mossoba, M.M., Yurawecz, M.P., Lipids **34**, 979 (1999)
20) Garcia, H. S., Storkson, J. M., Pariza, M. W., Hill, C. G. Jr., Biotech. Letters **20**, 393 (1998)
21) Arcos, J. A., Otero, C., Hill, C. G. Jr., Biotech, Letters **20**, 617 (1998)
22) McNeill, G.P., Rawlins, C., Peilow, A.C., J. Am. Oil Chem. Soc. **76**, 1265 (1999)
23) Ip, C., Chin, S.F., Scimeca, J.A., Pariza, M.W., Cancer Res. **51**, 6118 (1991)
24) 池田郁男，臨床栄養 **87**, 13 (1995)
25) 池田郁男，臨床栄養 **87**, 137 (1995)
26) Decker, E. A., Nutr. Reviews **53**, 49 (1995)
27) 今泉勝己，化学と生物 **34**, 330 (1996)
28) Ha, Y. L., Grimm, N. K., Pariza, M. W., Carcinogenesis **8**, 1881 (1987)
29) Van den Berg, J. J. M., Cook, N. E., Tribble, D. L., Lipids **30**, 599 (1995)
30) Banni, S., Angioni, E., Contini, M. S., Carta, G., Casu, V., Iengo, G. A., Melis, M. P., Deiana, M., Dessì, M. A., Corongiu, F. P., J. Am. Oil Chem. Soc. **75**, 261 (1998)
31) 高木 徹，季刊化学総説 No.16, 脂質の化学と生化学（日本化学会編），p19, 学会出版センター (1992)
32) Mossoba,M.M., McDonald, R.E.,Armstrong, D. J., Page, S. W., J. Chromatogr. Sci. **29**, 324 (1991)
33) Shantha, N. C., Decker, E. A., Ustunol, Z., J. Am. Oil Chem. Soc. **69**, 425 (1992)
34) Werner, S. A., Luedecke, L. O., Shultz, T. D., J. Agric. Food Chem. **40**, 1817 (1992)
35) Yurawecz, M. P., Roach, J. A. G., Sehat, N., Mossoba, M. M., Kramer, J. K. G., Fritsche, J., Steinhart, H., Ku, Y., Lipids **33**, 803 (1998)
36) Stanton, C., Lawless, F., Kjellmer, G., Harrington, D., Devery, R., Connolly, J. F., Murphy, J., J. Food Sci. **62**, 1083 (1997)
37) Kramer, J. K. G., Fellner, V., Dugan, M. E. R., Sauer, F. D., Mossoba, M. M., Yurawecz, M. P., Lipids **32**, 1219 (1997)
38) Lavillonnière, F., Martin, J. C., Bougnoux,

38) P., Sébédio, J.-L., J. Am. Oil Chem. Soc. **75**, 343 (1998)
39) Kramer, J. K. G., Sehat, N., Dugan, M.E.R., Mossoba, M. M., Yurawecz, M. P., Roach, J. A. G., Eulitz, K., Aalhus, J. L., Schaefer, A. L., Ku, Y., Lipids **33**, 549 (1998)
40) Mossoba, M.M., Kramer, J.K.G., Yurawecz, M. P., Sehat, N., Roach, J. A. G., Eulitz, K., Fritsche, J., Dugan, M. E. R., Ku, Y., Fett/Lipid **101**, 235 (1999)
41) Yurawecz, M. P., Sehat, N., Mossoba, M. M., Roach, J. A. G., Kramer, J. K. G., Ku, Y., Fett/Lipid **101**, 277 (1999)
42) Yurawecz, M., Kramer, J. K. G., Ku, Y., Adv. Conjugated Linoleic Acid Research **1** (Yurawecz, M. P., Mossoba, M. M., Kramer, J.K.G., Pariza, M. W., Nelson, G.J., (Eds)), p64, AOCS Press (1999)
43) Kramer, J.K.G., Sehat, N., Fritsche, J., Mossoba, M. M., Eulitz, K., Yurawecz, M. P., Ku, Y., Adv. Conjugated Linoleic Acid Research **1** (Yurawecz, M. P., Mossoba, M. M., Kramer, J. K. G., Pariza, M. W., Nelson, G. J., (Eds)), p83, AOCS Press (1999)
44) Spitzer, V., Adv. Conjugated Linoleic Acid Research **1** (Yurawecz, M. P., Mossoba, M. M., Kramer, J.K.G., Pariza, M. W., Nelson, G.J., (Eds)), p110, AOCS Press (1999)
45) Husain, S., Devi, K. S., Lipids **28**, 1037 (1993)
46) Banni, S., Day, B. W., Evans, R. W., Corongiu, F. P., Lombardi, B., J. Am. Oil Chem. Soc. **71**, 1321 (1994)
47) Banni, S., Carta, G., Contini, M. S., Angioni, E., Deiana, M., Dessì, M. A., Melis, M. P., Corongiu, F. P., Nutr. Biochem. **7**, 150 (1996)
48) Fritsche, J., Rickert, R., Steinhart, H., Yurawecz, M. P., Mossoba, M. M., Sehat, N., Roach, J. A. G., Kramer, J. K. G., Ku, Y., Fett/Lipid **101**, 272 (1999)
49) Juanéda, P., Sébédio, J.-L., J. Chromatogr. B. **724**, 213 (1999)
50) Sehat, N., Rickert, R., Mossoba, M. M., Kramer, J. K. G., Yurawecz, M. P., Roach, J. A. G., Adlof, R. O., Morehouse, K. M., Fritsche, J., Eulitz, K. D., Steinhart, H., Ku, Y., Lipids **34**, 407 (1999)
51) Roach, J. A. G., Adv. Conjugated Linoleic Acid Research **1** (Yurawecz, M. P., Mossoba, M. M., Kramer, J. K. G., Pariza, M. W., Nelson, G. J., (Eds)), p126, AOCS Press (1999)
52) Davis, A. L., McNeill, G. P., Caswell, D. C., Chem. Phys. Lipids **97**, 155 (1999)
53) Rosenblat, G., Tabak, M., Jie, M. S. F. L. K., Neeman, I., J. Am. Oil Chem. Soc. **70**, 501 (1993)
54) Batna, A., Spiteller, G., Lipids **29**, 397 (1994)
55) Dobson, G., J. Am. Oil Chem, Soc. **75**, 137 (1998)
56) Dionisi, F., Golay, P.-A., Elli, M., Fay, L.B., Lipids **34**, 1107 (1999)
57) Park, Y., Pariza, M.W., Lipids **33**, 817 (1998)
58) 池田郁男, 日本油化学会誌 **48**, 981 (1999)
59) Yamasaki, M., Kishihara, K., Ikeda, I., Sugano, M., Yamada, K., J. Am. Oil Chem. Soc. **76**, 933 (1999)
60) Sehat, N., Kramer, J. K. G., Mossoba, M. M., Yurawecz, M. P., Roach, J. A. G., Eulitz, K., Morehouse, K. M., Ku, Y., Lipids **33**, 963 (1998)
61) Kramer, J.K.G., Sehat, N., Dugan, M.E.R., Mossoba, M. M., Yurawecz, M. P., Roach, J.A.,G., Eulitz, K., Aalhus, J.L., Schaefer, A.L.,Ku, Y., Lipids **33**, 549 (1998)
62) Adlof, R., Lamm, T., J. Chromatogr. A **799**, 329 (1998)
63) Fritsche, J., Steinhart, H., Fett/Lipid **100**, 190 (1998)

第4章　共役リノール酸の吸収，代謝，生体内分布

4-1）共役リノール酸の吸収

ラットのリンパ管にカニューレを留置したのち200mgの共役リノール酸，あるいはリノール酸を含有するエマルション（200mgのタウロコール酸ナトリウム，50mgの遊離脂肪酸非含有アルブミン，200mgの共役リノール酸あるいはリノール酸を含有する水溶液を超音波処理したもの）を胃内に投与し，一定時間毎にリンパ液を採取し，24時間後までのリンパ液中の共役リノール酸あるいはリノール酸の回収率を測定した[1]。その結果，24時間後までのリンパ液からの共役リノール酸の回収率は53.4±4.1%であり，リノール酸の回収率78.5±2.5%に比較して有意に低かった（$p<0.05$）（図4-1）[1]。この時リンパ液の流量は両者で差は認められず，リンパ液中の共役リノール酸およびリノール酸はいずれも約80%がカイロミクロン，約20%が超低比重リポタンパク質に取り込まれ運搬されており，約95%はトリグリセリド画分に，約5%はリン脂質画分に取り込まれていた[1]。

しかし，投与した共役リノール酸の組成と，リンパ液中から回収された共役リノール酸の組成はかなり異なっていた（図4-2）[1]。すなわち投与共役リノール酸では，シス/トランスまたはトランス/シス共役リノール酸が含量が多いのに比較して，リンパ液中から回収された共役リノール酸ではトランス/トランス共役リノール酸の割合が増加していた（図4-2）[1]。また，リンパ液中から回収されたシス/トランス-$C_{18:2}$，トランス/シス-$C_{18:2}$は，リンパ液中トリグリセリドの$sn-2$位と$sn-1,3$位に約50%ずつ分布しており，これは，リノール酸投与の場合，リンパ液中より回収されたリノール酸の分布と同様であったが，トランス/トランス-$C_{18:2}$は主に$sn-1,3$位に分布していた[19]。また，8週齢のラットに共役リノール酸を，0.1，0.3，0.9%含有する飼料を6週間摂取させ，摂取3週目，6週目の血清中共役リノール酸濃度を測定したところ，投与量に比例して血清中共役リノール酸濃度が増加した（図4-2）[2]。特に0.9%共役リノール酸含有飼料投与群では，0.1%共役リノール酸含有飼料投与群に比較して，5〜7倍増加していた（図4-3）[2]。

共役リノール酸を比較的多く含有するチェダーチーズを1日112g（共役リノール酸として178.5mg/日），9名の健常男性に摂食してもらい，血漿中の共役リノール酸濃度の変化を検討した[3]。

図4-1　共役リノール酸とリノール酸投与時のリンパ液からの回収率[1]

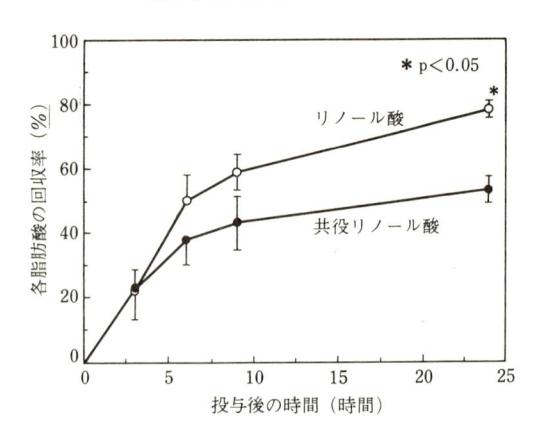

図4-2　投与共役リノール酸エマルションとリンパ液より回収された共役リノール酸の組成[1]

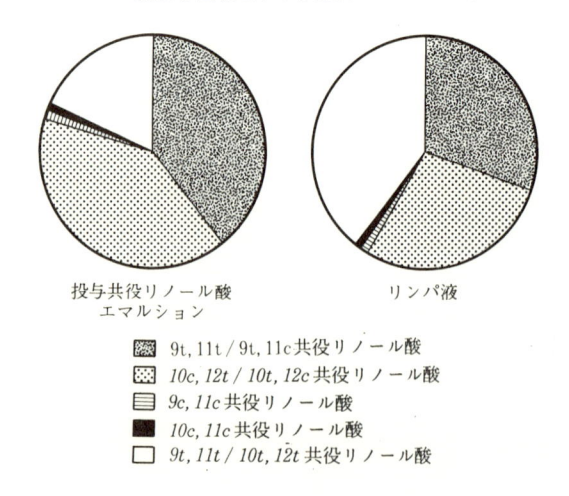

- 9t, 11t / 9t, 11c 共役リノール酸
- 10c, 12t / 10t, 12c 共役リノール酸
- 9c, 11c 共役リノール酸
- 10c, 11c 共役リノール酸
- 9t, 11t / 10t, 12t 共役リノール酸

図4-3 共役リノール酸含有飼料摂取後の血清共役リノール酸濃度の変化[2]

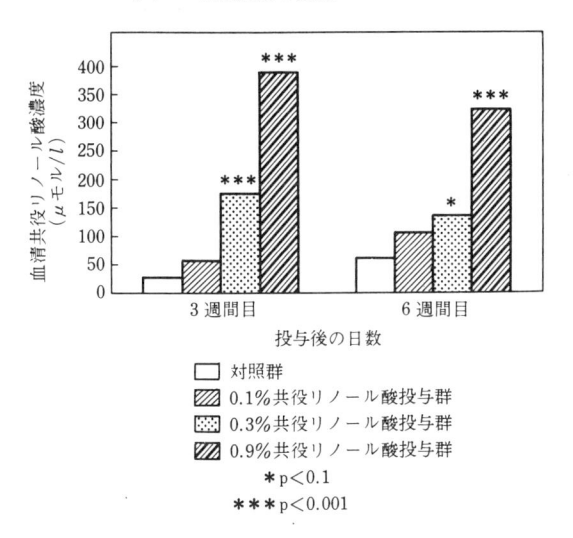

図4-4 チェダーチーズ摂食後の血漿中共役リノール酸濃度の変化[2]

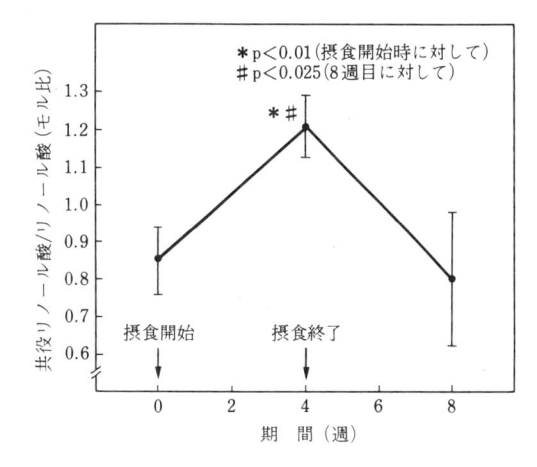

チェダーチーズ摂食4週間後の血漿中共役リノール酸濃度は19～27%上昇した（図4-4）[3]。チェダーチーズ摂食中止後4週間目の血漿中共役リノール酸含量は投与前値にもどった（図4-4）[3]。チェダーチーズ摂食期間は、タンパク質および総脂質の摂取量は有意に増加したが、この時、血漿中のリノール酸、アラキドン酸、コレステロール、リン脂質含量に変化は認められなかった[3]。

健常男女各6名に21gのサフラワー油（リノール酸として16g含有）を毎日ドレッシングとして6週間摂取してもらい、この期間中の血漿共役リノール酸含量の変化を検討した[4]。その結果試験期間6週間のリノール酸（トリグリセリドの形）の摂取量は増加したが、血漿中の共役リノール酸含量に変化は認められなかった[4]。また、この時、血漿中の総コレステロール濃度、低比重リポタンパク質コレステロール濃度は有意に低下することも認められている[4]。

コンベンショナル・ラットに5%コーン油含有飼料（対照群）、5%コーン油含有飼料に5.0%リノール酸、あるいは8.63%コーン油（トリグリセリド中のリノール酸含量が5.0%に相当する）を添加した飼料を4週間投与し、肝臓、肺、骨格筋、腹部脂肪組織中の共役リノール酸含量を検討した結果、いずれの組織でも、5%リノール酸含有飼料投与群でのみ、共役リノール酸含量の増加が認められていることから、ヒトの場合も腸内細菌に

より、リノール酸から共役リノール酸が産生され、それが血漿中に認められているという可能性はあるが、この場合摂取するリノール酸がトリグリセリドの形ではなく遊離脂肪酸の形として摂取しなければならないようである[5]。

4-2）共役リノール酸の生体内分布

投与された共役リノール酸の組織への分布は、各組織によって異なっており、脂肪組織、肺で高く、脳で最も低かった（図4-5）[1]。共役リノール酸投与の場合とリノール酸投与の場合の各組織の脂肪酸組成に差異は認められなかった。また投与共役リノール酸の主要成分である 9c, 11t/9t, 11c-$C_{18:2}$ が、各組織の共役リノール酸の主要成分でもあった（図4-5）[1]。さらに肝臓の各リン脂質画分中の脂肪酸組成を検討したところ、共役リノール酸投与の場合と、リノール酸投与の場合の脂肪酸組成には差異は認められなかった。共役リノール酸投与の場合の各リン脂質画分への共役リノール酸の分布は、ホスファチジルイノシトール＞カルジオリピン＞ホスファチジルエタノールアミン＞ホスファチジルセリン＞ホスファチジルコリンの順であった[1]。またリノール酸不飽和度の指標である $C_{20:3}n-6 + C_{20:4}n-6/C_{18:2}n-6$ は、共役リノール酸投与ラットの肝臓ホスファチジルイノシトール、カルジオリピンで有意に増加していた[1]。

ヒマワリ油からアルカリ異性化により調製された共役リノール酸を2%含有する飼料を61.5～

図4-5 投与共役リノール酸の組織分布[1]

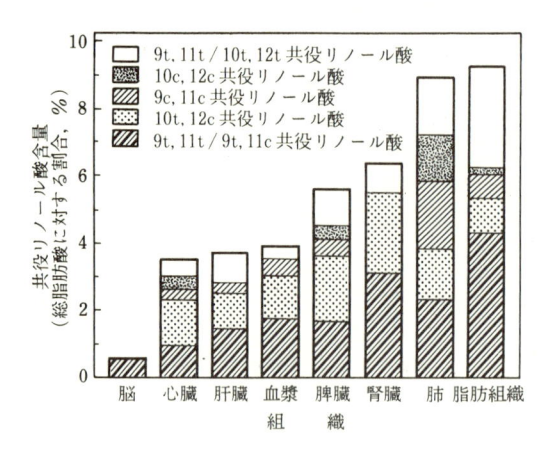

グラフ凡例:
- 9t,11t/10t,12t 共役リノール酸
- 10c,12c 共役リノール酸
- 9c,11c 共役リノール酸
- 10t,12c 共役リノール酸
- 9t,11t/9t,11c 共役リノール酸

縦軸:共役リノール酸含量(総脂肪酸に対する割合,%)
横軸:脳,心臓,肝臓,血漿,脾臓組織,腎臓,肺,脂肪組織

106kgの豚に投与し,肝臓,心臓の各脂質画分への共役リノール酸の分布を,ヒマワリ油を2%含有する飼料投与群を対照群として検討した[6,7]。共役リノール酸含有飼料投与群とヒマワリ油含有飼料投与群との間では肝臓と心臓での脂質画分のうち,心臓でのトリグリセリド含量が共役リノール酸含有飼料投与群で低下した以外は,ホスファチジルコリン,ホスファチジルエタノールアミン,ホスファチジルセリン,ホスファチジルイノシトール,カルジオリピン,スフィンゴミエリン,遊離脂肪酸,コレステリルエステル,コレステロール含量に変化は認められなかった[6]。共役リノール酸含有飼料群の肝臓脂質画分での共役リノール酸の分布で特徴的なことは,9c,11t/8t,10c-$C_{18:2}$の合計がホスファチジルコリン,ホスファチジルエタノール画分で増加していること,カルジオリピン,スフィンゴミエリン,遊離脂肪酸画分で減少していること,4種のシス/シス共役リノール酸(8c,10c/9c,11c/10c,12c/11c,13c-$C_{18:2}$)含量がすべての脂質画分で低いこと,投与飼料の共役リノール酸中のトランス/トランス共役リノール酸含量が非常に少ないにもかかわらず,肝臓脂質画分中へのトランス/トランス共役リノール酸の蓄積が多いこと,特に11t,13t-$C_{18:2}$のホスファチジルセリン,スフィンゴミエリン画分で,10t,12t/9t,11t,/8t,10t-$C_{18:2}$の合計がスフィンゴミエリン,遊離脂肪酸,コレステリルエステル画分で多いことである(図4-6,A)[6]。トランス/トランス共役リノール酸含量のスフィンゴミエリン画分での上昇は,N-アシル脂肪酸の加水分解に酸(塩酸/メタノール)メチル化[7]が必要とされるためである[10]。また,カルジオリピン中の11c,13t-$C_{18:2}$は約40%まで上昇していることも特徴的である(図4-6,B)[6](投与飼料共役リノール酸中の含量は約20%)。

共役リノール酸含有飼料群の心臓脂質画分での共役リノール酸の分布で特徴的なことは,肝臓脂質画分とは異なり,トリグリセリド画分以外のすべての脂質画分で11c,13t-$C_{18:2}$の含量が高いことである(図4-7,A,B)[6]。このうち最も含量の高いのはカルジオリピン中の11c,13t-$C_{18:2}$含量で,総共役リノール酸含量中の77%を占める(図4-7,B)[6]。2番目に含有量の多い共役リノール酸は9c,11t-$C_{18:2}$であったが,心臓脂質画分のうち,投与飼料中の共役リノール酸の含量に比較して,心臓脂質画分に見出される8t,10c/10t,12c-$C_{18:2}$の含量が少ない(図4-7,B)[6]。また,シス/シス共役リノール酸含量は心臓脂質画分ではほとんど増加していないが,トランス/トランス共役リノール酸含量は,投与共役リノール酸中のトランス/トランス共役リノール酸含量に比較して増加していた(図4-7,A)[6]。

マウスに5%コーン油を含有する飼料に,0.5,1.0,1.5%の共役リノール酸(主成分は9c,11t/9t,11c-$C_{18:2}$;43%,10t,12c-$C_{18:2}$;45%)を含有する飼料を6週間投与し,表皮(epidermis)のトリグリセリドおよびリン脂質画分への共役リノール酸への取り込まれを検討した[8]。その結果,表皮トリグリセリド画分中の9c,11t/9t,11c-$C_{18:2}$含量は対照群(共役リノール酸非含有飼料投与群)では0.12±0.05%,0.5,1.0,1.5%共役リノール酸含有飼料投与群でそれぞれ1.16±0.12,1.82±0.16,2.33±0.29%であった[8]。また10t,12c-$C_{18:2}$含量は対照群では,非検出,0.5,1.0,1.5%共役リノール酸含有飼料投与群ではそれぞれ,0.89±0.09,1.59±0.11,2.20±0.33%であった[8]。また,表皮リン脂質画分での共役リノール酸含量は,表皮トリグリセリド画分の共役リノール酸画分とほぼ同程度の変化であった[8]。

共役リノール酸を投与あるいは摂取した場合の組織内共役リノール酸濃度ではないが,定常状態でのラット脂肪組織中の共役リノール酸濃度[9],子羊の肝臓および脂肪組織中の共役リノール酸濃度[6],ヒト脂肪組織中の共役リノール酸濃度[10]が

図4-6 共役リノール酸投与後の豚肝臓での共役リノール酸の各脂質画分への分布[6]

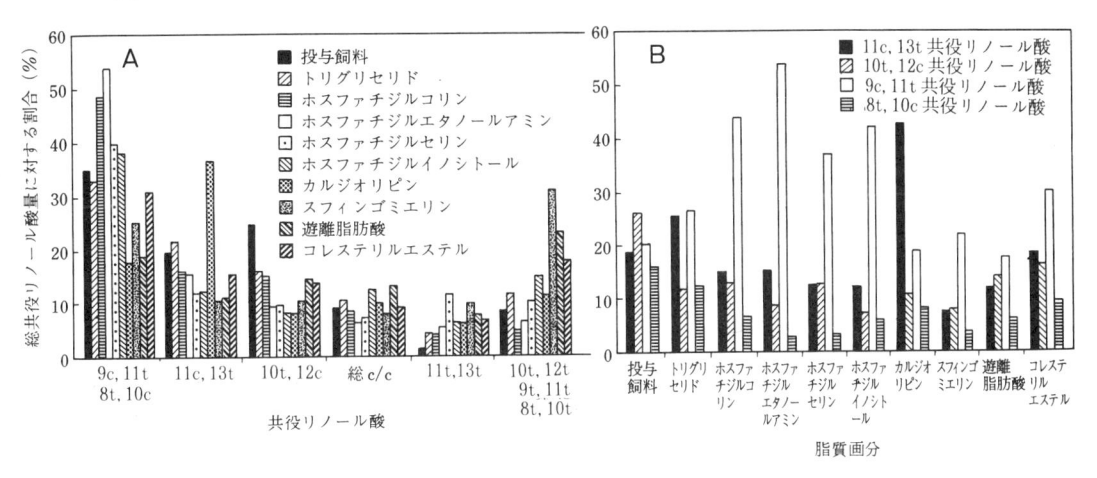

図4-7 共役リノール酸投与後の豚心臓での共役リノール酸の各脂質画分への分布[6]

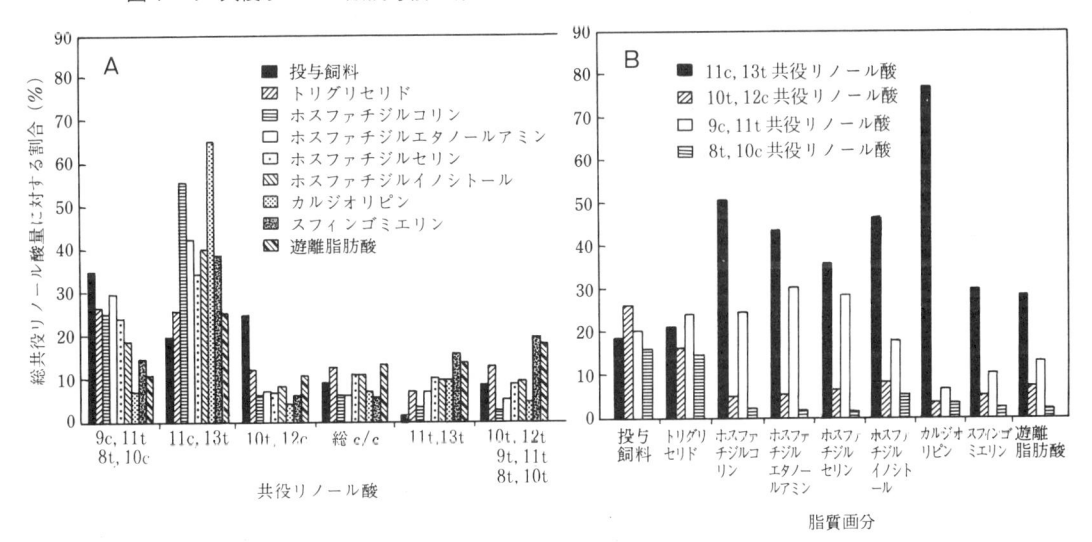

報告されている。ヒト脂肪組織中の共役リノール酸中の9c,11t-$C_{18:2}$は83.2〜87.4%,7t,9c-$C_{18:2}$は2.9〜5.1%,その他のシス/トランス-$C_{18:2}$は1.8〜2.0%,総トランス/トランス-$C_{18:2}$は6.6〜10.5%であった[10]。

1%共役リノール酸を含有する飼料をラットに摂取させ,乳腺のトリグリセリド画分への共役リノール酸の取り込まれを検討したところ,摂取2週間で,最大組織中共役リノール酸濃度の約70%に達し,摂取4週間で平衡に達し,その時,トリグリセリド中の共役リノール酸含量は総脂肪酸量の約3%であった(図4-8,A)[11]。このトリグリセリド中の共役リノール酸含量は,共役リノール酸摂取中止と共に減少し,摂取中止6週間後に

は,摂取前と同水準にもどった(図4-8,A)[11]。また,同組織中のリン脂質画分中の共役リノール酸含量は,摂取8週間目まで増加し,摂取中止と共に減少した(図4-8,B)[11]。

ホルスタイン種の4頭の乳牛の第4胃(abomasum)内に留置したカテーテル(第1胃での微生物による代謝を回避する目的)より,共役リノール酸混合物(8c,10t/8t,10c-$C_{18:2}$;15.2%,9c,11t/9t,11c-$C_{18:2}$;23.7%,10c,12t/10t,12c-$C_{18:2}$;34.5%,11c,13t/11t,13c-$C_{18:2}$;17.3%,その他の共役リノール酸;9.3%)を含有する牛乳エマルジョンを,共役リノール酸として,1日当り0,31.3,57.7,90.0g,5日間投与し,牛乳の乳脂肪中の共役リノール酸含量の変化および,

図4-8 共役リノール酸含有飼料投与時の乳腺トリグリセリド，リン脂質画分への共役リノール酸の取り込まれ量[11]

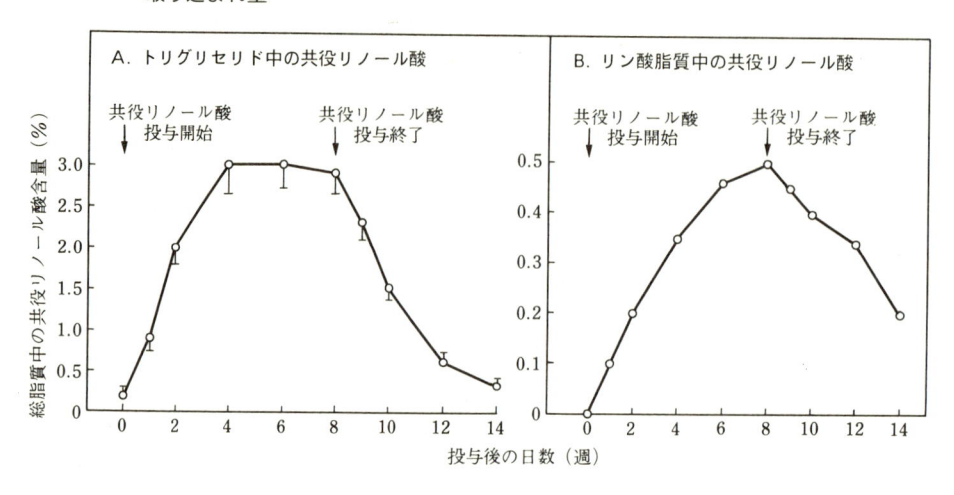

A. トリグリセリド中の共役リノール酸

B. リン酸脂質中の共役リノール酸

投与した共役リノール酸の乳脂肪への移行率を測定した[11,12]。牛乳中の乳脂肪含量は，共役リノール酸投与により，投与4～5日目で最低値に達し，投与4，5日目の牛乳中の平均乳脂肪含量は，共役リノール酸非投与牛で2.81％，共役リノール酸31.3g/日投与牛で1.43％，共役リノール酸57.7g/日投与牛で1.38％，共役リノール酸90.0g/日投与牛で1.23％であった（図4－9）[12,13]。また，乳脂肪中の総共役リノール酸含量は共役リノール酸の投与量の増加と共に増加し，共役リノール酸非投与牛では全脂肪酸中の共役リノール酸含量が0.68％であったのに対して，共役リノール酸31.3g/日投与牛では2.35％，共役リノール酸57.7g/日投与牛では4.66％，共役リノール酸90.0g/日投与牛では6.36％であった[12]。個別の共役リノール酸の乳脂肪中含量変化を測定したところ，投与した共役リノール酸混合物の4主要構成共役リノール酸はいずれも，投与量依存的に増加し，投与終了と共に減少し，投与終了後4日目には，ほぼ投与前の乳脂肪中含量まで復した（図4－9）[12]。投与，4，5日目の乳脂肪中の共役リノール酸含量から算出された，投与共役リノール酸からの乳脂肪への共役リノール酸の移行率は，8c,10t/8t,10c-$C_{18:2}$，9c,11t/9t,11c-$C_{18:2}$，11c,13t/11t,13c-$C_{18:2}$でほぼ等しく22～26％，10c,12t/10t,12c-$C_{18:2}$でやや低く10.2％であった（図4－10）[12]。

出産後1～26ヶ月で授乳中の女性16名に1週間低脂肪食（1日当りの摂取エネルギー9180±599kj，脂質64±5g）摂取してもらい，引き続き2週間高脂肪食（1日当りの摂取エネルギー12500±1560kj，脂質117±17g）を摂取してもらい，母乳中の9c,11t-$C_{18:2}$および脂質含量を測定した[14]。低脂肪食摂食期間の1日当りの9c,11t-$C_{18:2}$摂取量は15±24mgであり，高脂肪食摂食期間のそれは291±75mg（p＜0.05）であった[14]。母乳中9c,11t-$C_{18:2}$含量は，低脂肪食摂食時8.2±0.4μモル/g脂質から高脂肪食摂取時13.5±1.1μモル/g脂質と有意(p＜0.0001)に上昇した（図4－11，A）[14]。また，母乳中の脂質含量も38.3±1.6mg/g母乳から，45.6±5.0mg/g母乳と有意（p＜0.05）に上昇した（図4－11，B）[14]。これらの結果はヒトの場合でも母乳中の脂質，9c,11t-$C_{18:2}$含量は食事の影響を受けることを示している[14]。

また，ヒト母乳中の共役リノール酸含量を，他の種の獣乳中の共役リノール酸含量を比較する目的で，雌性のウマ（mare），ブタ（sow），ヤギ（goot），ウシ（cow），ヒツジ（ewe）の獣乳を採集し，トランスバクセン酸（11t-$C_{18:1}$）および9c,11t-$C_{18:2}$含量を測定した[15]。その結果，9t,11c-$C_{18:2}$は非反芻動物のウマ，ブタの獣乳には含有量が少なく，特にウマでは，0.09％であった（図4－12）[15]。反芻動物の獣乳ではヒツジ獣乳中の9c,11t-$C_{18:2}$含量が最も高く，1.1％であった（図4－12）[15]。またヒト母乳中の共役リノー

図4-9　共役リノール酸投与の乳脂肪中共役リノール酸含量に及ぼす影響[12]

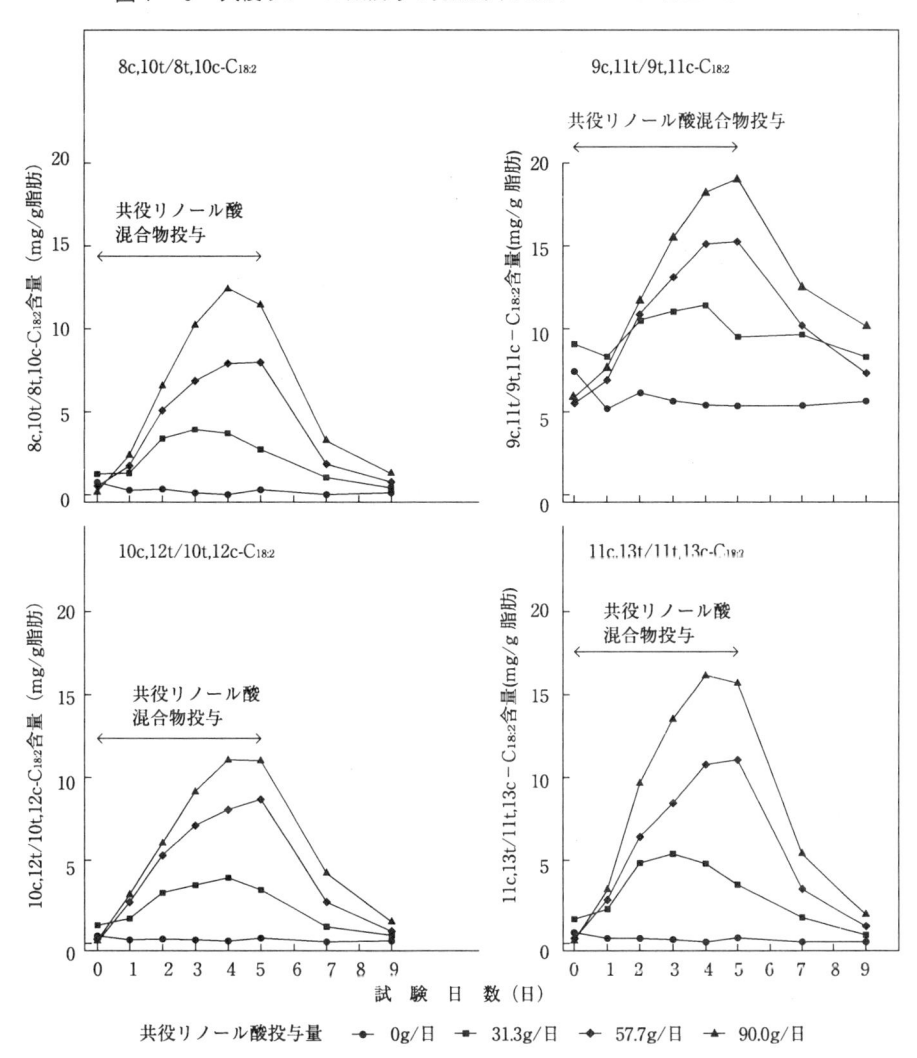

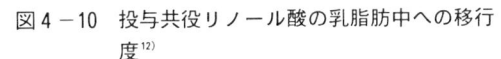

共役リノール酸投与量　●— 0g/日　■— 31.3g/日　◆— 57.7g/日　▲— 90.0g/日

図4-10　投与共役リノール酸の乳脂肪中への移行度[12]

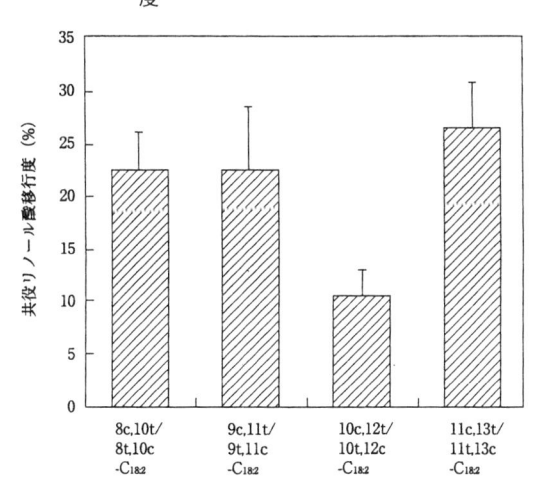

ル酸含量は0.4％前後であった[15,16]。

スウェーデンでヒトでの乳脂肪摂取量とヒト脂肪組織中の共役リノール酸含量の関係について検討されている[17]。スウェーデンのウプサラ地方に在住する123名の男性（年齢46～72歳，平均62歳，体格指数（body mass index；BMI，体重kg／身長m^2，26.4±3.2）にまず1週間の食時内容を詳細に記録してもらい，その後1ヶ月毎に7ヶ月間電話による食事内容の詳細な聞き取り調査を行った（電話調査時から24時間前から電話調査時までの食事内容）。この食事内容から乳脂肪摂取量を算出し，共役リノール酸の摂取量を推定算出した。また，脂肪組織はバイオプシー（needle biopsy）により採取し，試験に供した[17]。その結果，1週

図4-11 母乳中の共役リノール酸含量、脂質含量に及ぼす食事の影響[14]

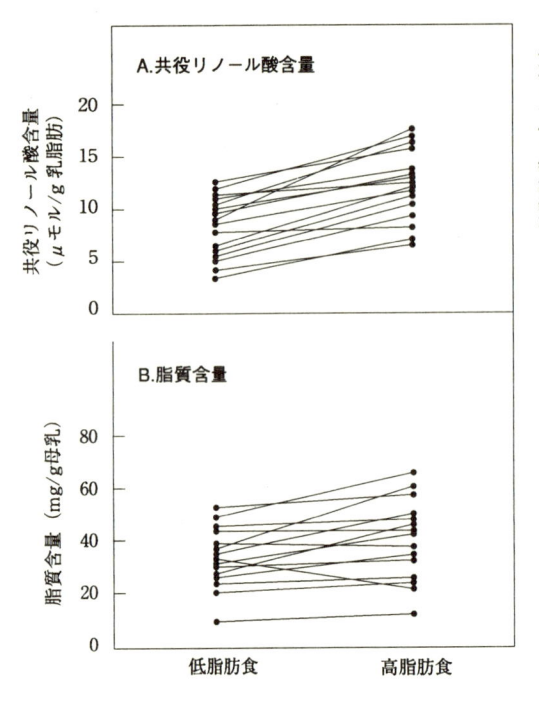

A. 共役リノール酸含量
B. 脂質含量

図4-12 母乳、獣乳中のトランスバクセン酸および共役リノール酸含量[15]

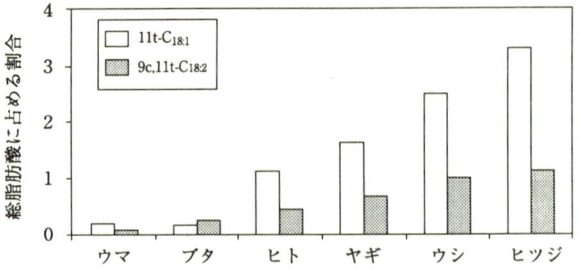

11t-$C_{18:1}$
9c, 11t-$C_{18:2}$

ウマ　ブタ　ヒト　ヤギ　ウシ　ヒツジ

表4-1 乳脂肪摂取量と脂肪組織中の炭素数18の脂肪酸群含量との相関関係[17]

脂肪酸	食事内容記録 (n=103)	電話調査 (n=123)
$C_{18:0}$	0.11	0.17
t-$C_{18:1}$ [1]	-0.02	-0.08
c-$C_{18:1}$ [2]	-0.19	-0.23 [3]
$C_{18:2}$	-0.46 [4]	-0.45 [4]
$C_{18:3}$	-0.22 [3]	-0.15
共役リノール酸 [5]	0.42 [4]	0.35 [4]

[1] 総t-$C_{18:1}$、8〜11位の異性体を含む。
[2] 9-*cis*-18:1.
[3] $P<0.05$.
[4] $P<0.001$.
[5] 9c, 11t-$C_{18:2}$

間の詳細食事内容記録より計算された9c, 11t-$C_{18:2}$摂取量は1日あたり0.16±0.07g、電話による1ヶ月毎の聞き取り調査食事内容記録より計算された9c, 11t-$C_{18:2}$摂取量は1日あたり0.16±0.06gであり、共役リノール酸摂取量のみならず、その他のすべての脂肪酸についても両調査群間において差異は認められなかった[17]。また、バイオプシーで得られた9c, 11t-$C_{18:2}$の全脂肪酸含量に占める割合は0.27%〜0.72%、平均0.5±0.1%であり、この値はこれまでの同様の測定[18,19]で未測定の脂肪酸であった。また、調査期間を通じての乳脂肪の平均摂取量は1日当り平均25gであった[17]。

脂肪組織中の9c, 11t-$C_{18:2}$含量と、脂肪組織中の他の脂肪酸含量の相関関係を検討したところ、ミリストオレイン酸 (myristoleic acid, $C_{14:1}$) 含量および、パルミトオレイン酸 (palmitoleic acid, $C_{16:1}$) 含量との間に高い相関関係が認められ、奇数脂肪酸のペンタデカン酸 ($C_{15:0}$) 含量およびトランス-オレイン酸含量との間には弱いながらも有意な相関関係が認められた (図4-13)[17]。また脂肪組織中の炭素数18の脂肪酸の含量と、

摂取乳脂肪中の炭素数18の脂肪酸の濃度との間の相関関係を求めたところ、9c, 11t-$C_{18:2}$については正の相関関係 ($r=0.42$) (表4-1、図4-14)[17]が、リノール酸については負の相関関係 ($r=-0.46$) (表4-1)[17]が認められた。この時、食事内容を記録してもらった場合と、電話による聞き取り調査の場合とでは、ほとんど差は認められなかった (表4-1)[17]。血漿中の9c, 11t-$C_{18:2}$濃度は0.12〜0.50%で、脂肪組織中の含量の約半分であったが、血漿中9c, 11t-$C_{18:2}$濃度と、脂肪組織中9c, 11t-$C_{18:2}$濃度との間には相関関係は認められず、血漿中9c, 11t-$C_{18:2}$濃度については、血漿中$C_{14:1}$濃度との間に正の相関関係 ($r=0.76$) (図4-15)[17]が認められた。

$C_{15:0}$は、乳脂肪中のマーカー脂肪酸と言われており[18]、脂肪組織中の9c, 11t-$C_{18:2}$含量と$C_{15:0}$含量の間に弱いながらも相関関係が見出されたのは興味深い。また脂肪組織中の9c, 11t-$C_{18:2}$含量とミリストオレイン酸 ($C_{14:1}$) 含量、パルミトオレイン酸 ($C_{16:1}$) 含量との間で高い相関関係

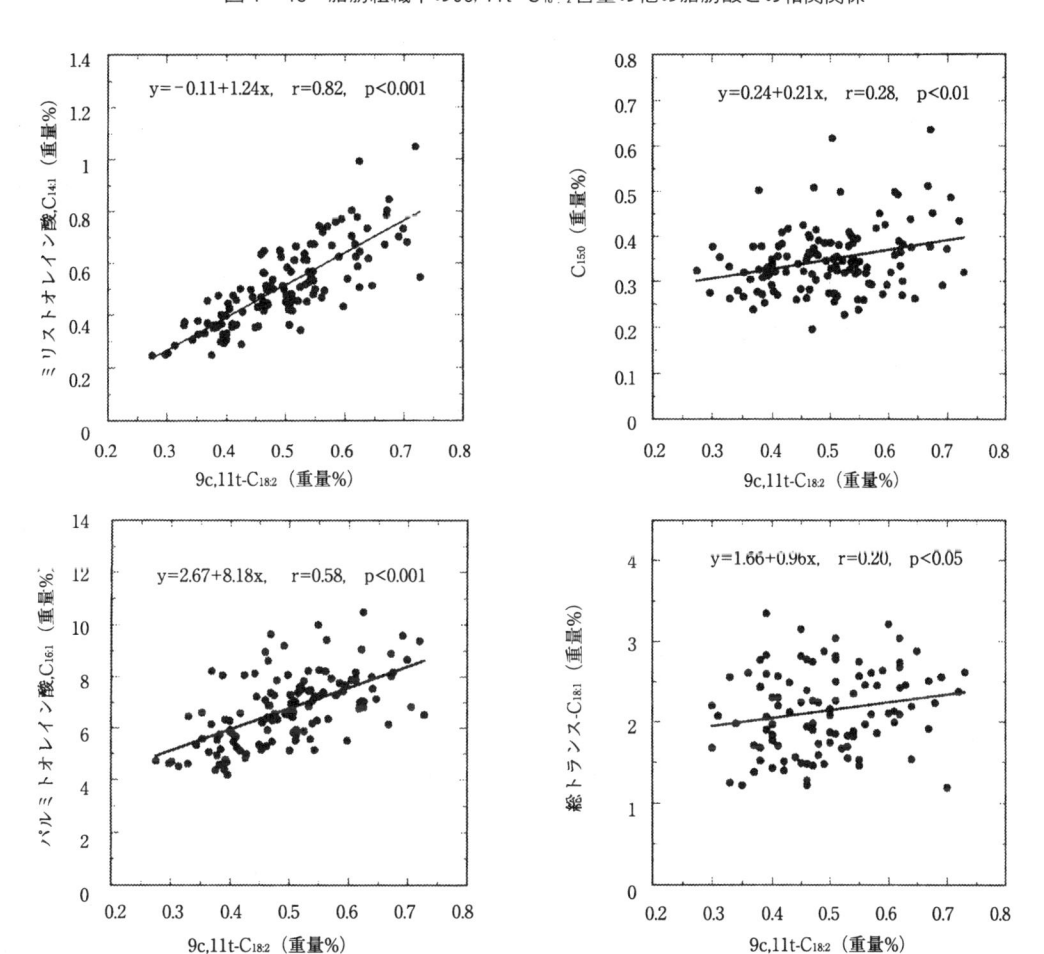

図 4-13 脂肪組織中の 9c, 11t-$C_{18:2}$ 含量の他の脂肪酸との相関関係[17]

が見出された理由については不明であるが，1964年に報告された男性の脂肪組織中のミリストオレイン酸，パルミトオレイン酸含量[19]に比較して，今回の測定[17]ではその含量が約半分に減じていた。このことは，1964年に比較して35年後の今日では，脂肪組織中の 9c, 11t-$C_{18:2}$ 含量も約50％減少したと推定され，食生活の中でのバター，全脂肪牛乳，半芻動物の肉類摂取量の減少によるものと推定されている[17]。

最近の研究では牛胎児血清，新生牛血清，馬血清，成牛血清にも共役リノール酸が含有されていることが報告されている[20]。それぞれの血清のロットによりその含有量は異なるが，牛胎児血清では0.18〜0.40％（全脂肪酸に対する割合），新生牛血清では0.22〜0.38％，馬血清では0.04〜0.93％で，主共役リノール酸は 9c, 11t-$C_{18:2}$ で，全共役リノール酸中の約75〜85％を占め，次いで 10t, 12c-$C_{18:2}$ が約15〜20％存在していた[20]。

最近トランス-$C_{18:1}$ を健常人に摂取してもらうと，血漿中の共役リノール酸含量が増加することが報告されている[21]。健常人80名を各40名ずつの2群に分け，5週間，飽和脂肪酸，モノ不飽和脂肪酸，オレイン酸を主体とした通常の脂質含有食事（対照食；摂取脂質は摂取エネルギーの32.2％）を摂食してもらったのち，さらに5週間，部分水素添加植物油由来のトランス-$C_{18:1}$ を多く含有する食事（トランス脂肪酸食；摂取脂質は摂取エネルギーの33.9％，うちトランス-$C_{18:1}$ 由来の摂取エネルギーは8.7％），あるいはステアリン酸を多く含有する食事（ステアリン酸食；摂取脂

図4-14 ヒト脂肪組織中の9c, 11t-$C_{18:2}$含量と乳脂肪摂取量の相関[17]

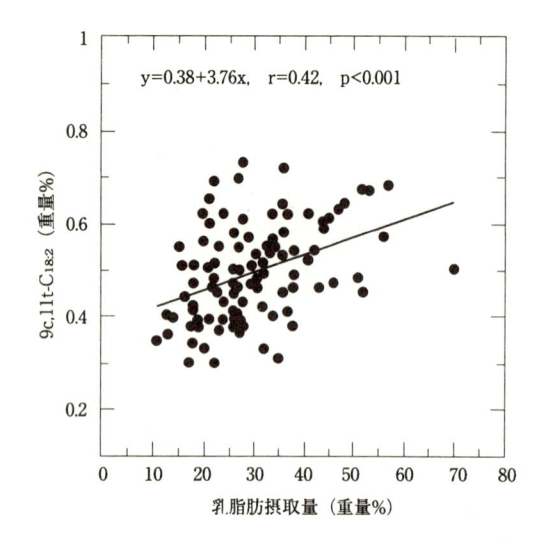

図4-15 血漿中9c, 11t-$C_{18:2}$含量と$C_{14:1}$含量の相関関係[17]

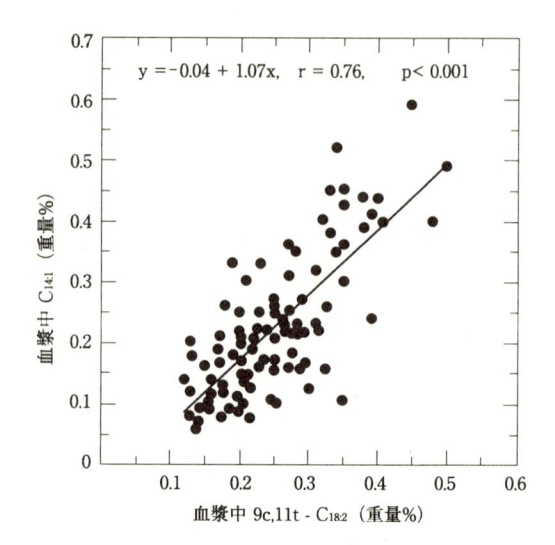

質は摂取エネルギーの33.4%，うちステアリン酸由来の摂取エネルギーは9.3%）を摂食してもらった[21]。その結果血漿中の共役リノール酸濃度は，トランス脂肪酸食摂食群では，対照食5週間摂食後は0.32±0.06%（血漿全脂肪酸に対する割合），トランス脂肪酸食5週間摂食後は0.43±0.12%と有意に（$p<0.001$）上昇した[21]。またステアリン酸摂食群では，対照食5週間摂食後の血漿共役リノール酸濃度は0.34±0.08%であったが，ステアリン酸食5週間摂食後は0.17±0.06%と有意に（$p<0.001$）低下した[21]。

搾乳中の乳牛に海産の藻類（*Schizochytrium sp.*）を6週間投与し，乳脂中の共役リノール酸含量の変化が検討されている[22]。一群10頭の乳牛に飼料に藻類を少しずつ増量し，1週間で藻類入り飼料に慣らしたのち（7日目の藻類投与量910g），1日当り910gの藻類を6週間投与し，乳脂中の脂肪酸組成変化を検討したところ，藻類投与群では藻類非投与の対照群に比較して，オレイン酸含量が低下し（対照群；23.20%，藻類投与群；12.96%）トランスバクセン酸（transvaccenic acid, t-$C_{18:1}$ (n-7)），共役リノール酸，ドコサヘキサエン酸含量が増加した[22]。トランスバクセン酸含量は対照群1.19%，藻類投与群7.47%，共役リノール酸含量は対照群0.37%，藻類投与群2.62%，ドコサヘキサエン酸含量は対照群では無含有，藻類投与群0.46%であった[22]。トランスバクセン酸含量は投与開始2週間目に最大含量（8%以上）に達し，4週間目，6週間目と減少した（図4-16, A）[22]。共役リノール酸含量も同様の傾向が認められた（図4-16, B）[22]。この場合の共役リノール酸の主成分は9c, 11t-$C_{18:2}$であった。藻類含有飼料の脂肪酸組成で特長的なことは，藻類非含有の対照飼料の脂肪酸組成と比較して，リノール酸含量が低く（対照飼料；27.09%，藻類含有飼料；16.06%），ドコサヘキサエン酸含量が高い（5.52%）ことである（対照飼料中にはドコサヘキサエン酸含量は非含有）。乳牛に低リノール酸，高ドコサヘキサエン酸含量の藻類を投与した場合の乳脂中の共役リノール酸含量が増加する機序については不明であるが，ウシの第1胃内で*Butyrivibrio fibrisolvens*により，リノール酸がステアリン酸に変換される際に，共役リノール酸とトランスバクセン酸がその中間反応物として生成すること[20]，ヒトでは，トランス脂肪酸が共役リノール酸産生の基質となっていること[21]が知られているが，これらの反応が関与しているかとも推定されるが定かではない。

マーガリンなどに含有される$C_{18:1}$トランス脂肪酸は血漿中LDL-コレステロール濃度を上昇させ，HDL-コレステロール濃度を低下させ[24,25]，心臓疾患のリスクファクターとなることが知られている

図4-16 乳脂中のトランスバクセン酸，共役リノール酸含量に及ぼす藻類投与の影響[22]

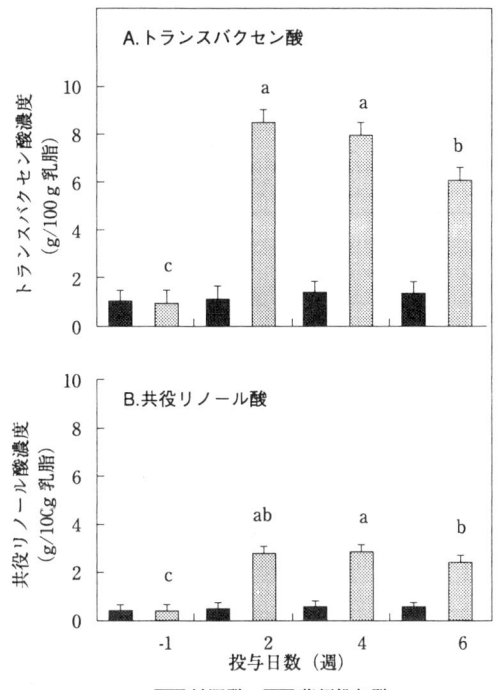

異なるアルファベット間には有意差が認められる（p<0.05）

が，長期間の多量摂取により血漿共役リノール酸濃度が上昇する機序はまったく不明である[21]。トランス脂肪酸摂取により血漿中で増加する共役リノール酸は大部分が9c, 11t-$C_{18:2}$で，10c, 12t/10t, 12c-Cは検出限界以下の濃度であった[21]。トランス脂肪酸摂取時の増加する血漿中共役リノール酸は，食事由来のリノール酸が大腸微生物の代謝により産生された可能性もあるが[30]，対照群，トランス脂肪酸食取群，ステアリン酸食取群のいずれも，リノール酸含量に差は認められなかったこと[21]，また大腸微生物は，遊離のリノール酸は共役リノール酸に変換できるが，トリグリセリドの構成成分となっているリノール酸は共役リノール酸に変換できないこと[26]から，食事由来のリノール酸と推定するのは困難なようである[26]。もう一つの可能性は，植物油の部分水素添加により得られるトランス酸中に含有されているトランスバクセン酸（trans-vaccenic acid, トランス-11-オクタデセン酸）のΔ9-不飽和化による共役リノール酸の産生で，おそらくは肝臓ミクロソームでΔ9不飽和化が行われるのではないかと推定されている[21]。ヨーロッパで食事に供されているマーガリンには多量のトランス酸が含有されており，このトランス酸のうち約12％はトランスバクセン酸で，ヨーロッパでは平均1人当たり1日2g以上のトランスバクセン酸を摂食している[16]。また牛製品脂質中の炭素数18のトランス酸の大部分は，バクセン酸であるが[26]，部分水素添加植物油ではトランス-9-，トランス-10-，トランス-11-オクタデセン酸の3種類の異性体がほぼ等量ずつ含有されている[27]。この試験ではトランス脂肪酸摂食群では，通常の食事時のトランス酸摂取量の約3～10倍摂取しているので，トランス酸の多量摂取が血漿中共役リノール酸含量の上昇に影響を及ぼしている可能性もあるが，定かではない。

出産後2～3週間後の経産婦に魚油1.8g（EPA 1.08g, DHA 0.72g）を含有するカプセルを毎日摂取してもらい，摂取後7, 14, 21日の母乳中の9c, 11t-$C_{18:2}$含量を測定したところ，摂取14, 21日でやや増加していた[26]。しかし，増加量はごくわずかであり，魚油摂取によるものか否かは不明である（表4-2）[26]。

また，サフラワー油をアルカリ異性化して得られた共役リノール酸混合物（主成分は9c, 11t-$C_{18:2}$と10t, 12c-$C_{18:2}$）を1.0, 2.5, 5.0, 10.0％含有する飼料（総脂質含有量は15％）を2種の淡水魚と1種の海水魚に8週間投与して，体重増加，

表4-2 3週間の魚油摂取後の母乳中のラウリン酸，リノール酸，9c, 11t共役リノール酸含量の変化[26]

脂肪酸	魚油摂取後の日数				
	1（魚油非摂取）	7	14	21	平均
ラウリン酸	4.8 ± 1.9	4.7 ± 1.9	5.5 ± 2.0	6.5 ± 0.9	5.4 ± 1.9
リノール酸	13.0 ± 1.7	11.8 ± 1.5	13.1 ± 1.6	12.5 ± 3.0	12.6 ± 2.0
9c, 11t 共役リノール酸	0.19 ± 0.03	0.18 ± 0.01	0.23 ± 0.02	0.24 ± 0.03	0.21 ± 0.02
総脂質中の割合（％）	2.24 ± 1.06	2.48 ± 0.81	2.52 ± 0.76	2.10 ± 0.83	2.34 ± 0.87

表4-3 共役リノール酸含有飼料8週間投与後の魚類筋肉脂質中共役リノール酸含量と平均体重[28]

	共役リノール酸含有量				
	0%(対照群)	1.0%	2.5%	5.0%	10.0%
筋肉脂質中の共役リノール酸含量(mg/g脂質)					
鯉	0	130.1	206.9	214.5	218.4
テラピア	0	41.3	84.0	118.1	180.9
ロックフィッシュ	0	51.0	106.1	155.3	126.2
共役リノール酸含有飼料8週間投与後の平均体重(g)					
鯉	13.2	14.0	14.1	12.8	12.4
テラピア	48.7	49.0	43.4	42.7	37.5
ロックフィッシュ	10.6	10.6	9.2	8.0	6.4

図4-17 共役リノール酸,リノール酸の肝癌FaO細胞への取り込まれ[29]

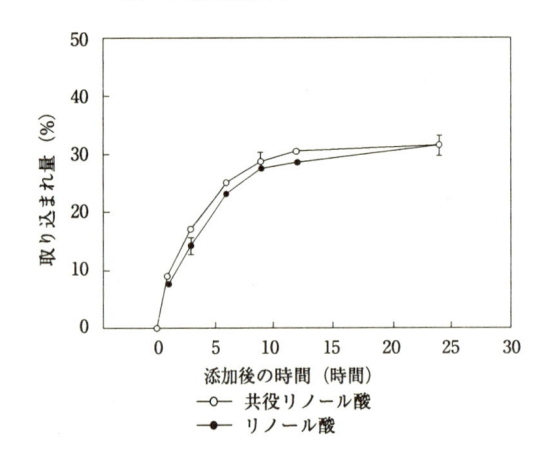

筋肉の脂質中の共役リノール酸含量に及ぼす影響が検討されている[28]。試験に用いた淡水魚は鯉(carp)とテラピア(tilapia, *Tilapia nilotica*), 海水魚はロックフィッシュ(rockfish, *Sebastes schlegeli*, カサゴの類の魚)で40*l*の水槽で飼育された。共役リノール酸混合物の8週間の投与で, いずれの魚でも筋肉脂質中の共役リノール酸含量は, 飼料中の共役リノール酸混合物の増加と共に増加したが, 魚の種類により差が認められた(表4-3)[28]。また共役リノール酸混合物含有飼料8週間投与後の魚類の体重は共役リノール酸混合物1.0%投与群では対照群と差は認められなかったが, 2.5, 5.0, 10.0%と飼料中への共役リノール酸混合物投与量の増加と共に, 体重はやや減少した[28]。また, 肝癌FaO細胞の培養系に9c, 11t-$C_{18:2}$あるいはリノール酸(9c, 12c-$C_{18:2}$)を添加し, 細胞へのこれら脂肪酸の細胞への取り込まれが検討されている[29]。共役リノール酸, リノール酸いずれも添加後9時間まで取り込まれは増加し, それ以後は定常状態となり, これらの脂肪酸の間に差異は認められなかった(図4-17)[29]。この時, 共役リノール酸, リノール酸は, トリグリセリド画分, リン脂質画分にほぼ同量ずつ取り込まれていた[29]。さらに, 9c, 11t-$C_{18:2}$, 10t, 12c-$C_{18:2}$, 9t, 11t-$C_{18:2}$の等モル混合共役リノール酸を肝癌FaO細胞の培養系に添加した場合も, 10t, 12c-$C_{18:2}$, 9t, 11t-$C_{18:2}$も9c, 11t-$C_{18:2}$と同様に細胞内に取り込まれ, その取り込まれは, トリグリセリド画分, リン脂質画分ほぼ同量の取り込まれ量であった[29]。

ラットの肝臓細胞懸濁培養液中に共役リノール酸混合物を20ppm, 3時間添加し, 共役リノール酸の肝臓細胞トリグリセリド, リン脂質画分への取り込まれを測定した[30]。添加した共役リノール酸混合物の主成分は9c, 11t/9t, 11c-$C_{18:2}$ (29.5%), 10c, 12t/10t, 12c-$C_{18:2}$ (29%), 11c, 13t/11t, 13c-$C_{18:2}$ (21.7%), 8c, 10t/8t, 10c-$C_{18:2}$ (12.3%)であった[31]。対照群の肝臓細胞のトリグリセリド画分とリン脂質画分の脂肪酸組成を比較すると, リン脂質画分でトリグリセリド画分に比較して, ステアリン酸, アラキドン酸含量が高く, オレイン酸, リノール酸含量が低い(表4-4)[30]。共役リノール酸混合物の添加によりトリグリセリン画分のパルミチン酸, ステアリン酸, オレイン酸, トランスバクセン酸, リノール酸, リノレン酸, アラキドン酸含量には変化は認められなかったが, 9c, 11t/9t, 11c-$C_{18:2}$は約2.4倍, 10c, 12t/10t, 12c-$C_{18:2}$は約2.8倍に増加した(表4-4)[30]。リン脂質画分への共役リノール酸の

表4-4 共役リノール酸添加が肝臓細胞脂質画分の脂肪酸組成に及ぼす影響[30]

脂肪酸	トリグリセリド画分		リン脂質画分	
	対照群	共役リノール酸混合物添加群	対照群	共役リノール酸混合物添加群
$C_{16:0}$	25.1±0.2%	24.9±1.5	24.1±0.2	25.5±1.3
$C_{18:0}$	10.9±0.4	9.2±0.2	17.2±1.8 a	22.0±1.5
$C_{18:1}$	16.9±0.6	15.6±0.8	4.2±0.7 a	6.7±0.6
$t-C_{18:1}$	3.8±0.1	3.8±0.2	4.9±1.2	6.4±0.8
$C_{18:2}$	27.1±1.7	27.6±1.2	21.7±1.0 a	18.1±1.6
$C_{18:3}$	1.5±0.2	1.4±0.3	2.0±0.2	0.0 a
9c, 11t/9t, 11c-$C_{18:2}$	1.7±0.1	4.1±0.4 b	0.0 a	0.8±0.07
10c, 12t/10t, 12c-$C_{18:2}$	1.4±0.4	3.9±0.6 a	0.0 a	0.7±0.1
$C_{20:4}$	9.2±1.0	9.1±1.1	26.0±2.4 a	20.7±1.7

a : $P<0.05$, b : $P<0.01$

表4-5 生後1カ月の羊の肝臓と脂肪組織中の共役脂肪酸含量[32]

試料	共役-$C_{18:2}$	共役-$C_{18:3}$	共役-$C_{20:3}$	共役-$C_{20:4}$
肝臓	44.81±3.56*	6.52±1.10	3.68±0.74	1.63±0.45
脂肪組織	60.28±10.55	6.23±1.50	2.00±1.09	非検出

＊nモル／mg脂質

取り込まれは，トリグリセリド画分に比較して少なかった（表4-4）[30]。

4-3）共役リノール酸の代謝

共役リノール酸の代謝についての詳細なことは分かっていない。ラットの肝臓からは，共役リノール酸の代謝産物と推定される共役二重結合を有する共役リノレン酸と共役エイコサペンタエン酸が検出されており，その含量は共役リノール酸の約10％であった[9]。また生後1カ月の仔羊の肝臓脂質からも同様に共役リノレン酸，共役エイコサトリエン酸，共役アラキドン酸が，脂肪組織脂質からは共役リノレン酸，共役エイコサトリエン酸が検出されている（表4-5）[32]。その含量は炭素数の増加，二重結合の増加に従って減少していた（表4-5）[32]。これら共役脂肪酸の定量はC-18 Alltech Adsorbosphere カラム（250×4.6mm）を用いた高性能液体クロマトグラフィーを用い，234nmで検出を行った（非共役脂肪酸は200nmで検出を行う）[32]。その結果，共役リノレン酸は2つ，共役エイコサトリエン酸は1つ，共役アラキドン酸は2つのピークとして溶出される（共役リノール酸は3つのピークに溶出される（図4-18）[32]。

3週齢のラットを2週間無脂肪飼料で飼育したのち，1日180mgの共役リノール酸混合物を6日間投与したのち，肝臓脂質中の共役脂肪酸を高性能液体クロマトグラフィーで分離したのちガスクロマトグラフィー／マススペクトロメトリーにより同定した[33]。その結果，肝臓脂質中の共役脂肪酸としては，$\Delta 8,12,14-C_{20:3}$，$\Delta 5,8,12,14-C_{20:4}$，$\Delta 5,8,11,13-C_{20:4}$ が同定された[33]。$\Delta 5,8,12,14-C_{20:4}$ 含量の方が $\Delta 5,8,11,13-C_{20:4}$ 含量に比較して多いことから，それぞれの共役アラキドン酸は $\Delta 10,12-C_{18:2}$ および $\Delta 9,11-C_{18:2}$ より鎖長延長，不飽和化により生成したものと推定された[33]。なおアルカリ異性化により調製された共役リノール酸中に含有されている共役リノレン酸は $\Delta 9,11,13-C_{18:3}$，$\Delta 10,12,14-C_{18:3}$ で生体内で生成されるものとは異なっている[34]。また，大豆油，コーン油，米糠油などの食用油中にも，ごく微量（0.01～0.04％）の共役リノレン酸（conjugated octadecatriene）が含有されている[35]。

また，ラットに $\Delta 10,12-C_{18:2}$ を投与した場合の代謝産物として $\Delta 8,12,14-C_{20:3}$，$\Delta 5,8,12,14-C_{20:4}$ が，$\Delta 9,11-C_{18:2}$ を投与した場合は，$\Delta 8,11,13-C_{20:3}$，$\Delta 5,8,11,13-C_{20:4}$ が見出されてい

図4-18 羊肝臓総脂質中の高性能液体クロマトグラフィーによる共役脂肪酸の分析（234nmで検出）[32]

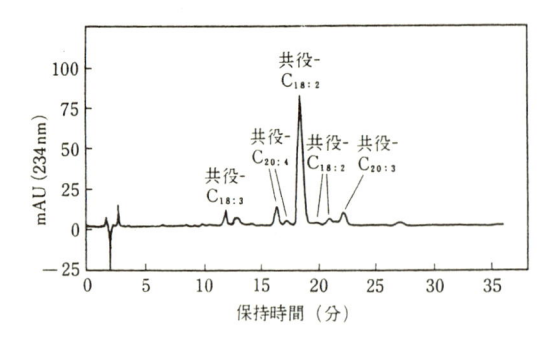

る[36~39]し，ラットに，共役リノール酸混合物（主成分は10t, 12c-$C_{18:2}$および9c, 11t-$C_{18:2}$）を投与した場合は，肝臓より5c, 8c, 11c, 13t-$C_{20:4}$, 5c, 8c, 12t, 14c-$C_{20:4}$, Δ6, 10, 12-$C_{18:3}$, Δ8, 10-$C_{16:2}$, ごく微量のΔ8, 12, 14-$C_{20:3}$, 共役-$C_{16:2}$が見出されている[38]。またマウスにΔ10, 12-$C_{18:2}$を投与した場合はΔ8, 12, 14-$C_{20:3}$, Δ5, 8, 12, 14-$C_{20:4}$が，Δ9, 11-$C_{18:2}$を投与した場合はΔ8, 11, 13-$C_{20:3}$, Δ5, 8, 11, 13-$C_{20:4}$, Δ11, 14-$C_{20:2}$が見出されている[39]。

ヒトに共役リノール酸を投与した場合の血漿，脂肪組織，赤血球細胞膜の共役リノール酸代謝物の分析を行ったところ，共役$C_{18:3}$，共役$C_{20:3}$は見出されたが[36]，ラットに共役リノール酸を投与した場合に見出された[2] 共役$C_{20:4}$は見出されなかった[40]。この理由は不明であるが，リノール酸の摂取量が共役リノール酸の摂取量に比較して非常に多いためか，共役リノール酸摂取量の低下によるものであるかは不明である[40]。

これらの結果から共役リノール酸から共役アラキドン酸への生合成は，リノール酸からアラキドン酸への生合成と同じ経路を経て生合成されるのではないかと推定される。すなわち共役-$C_{18:2}$（共役リノール酸）→ 共役-$C_{18:3}$（共役γ-リノレン酸）→ 共役-$C_{18:3}$（共役ビスホモ-γ-リノレン酸）→ 共役-$C_{20:4}$（共役アラキドン酸）である。

なお，反芻動物の第一胃内の微生物によりリノール酸より変換された共役リノール酸は，乳あるいは筋肉などに分布すると共に第一胃内の微生物により共役リノール酸（9c, 11t共役リノール酸）→ 11t オクタデセン酸 → ステアリン酸（オクタデセン酸）と生物学的水素添加反応により変換される[41]。

文献

1) Sugano, M., Tsujita, A., Yamasaki, M., Yamada, K., Ikeda, I., Kritchevsky, D., J. Nutr. Biochem. 8, 38 (1997)
2) Wong, M. W., Chew, B. P., Wong, T. S., Hosick, H. L., Boylston, T. D., Shultz, T. D., Anticancer, Res. 17, 987 (1997)
3) Huang, Y.-C., Luedecke, L. O., Shultz, T. D., Nutr. Res. 14, 373 (1994)
4) Herbel, B. K., McGuire, M. K., McGuire, M. A., Shultz, T. D., Am. J. Clin. Nutr. 67, 332 (1998)
5) Mossoba, M. M., McDonald, R. E., Armstrong, D. J., Page, S. W., J. Chromatogr. Sci. 29, 324 (1991)
6) Kramer, J. K. G., Sehat, N., Dugan, M. E. R., Mossoba, M. M., Yurawecz, M. P., Roach, J. A. G., Eulitz, K., Aalhus, J. L., Schaefer, A. L., Ku, Y., Lipids 33, 549 (1998)
7) Mossoba, M. M., Kramer, J. K. G., Yurawecz, M. P., Sehat, N., Roach, J. A. G., Eulitz, K., Fritsche, J., Dugan, M. E. R., Ku, Y., Fett/Lipid 101, 235 (1999)
8) Kavanaugh, C. J., Liu, K.-L., Belury, M. A., Nutr. Cancer 33, 132 (1999)
9) Banni, S., Day, B. W., Evans, R. W., Corongiu, F. P., Lombardi, B., J. Nutr. Biochem. 6, 281 (1995)
10) Yurawecz, M. P., Roach, J. A. G., Sehat, N., Mossoba, M., M., Kramer, J. K. G., Fritsche, J. Steinhart, H., Ku, Y., Lipids 33, 803 (1998)
11) Ip. C., Jiang, C., Thompson, H. J., Scimeca, J. A., Carcinogenesis 18, 755 (1997)
12) Chouinard, P. Y., Corneau, L., Barbano, D. M., Metzger, L.E., Bauman, D. E., J. Nutr. 129, 1579 (1999)
13) 本書 第6章 6-3)
14) Park, Y., McGuire, M. K., Behr, R., McGuire, M.A., Evans, M.A., Shultz, T. D., Lipids 34, 543 (1999)
15) Jahreis, G., Fritsche, J., Mökel, P., Schöne, F., Möller, U., Steinhart, H., Nutr. Res. 19,

16) Wolff, R. L., J. Am. Oil. Chem. Soc. **72**, 259 (1995)
17) Jiang, J., Wolk, A., Vessby, B., Am. J. Clin. Nutr. **70**, 21 (1999)
18) Wolk, A., Vessby, B., Ljung, H., Barrefors, P., Am. J. Clin. Nutr. **68**, 291 (1998)
19) Heffernan, A.G.A., Am. J. Clin. Nutr. **15**, 5 (1964)
20) Park, Y., Pariza. M. W., Lipid **33**, 817 (1998)
21) Salminen, I., Mutanen, M., Jauhiainen, M., Aro, A., J. Nutr. Biochem. **9**, 93 (1998)
22) Franklin, S. T., Martin, K. R., Baer, R. J., Schingoethe, D. J., Hippen, A. R., J. Nutr. **129**, 2048 (1999)
23) Kepler, C. R., Hrons, K. P., McNeill, J. J., Tove, S. B., J. Biol. Chem. **241**, 1350 (1966)
24) Katan, M. B., Zock, P. L., Mensink, R. P., Annu. Rev. Nutr. **15**, 473 (1995)
25) Aro, A., Jauhiainen, M., Partanen, R., Salminen, I., Mutanen, M., Am. J. Clin. Nutr. **65**, 1419 (1997)
26) Chin, S. F., Storkson, J. M., Liu, W., Albright, K. J., Pariza, M. W., J. Nutr. **124**, 694 (1994)
27) Chen, Z.-Y., Pelletier, G., Hollywood, R., Ratnayake, W. M. N., Lipids **30**, 15 (1995)
28) Ackman, R.G., Adv. Conjugated Linoleic Acid Research **1** (Yurawecz, M. P., Mossoba, M. M., Kramer, J. K. G., Pariza, M. W., Nelson, G. J., (Eds)), p283, AOCS Press (1999)
29) Moya-Camarena, S. Y., Vanden Heuvel, J. P., Blanchard, S. G., Leesnitzer, L. A., Belury, M. A., J. Lipid Res. **40**, 1426 (1999)
30) Cantwell, H., Devery, R., O'Shea, M., Stanton, C., Lipids **34**, 833 (1999)
31) Chin, S.F., Liu, W., Storkson, J. M., Ha, Y. L., Pariza, M. W., J. Food Compos. Anal. **5**, 185 (1992)
32) Banni, S., Carta, G., Contini, M. S., Angioni, E., Deiana, M., Dessì, M. A., Melis, M. P., Corongiu, F. P., J. Nutr. Biochem. **7**, 150 (1996)
33) Sébédio, J. L., Juanéda, P., Dobson, G., Ramilison, I., Martin, J. C., Chardigny, J. M., Christie, W. W., Biochim. Biophys. Acta **1345**, 5 (1997)
34) Spitzer, V., Max, F., Pfeilsticker, K., J. Am. Oil Chem. Soc. **71**, 873 (1994)
35) Yurawecz, M. P., Molina, A. A., Mossoba, M., Ku, Y., J. Am. Oil Chem. Soc. **70**, 1093 (1993)
36) Privett, O. S., Stearns, E. M., Nickell, E. C., J. Nutr. **92**, 303 (1967)
37) Berdeaux, O., Sébédio, J. L., Chardigny, J. M., Blond, J. P., Mairot, Th., Vatèle, J. M., Poullain, D., Noël, J. P., Grasas Aceites **47**, 86 (1996)
38) Beyers, E. C., Emken, E. A., Biochim. Biophys. Acta **1082**, 275 (1991)
39) Sébédio, J. L., in Adv. Conjugated Linoleic Acid Research **1** (Yurawecz, M.P., Mossoba, M M., Kramer, J. K. G., Pariza, M. W., Nelson, G. J., (Eds)), p319, AOCS Press (1999)
40) Banni, S., Angioni, E., Carta, G., Casu, V., Deiana, M., Dessì, M.E., Lucchi, L., Melis, M. P., Rosa, A., Vargiolu, S., Corongius, F. C., Adv. Conjugated Linoleic Acid Research **1** (Yurawecz, M. P., Mossoba, M. M., Kramer, J.K.G., Pariza, M. W., Nelson, G.J., (Eds)), p307, AOCS Press (1999)
41) Kelly, M. L., Berry, J. R., Dwyer, D. A., Griinari, J. M., Chouinard, P. Y., Van Amburgh, M. E., Bauman, D. E., J. Nutr. **128**, 881 (1998)

第5章　共役リノール酸の癌抑制作用

5-1）はじめに

1978年、アメリカ合衆国ウィスコン大学マディソン校の M. Pariza らは、ハンバーガー中に含まれる発癌性物質の探索をしていたが、発癌性物質の他にも抗癌性のある物質を見出し、その後の検討でこの物質が 9c, 11t, 10t, 12c-$C_{18:2}$ の共役リノール酸であることが見出された[1,2]。

5-2）共役リノール酸の癌細胞培養系での癌細胞に及ぼす影響

癌細胞培養系での癌細胞に及ぼす共役リノール酸の影響については、細胞培養系に共役リノール酸あるいは比較としてのリノール酸を添加し、癌細胞の死亡率、癌細胞でのタンパク質、RNA、DNA 合成への影響、あるいは共役リノール酸の癌細胞分化、増殖の作用機序についての検討が行われている。検討に用いられている癌細胞は、ヒト乳癌 MCF-7 細胞 (human MCF-7 breast cancer cell)[3〜5]、ヒト悪性黒色腫癌 M21-HPB 細胞 (human M21-HPB malignant melanoma cancer cell)[3]、ヒト大腸癌 HT-29 細胞 (human colorectal HT-29 cancer cell)[3]、3種の肺腺癌細胞 (lung adenocarcinoma cell)[6]：A-427 細胞、SK-LU-1 細胞、A549 細胞、ヒト神経膠芽腫 A-172 細胞 (human glioblastoma A-172 cell)[6] などである。これらの癌細胞のうち、共役リノール酸による癌細胞の分化抑制、増殖抑制が認められたのはヒト乳癌 MCF-7 細胞[3〜5]で、ヒト神経膠芽腫 A-172 細胞ではその影響は認められなかった[6]。

ヒト乳癌 MCF-7 細胞培養系に共役リノール酸あるいはリノール酸を 1.78、3.57、7.14×10^{-5} モル添加し、12日間培養すると、培養開始4日目でリノール酸 3.57、7.14×10^{-5} モル添加細胞で無添加群に対して 113〜116% の有意な増殖促進が認められた（図5-1）[4]。しかし、培養8〜12日後では無添加群に対し 4〜33% の増殖抑制が観察された（図5-1）[4]。一方、共役リノール酸添加の場合は、添加直後から、濃度依存的、培養時間依存的に増殖は抑制され、培養8〜12日後では無添加群に比較して 54〜100% 抑制され、共役リノール酸の癌細胞静止 (cytostatic) 濃度は 1.78×10^{-5} モル、癌細胞毒 (cytotoxic) 濃度は 3.57〜7.14×10^{-5} モルであった（図5-1）[4]。ヒト乳癌 MCF-7 細胞培養系に共役リノール酸を 7.14×10^{-5} モル添加し、6日間培養したのち、放射性同位元素で標識したロイシン、ウリジン、チミジンを6時間添加し、タンパク質、RNA、DNA への取り込まれを検討したところ、ロイシンのタンパク質への取り込まれは 45%、ウリジンの RNA への取り込まれは 63%、チミジンの DNA への取り込まれは 46% 抑制された[3]。

さらに、ヒト乳癌 MCF-7 細胞とヒト正常乳腺上皮 HMEC 細胞 (nomal human mammary epithelial cell) 培養系に共役リノール酸あるいはリノール酸を 0.5、1、5、10μg/ml 添加し、3日間培養したのちの増殖に及ぼす影響が検討されている[5]。ヒト正常乳腺上皮 HMEC 細胞の場合、0.5〜5μg/ml のリノール酸添加は、無添加群に比較して 7〜28% 増殖を促進し、共役リノール酸 0.5〜10μg/ml の添加は無添加群に比較して 18〜37% 増殖を抑制した（図5-2, A）[5]。この時、リノール酸の最大増殖促進濃度は 1.5μg/ml であり、共役リノール酸の最大増殖抑制濃度は 0.5、1μg/ml であり、リノール酸、共役リノール酸いずれも濃度依存的にヒト正常乳腺上皮 HMEC 細胞の増殖を促進あるいは阻害はしなかった（図5-2, A）[5]。ヒト乳癌 MCF-7 細胞の場合は、0.5〜5μg/ml のリノール酸添加は無添加群に比較して 2〜7% 増殖を促進したが、10μg/ml の添加では 11% 増殖を阻害した（図5-2, B）[5]。一方、共役リノール酸 0.5〜10μg/ml 添加では、濃度依存的に増殖を阻害した（図5-2, B）[5]。リノール酸のヒト乳癌 MCF-7 細胞増殖阻害濃度は 10μg/ml であったが、その水準は共役リノール酸の同濃度の水準に

図5-1 ヒト乳癌 MCF-7細胞に対する共役リノール酸, リノール酸の影響[4]

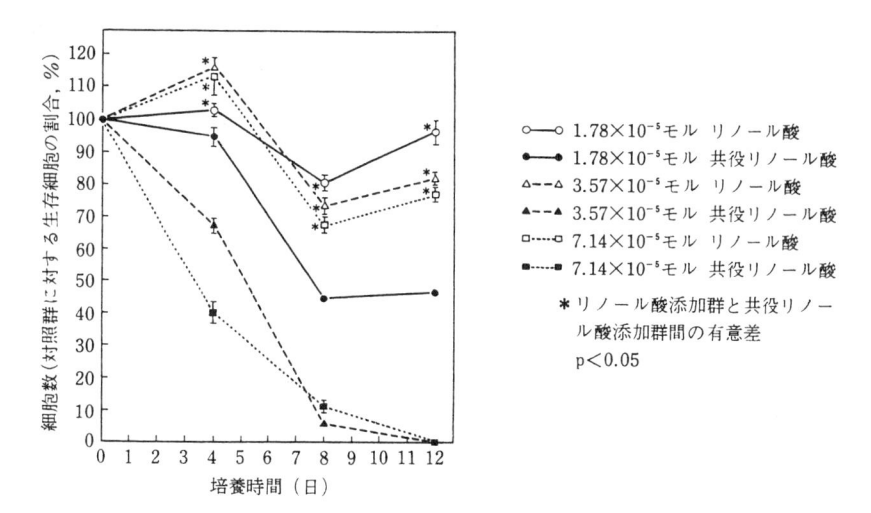

- ○―○ $1.78×10^{-5}$ モル リノール酸
- ●―● $1.78×10^{-5}$ モル 共役リノール酸
- △―△ $3.57×10^{-5}$ モル リノール酸
- ▲―▲ $3.57×10^{-5}$ モル 共役リノール酸
- □―□ $7.14×10^{-5}$ モル リノール酸
- ■―■ $7.14×10^{-5}$ モル 共役リノール酸

* リノール酸添加群と共役リノール酸添加群間の有意差 $p<0.05$

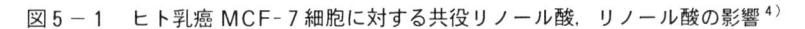

図5-2 ヒト正常乳腺上皮細胞とヒト乳癌細胞の増殖に及ぼすリノール酸, 共役リノール酸の影響[5]

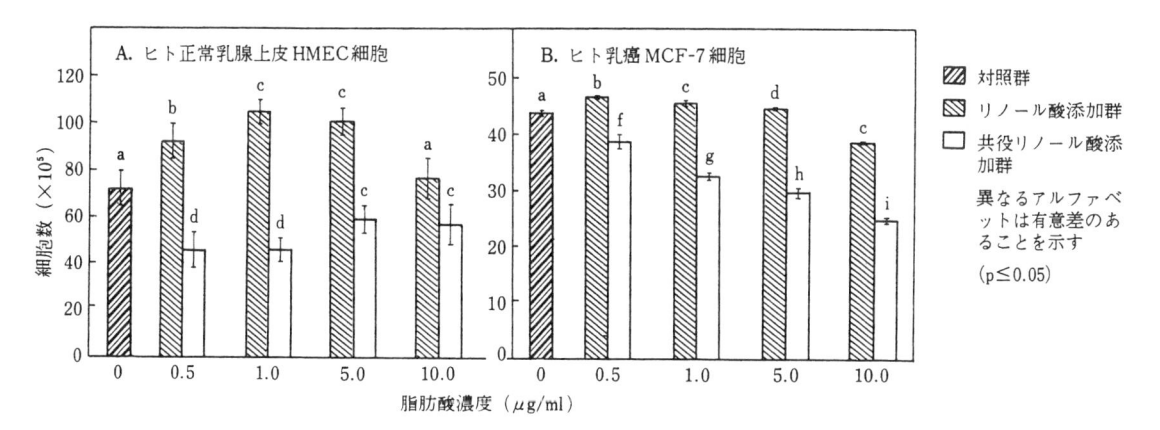

A. ヒト正常乳腺上皮 HMEC 細胞
B. ヒト乳癌 MCF-7細胞

対照群 / リノール酸添加群 / 共役リノール酸添加群

異なるアルファベットは有意差のあることを示す ($p≦0.05$)

比較して低かった[5]。

ヒト乳癌MCF-7細胞はエストロゲン(estrogen)感受性の細胞で, エストロゲン レセプター[1]と共にプロゲストロン レセプター(progestrone receptor)[8]を有している。一方, ヒト乳癌MDA-MB-231細胞はエストロゲン非感受性の細胞でこれらのレセプターを有していない[9]。またヒト乳癌MCF-7細胞はエストロゲン惹起で増殖が誘導されるが, この時プロト癌遺伝子である c-myc, c-fos が発現される[10,11]。共役リノール酸をヒト乳癌MCF-7細胞の培養系に添加すると細胞の増殖が抑制されることが知られているが, この抑制作用の機序としてエストロゲンが関与しているか否かを検討する目的で, ヒト乳癌MCF-7細胞とMDA-MB-231細胞を用いて, 共役リノール酸のこれらの細胞に及ぼす影響が検討されている[12]。

ヒト乳癌MCF-7細胞の培養系に共役リノール酸を1.7, 3.5, $7.1×10^{-5}$ モル添加し6日間培養したところ, 無添加群に比較して, 共役リノール酸 $3.5×10^{-5}$ モル添加で, 細胞毒を発現することなく, 細胞の増殖を75〜80%, チミジンの細胞への取り込まれを65〜70%抑制した[12]。ヒト乳癌MCF-7細胞およびMDA-MB-231細胞培養系に $3.5×10^{-5}$ M の共役リノール酸あるいはリノール酸を添加し, 細胞増殖, およびチミジンの細胞への取り込まれを検討したところ, ヒト乳癌MCF-7細胞では共役リノール酸添加により, 無添加群に比較して細胞増殖, チミジンの細胞への取り込まれ共, 有意 ($p<0.0001$) に抑制した (図5-3, A, B)[12]。一方, ヒト乳癌MDA-MB-231細胞では, 共役リノール酸の添加により, 無添加群に比較して細胞の増殖が5〜10%, チミジンの細胞への取り込まれが10〜15%抑制され

図5-3　共役リノール酸のヒト乳癌細胞増殖に及ぼす影響[12]

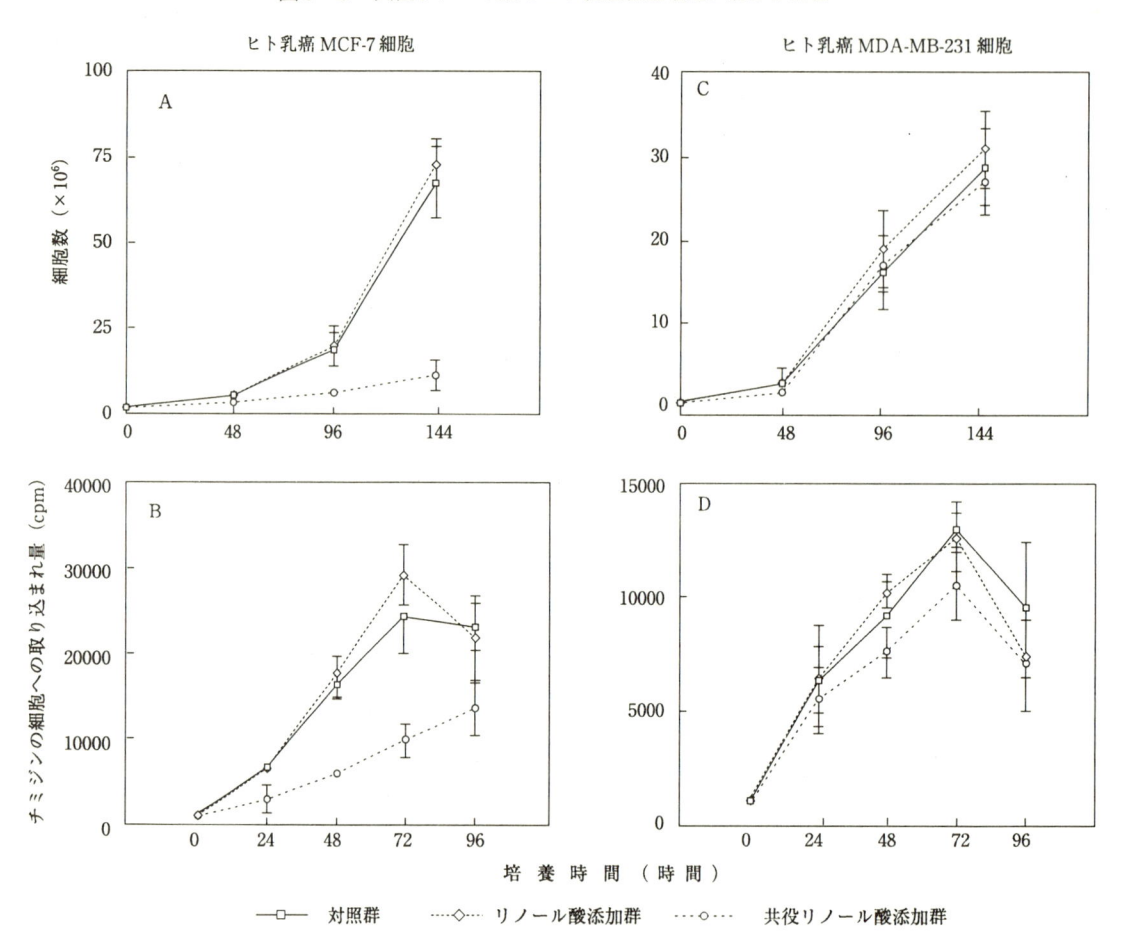

ヒト乳癌 MCF-7 細胞　　　　　　　ヒト乳癌 MDA-MB-231 細胞

──□──　対照群　　……◇……　リノール酸添加群　　……○……　共役リノール酸添加群

たのみであった（図5-3, C, D）[12]。また、リノール酸の細胞培養系への添加は、いずれの細胞にも影響を及ぼさなかった（図5-3）[12]。

ヒト乳癌MCF-7細胞での共役リノール酸の細胞増殖抑制作用が恒久的な作用か一時的な作用かを検討する目的で、細胞を4日間、共役リノール酸あるいはリノール酸添加培地で培養したのち、これら脂肪酸の無添加培地に移し、さらに2日間培養したところ、いずれの細胞も増殖が認められ（図5-4）[12]、共役リノール酸のヒト乳癌MCF-7細胞の増殖抑制作用は細胞の機能の本質には影響を及ぼさない一時的な作用である事が分った[6]。また、ヒト乳癌MCF-7細胞を共役リノール酸存在下で72時間培養したのち、フローサイトメーター（flow cytometer）で細胞周期の測定を行ったところ、G0/G1期の細胞が71％であった（図5-5）[12]。対照の共役リノール酸無添加培地で培養した細胞ではG0/G1期の細胞が53％（図5-5）[12]、リノール酸添加培地で培養した細胞でもG0/G1期の細胞が53％であることから、共役リノール酸は細胞のG0/G1期を阻害することにより、増殖を抑制していると推定された[12]。また、この時細胞での *c-myc* のmRNAの発現量を測定したところ、ヒト乳癌MCF-7細胞では、共役リノール酸によりその発現が抑制されたが、ヒト乳癌MDA-MB-231細胞では抑制されなかった（図5-6）[12]。

ヒト悪性黒色腫M21-HPB細胞、ヒト大腸癌HT-29細胞、ヒト肺腺癌A-427, SK-LU-1, A549細胞でも共役リノール酸による癌細胞分化、増殖作用は認められたが、その程度は弱く、またその作用は濃度依存的でない場合も多かった[3,6]。

図5-4 ヒト乳癌MCF-7細胞での共役リノール酸添加培地から共役リノール酸無添加培地切り替えの影響[12]

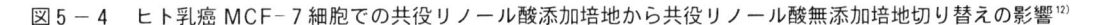

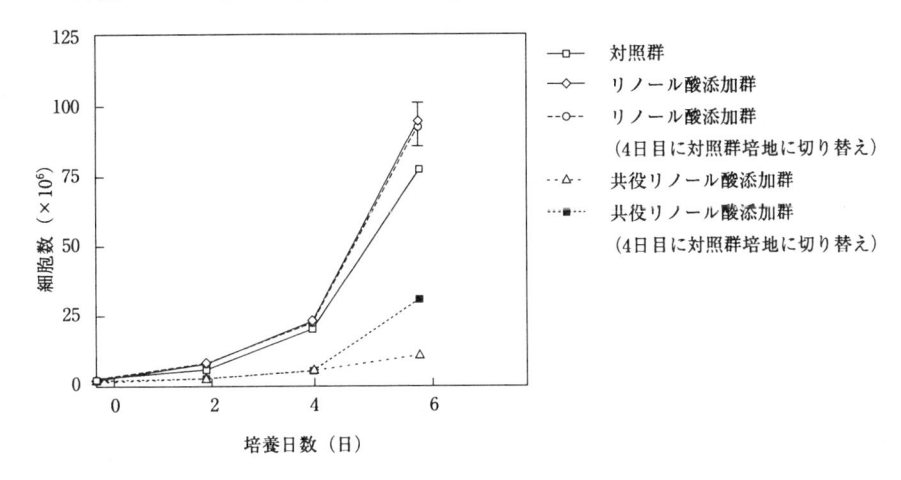

図5-5 共役リノール酸のヒト乳癌MCF-7細胞の細胞周期に及ぼす影響[12]

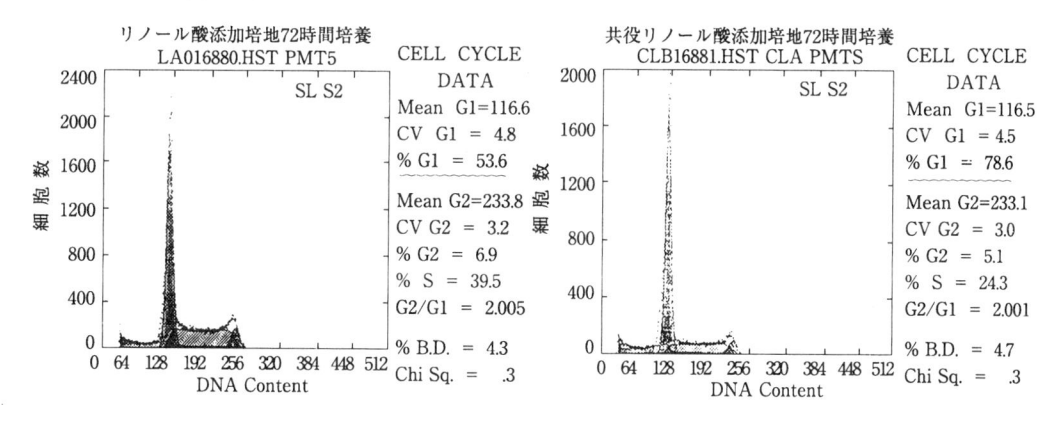

5-3) 共役リノール酸の発癌前駆物質,発癌物質による発癌に及ぼす影響

化学物質による発癌は癌化作用を発揮するのにまず代謝が必要な物質（イニシエーター）によるものと，癌化活性を発揮するのに代謝を必要とせず直接作用する発癌物質（プロモーター）によるものがある[13]。イニシエーターの代表的な例として7,12-ジメチルベンズ〔α〕アントラセン（7,12-dimethyl benz〔α〕anthracene；DMBA），プロモーターの代表的な例としてメチルニトロソ尿素（methylnitrosourea；MNU），12-O-テトラデカノイルホルボール-13-アセテート（12-O-tetradecanoylphorbol-13-acetate；TPA）などが挙げられる。共役リノール酸の癌発症抑制作用は，ラット，マウスでDMBAを皮膚に塗布する前に共役リノール酸を経口投与することにより，乳頭腫（パピローマ，papilloma）の発症が抑制されることにより，まず見出され[14,15]，次いで，ベンゾ(a)ピレン（benzo(a)pyren；BP）惹起によるマウス前胃腫瘍（fore-stomach neoplasia）が抑制されることが見出された[16]。これまでDMBA[17〜20]，MNU[19,21]，TPA[22]，2-アミノ-3-メチルイミダゾ〔4,5-f〕キノリン（2-amino-3-methylimidazo〔4,5-f〕quinoline；Trp-P-2）[23]や加熱した魚や肉の中にある発癌物質である2-アミノ-1-メチル-6-フェニルイミダゾ〔4,5-6〕ピリジン（2-amino-1-methyl-6-phenylimidazo〔4,5-6〕pyridine）[24]で誘導

図5-6 共役リノール酸の乳癌細胞でのc-myc mRNA発現に及ぼす影響[12]

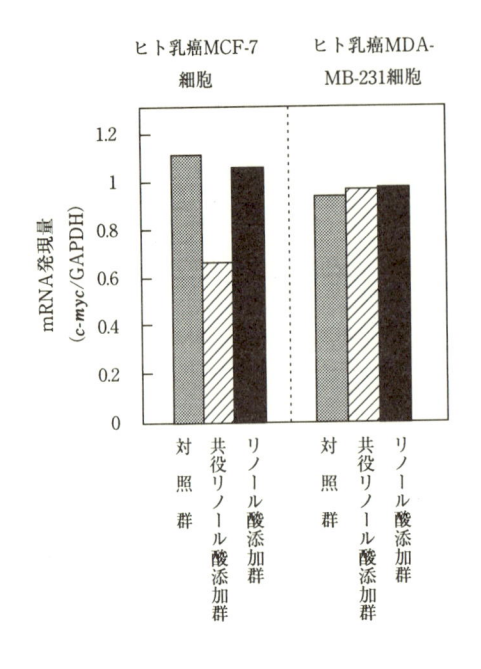

図5-7 DMBA惹起乳癌の発生に及ぼす共役リノール酸の影響[18]

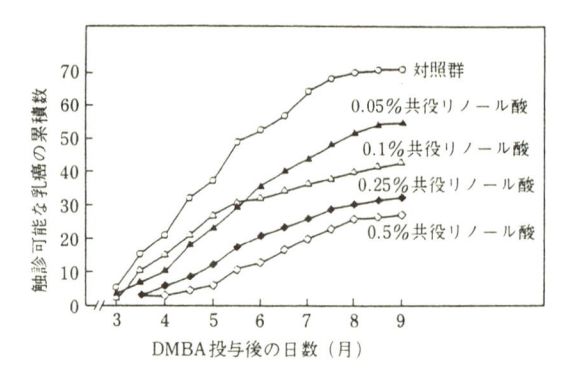

された種々の癌を共役リノール酸が抑制することが認められている。

ラットに共役リノール酸を0.05, 0.1, 0.25, 0.5%含有する飼料を2週間投与したのち, 5 mgのDMBAを経口投与し, 引き続き9カ月間, 共役リノール酸含有飼料で飼育し, 乳癌の発生に及ぼす影響を検討した[18]。その結果, 共役リノール酸の含有量に相関して, 乳癌の全発生量は抑制された（図5-7）[18]。またラットにDMBAを投与して4日後から1%の共役リノール酸を含有する飼料を4, 8, 20週間継続的に投与して乳癌の発生に及ぼす影響を検討したところ, 4週間, 8週間共役リノール酸含有飼料投与群では, 対照群と比較して乳癌の発生は抑制されなかった[19]。20週間の共役リノール酸含有飼料投与群で約75%乳癌の発生が抑制された[19]。この結果は, 共役リノール酸は癌発生のイニシエーションの時期に何らかの作用を及ぼしているものと推定される[19]。ラットへの共役リノール酸含有飼料投与時の肝臓細胞, 乳癌細胞リン脂質画分への共役リノール酸の取り込まれを測定したところ, 乳癌細胞リン脂質画分への取り込まれは, 肝臓の場合と比較して, 約半分程度であった[17]。

DMBA惹起の乳癌に対する摂取脂質量の差の影響も検討されている[20]。飼料中に1%共役リノール酸と, 10, 13.3, 16.7, 20%の植物油混合物を含有する飼料をDMBA投与1週間前から, DMBA投与後23週目まで投与し, 乳癌発症に及ぼす影響を検討したところ, 1%共役リノール酸含有飼料投与群では, 共役リノール酸非含有飼料投与群に比較して乳癌の発症は約50%に抑制されたが, 植物油混合物の投与量が増加するのに比例して乳癌の発生数は増加した[20]。また同条件下で20%コーン油含有飼料投与群と8%コーン油＋12%ラード含有飼料投与群でも同様の結果が得られている[20]。10%植物油混合物含有飼料投与群の乳癌細胞中の共役リノール酸の分布は, 1%共役リノール酸含有飼料投与群のトリグリセリド画分で3.5%（総脂肪酸を100%としたとき）, リン脂質画分で0.4%であり, 共役リノール酸非含有飼料投与群ではそれぞれ0.2%, 0.1%であった[20]。

剃毛したマウスの背部皮膚に, DMBA塗布の7, 3日と5分前に共役リノール酸を塗布し, DMBA塗布後1週間目からTPAを1週間2回, 16週間塗布し, 皮膚乳頭腫（パピローマ）の発症に及ぼす共役リノール酸の影響を検討した[14,15]。その結果, 対照のリノール酸塗布群は, 無塗布群と比較して皮膚乳頭腫の発症に差は認められなかったが, 共役リノール酸塗布群ではその発症は抑制された[15]。またマウスに第1日目に0.1 mlの共役リノール酸と0.1 mlオリーブ油混合物, 0.1 mlのリノール酸と0.1 mlオリーブ油混合物, 0.1 mlのオリーブ油を投与し, 5日目に0.2 mlのオリーブ油に溶解したBPを投与し, この投与サイクルを4週間継続し, マウスの前胃腫瘍発生に及ぼす共

図5-8 メチルニトロソ尿素投与による乳癌発症に及ぼす共役リノール酸の投与期間の影響[21]

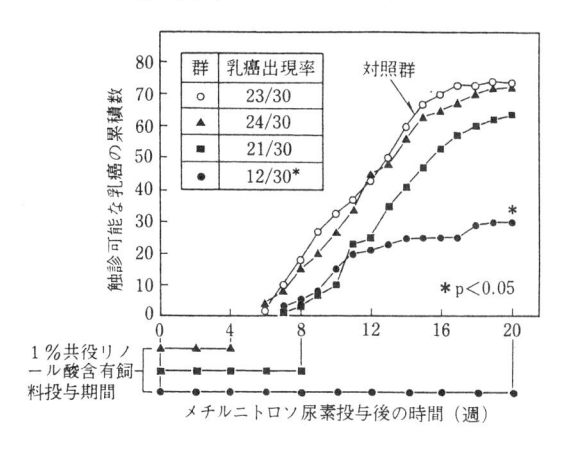

役リノール酸の影響を検討した[16]。投与期間中のマウスの飼料摂取量，体重増加量はいずれの投与群でも差は認められなかったが，発生した前胃腫瘍の数は，マウス一匹当たりオリーブ油投与群で3.6±0.5個，リノール酸/オリーブ油投与群で3.5±1.3個，共役リノール酸/オリーブ油投与群で1.4±0.5個と共役リノール酸投与により前胃腫瘍発生は有意に抑制された[16]。

生後56日目のラットにMNUを腹腔内投与したのち，1％共役リノール酸を含有する飼料を4，8，20週間投与し乳癌の発生に及ぼす影響を検討した[21]。共役リノール酸含有飼料投与を4週間で中止した群の乳癌発生数は，対照群と差が見出されなかった（図5-8）[21]。共役リノール酸含有飼料投与を8週間で中止した群では，乳癌発生数はやや低下したものの有意なものではなかった。共役リノール酸含有飼料を20週間投与群では有意に乳癌発生数を有意に抑制した（図5-7）[18]。これはDMBAによる乳癌発症における共役リノール酸の発癌抑制の場合と同様[19]，共役リノール酸は癌発生のイニシエーションの時期に何らかの作用を及ぼしているものと推定される[21]。

5-4）共役リノール酸の移植癌の増殖に及ぼす影響

重症の免疫不全（severe combined immunodeficient；SCID）マウスに，1％共役リノール酸含有飼料を2週間投与したのち，移植可能なヒト乳腺癌（human brest adenocarcinoma）MDA-MB 468細胞を皮下に接種し，14週間，1％共役リノール酸含有飼料を投与し，癌細胞の増殖と転移に及ぼす共役リノール酸の影響について検討した[26]。その結果，1％共役リノール酸含有飼料の投与で，接種局所での乳腺癌の増殖はヒト乳腺癌細胞接種9週間後で73％，14週間後で30％抑制された（表5-1）[26]。また，1％共役リノール酸含有飼料投与群では，肺，末梢血，骨髄への乳腺癌の転移は認められなかった[26]。同じSCIDマウスに1％のリノール酸あるいは，共役リノール酸を含有する飼料を2週間投与したのち，ヒト前立腺癌（human prostatic cancer）DU-145細胞を接種したのち，同飼料で12週間飼育しリノール酸および共役リノール酸のヒト前立腺癌細胞の増殖に及ぼす影響を検討した[27]。1％リノール酸含有飼料投与群は試験期間中を通じて，対照群と比較して飼料摂取量が少ないにもかかわらず，体重の増加量は常に多かった[27]。従って接種したヒト前立腺癌細胞の容積は，1％リノール酸含有飼料投与群では対照群と比較して，有意に増加した（図5-9）[27]。一方，1％共役リノール酸含有飼料投与群では，有意に癌細胞の増殖が抑制された（図5-9）[27]。これらの結果からSCIDマウスでは移植癌細胞の増殖に対して，リノール酸は促進的に，共役リノール酸は抑制的に働くという反対の生理作用を有していると推定された[27]。

健常なマウス（BALB/C）では，共役リノール酸はSCIDマウスの場合と異なった生理作用を示すようである[28]。BALB/Cマウスに2週間0.1, 0.3, 0.9

表5-1 SCIDマウスでのヒト乳腺癌MDA-MB 468細胞増殖に及ぼす共役リノール酸の影響[26]

	9週目		14週目	
	癌の重量(g)	癌の面積（mm^3）	癌の重量(g)	癌の面積（mm^3）
対照群	1.049 ± 0.091	2,405 ± 372	1.907 ± 0.039	2,064 ± 336
共役リノール酸投与群	0.276 ± 0.034 ($p<0.01$)	321 ± 140 ($p<0.01$)	1.330 ± 0.101 ($p<0.02$)	775 ± 25 ($p<0.05$)

図5-9　SCIDマウスでのヒト前立腺癌DU-145細胞増殖に及ぼす共役リノール酸，リノール酸の影響[27]

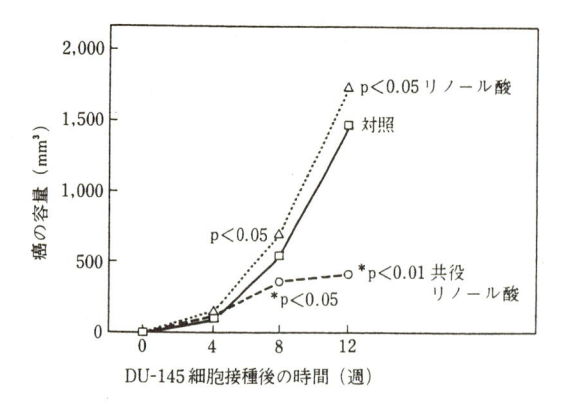

%の共役リノール酸を含有する飼料を投与したのち，乳癌WAZ-2T細胞を乳腺に接種し，45日間同飼料で飼育し共役リノール酸の乳癌細胞増殖に及ぼす影響を検討した[28]。この場合は，いずれの共役リノール酸含量の飼料投与でも，対照群との間に，乳癌細胞接種45日後の癌重量，癌の潜伏期間，癌の発生率に差は認められなかった。

5-5）共役リノール酸と共役リノール酸トリグリセリドの癌抑制作用

共役リノール酸の培養癌細胞，移植癌，発癌前駆物質，発癌物質による発癌に及ぼす影響の検討に用いられた共役リノール酸は，ほとんどが純度の高いリノール酸あるいは，リノール酸含量の高いヒマワリ油，サフラワー油を原料として，アルカリ異性化を行ったあと，数度の精製を行って得られた遊離脂肪酸としての共役リノール酸が用いられている。一方，牛乳，チーズ，ヨーグルトなどの食品に含有されている共役リノール酸はほとんどが，トリグリセリドの構成成分として存在し，遊離脂肪酸としては摂取されていない。このような観点から，共役リノール酸と共役リノール酸トリグリセリドのメチルニトロソ尿素惹起の乳癌に対する影響が検討されている[21]。共役リノール酸を精製したのちメチル化し，トリアセチンとメトキシドナトリウム（sodium methoxide）触媒下で反応させた混合物から，モノグリセリド，ジグリセリドを除去し精製すると純度99％以上の共役リノール酸トリグリセリドを得ることができる[21]。

共役リノール酸あるいは共役リノール酸トリグリセリドを1％含有する飼料を離乳後から生後56日目までのラットに投与したのち，MNUを注入し，乳癌の発症を検討した[21]。その結果，試験に供した各群30匹のラットのうち，乳癌の発生率は，対照群80％，1％共役リノール酸トリグリセリド含有飼料投与群53.3％，1％遊離共役リノール酸含有飼料投与群で50.0％，発生した総乳癌数はそれぞれ69, 37, 35個で，共役リノール酸トリグリセリド含有飼料投与群と共役リノール酸含有飼料投与群の間に差異は認められなかった[21]。これらの結果は，投与された共役リノール酸トリグリセリドは腸管内で容易に遊離共役リノール酸に分解され，吸収されたのち，その生理作用を発揮しているものと推定された[21]。経口投与によりその生理作用を検討する場合，共役リノール酸は遊離脂肪酸でも，トリグリセリドの形でも，その生理作用には大きな差はないのではないかと推定されている[21]。

5-6）共役リノール酸の発癌前駆物質・発癌物質による発癌の抑制，癌細胞増殖の抑制の作用機序

5-6-1）はじめに

共役リノール酸の発癌抑制，癌細胞増殖の抑制の作用機序については不明な点が多い[13]。共役リノール酸はDMBA[14,15,17~20]およびMNU[18,21]による発癌のいずれも抑制するが，両化合物の発癌の機序は異なっている。発癌，癌進行の段階はイニシエーション，プロモーション，プログレッション，レグレッションとして知られている[21]が，DMBAはイニシエーションの段階で働き，細胞を癌化させる前に代謝活性を必要とする前駆発癌物質で，DMBAの代謝によって生じた発癌物質がDNAと結合し，癌遺伝子を活性化すると推定されている。共役リノール酸がDMBAによる発癌を抑制することは，共役リノール酸がDMBAあるいはその代謝産物と直接相互作用し発癌を抑制するか，発癌物質を形成するDMBAの代謝あるいは生じた発癌物質の代謝を抑制しているのではないかと推定される。

肝臓の薬物代謝酵素であるチトクロームP-450活性が共役リノール酸により阻害されることが示されている[15]。共役リノール酸は20μgで80％以

上の酵素活性阻害が認められているが、リノール酸は20μgで約40％の阻害であった（図5-10）[15]。この結果から共役リノール酸はチトクロームP-450を介し、本来の発癌物質を産生するDMBAの代謝を抑制すること、つまり、共役リノール酸は前駆発癌物質、発癌物質の代謝を抑制することにより、癌発症が抑制される機序が提案されている[15]。しかし、このチトクロームP-450の共役リノール酸による酵素活性阻害は in vitro の結果であり、共役リノール酸投与時のラット肝臓のチトクロームP-450活性の変動の測定が必要である。ラット肝臓チトクロームP-450の直接の酵素活性の測定ではないが、ラットに4週間、共役リノール酸含有飼料を投与したのち、肝臓ミクロソームのNADPH-チトクローム P450レダクターゼ活性の変動を測定したところ、共役リノール酸非含有飼料投与の対照群との間に差異は認められなかった[23]。

また、DMBAとMNUで惹起された乳癌の共役リノール酸抑制作用の検討の系[18]で、共役リノール酸は乳腺細胞DNAに結合しているDMBAの結合量に影響を及ぼさないことが認められている[18]。すなわち、乳腺細胞DNAへのDMBAの結合量は、DMBA投与1日後で、1％共役リノール酸含有飼料投与群で、31±6.1pモル/mg DNA、共役リノール酸非含有飼料投与群で33±5.2pモル/mg DNAであり、投与後2、4、7日目でも同様であった[18]。

共役リノール酸の発癌抑制・癌細胞増殖抑制機構については、まだ研究の途上であり、ほとんど解明されていないが、これまで次のものが検討されている。

(1) 共役リノール酸と発癌物質の相互作用[23]
(2) 過酸化脂質ラジカル産生に及ぼす影響[11,12,17,30]
(3) プロ酸化作用による共役リノール酸の細胞毒性の誘導[9,10,21]
(4) エイコサノイド産生に及ぼす影響[11,26]
(5) 細胞膜リン脂質に取り込まれた共役リノール酸による細胞内事象の制御[16,17,31]
(6) 解毒酵素活性に及ぼす影響[15,17,23]
(7) 癌細胞の細胞接着因子発現に及ぼす影響[25]

などである。

図5-10 共役リノール酸によるチトクロームP-450のDMBA代謝阻害[15]

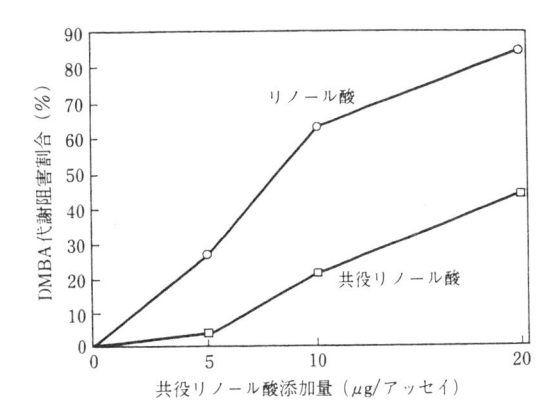

5-6-2) 共役リノール酸と発癌物質との相互作用

肉や魚を調理すると2-アミノ-3-メチルイミダゾ〔4,5-f〕キノリン（2-amino-3-methylimidazo〔4,5-f〕quinoline；IQ）、3-アミノ-1-メチル-5H-ピリド〔4,5-6〕インドール（3-amino-1-methyl-5H-Pyrido〔4,5-6〕indole；Trp-P-2）などの複素環アミンの発癌物質を生じることが知られている[32]。IQの誘導体である2-アミノ-3-メチルイミド-アゾ〔4,5-f〕キノリン（2-amino-3-methylimid-azo〔4,5-f〕quinoline はラットの肝臓、小腸、大腸、皮膚に癌を発生させる[33]。これら複素環アミン化合物そのものが発癌作用を有するのではなく、生体内で代謝（活性化）を受け、最終的な発癌物質に変化する。最も基本的な活性化経路は、まずチトクロームP450 1A2による複素環アミン化合物の環外アミンのN-水酸化であり、次いでスルフォトランスフェラーゼ（sulfotransferase）とアセチルトランスフェラーゼ（acetyltransferase）によるアリルニトレニウムイオン（aryl nitrenium ion）の生成である[34]。この活性化された複素環アミン化合物はDNAのグアニジン塩基と共役結合を形成し、N-(デオキシグアノシン-8-イル)-IQ（N-(deoxyguanosin-8-yl)-IQ；dG-C8-IQ）や 5-(デオキシグアノシンN^2-イル)-IQ（5-(de-oxyguanosin-N^2-yl)-IQ；dG-N^2-IQ）を生じる[35]。

IQ、IQの活性化された化合物であるN-ヒドロキシ-IQ、Trp-P-2の溶液に共役リノール酸を添加し、共役リノール酸による発癌物質のトラッ

ピングを検討したところTrp-P-2は共役リノール酸の添加量に比例して，強い結合を示した（図5-11）[23]。共役リノール酸の発癌物質のトラッピング作用はTrp-P-2＞N-ヒドロキシ-IQ＞IQであった[23]。しかし，同様なトラッピング作用はリノール酸，オレイン酸にも見出され，共役リノール酸に特異的なものではなかった[23]。

ラットへIQを投与した場合の，IQと細胞DNAの付加物（IQ-DNA adducts）生成が共役リノール酸により抑制されることが in vivo, in vitro で確かめられている[3]。ラットに0.5％共役リノール酸を含有する飼料を1日おきに4週間投与しながら，3，4週目の共役リノール酸含有飼料投与後にIQを投与した。共役リノール酸含有飼料，IQの投与は4週間で中止し，さらに通常飼料で12週間飼育したのち，肝臓，大腸組織からDNAを抽出し，IQ-DNA付加物量を測定したところ，大腸ではIQのみの投与群でRAL（relative adduct labelling）が$11.53 \pm 3.5 \times 10^7$であったのに対して，共役リノール酸とIQ投与群では$6.96 \pm 2.4 \times 10^7$と有意（$p<0.05$）に低下した[23]。肝臓では有意差は認められなかったものの，共役リノール酸とIQ投与群でIQのみの投与群に比較して，低いRAL値が得られている[23]。この時IQ-DNA付加物の約75％はdG-C8-IQであった[23]。さらに in vitro で子牛胸腺DNAを用い，IQ-DNA付加物生成に及ぼす共役リノール酸の影響も検討されており，共役リノール酸100μモルまでは濃度に比例してIQ-DNA付加物生成を抑制したが，それ以上の濃度ではほぼ一定であった

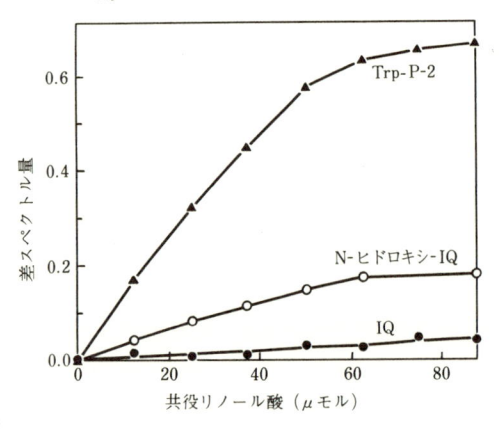

（図5-12）[23]。共役リノール酸100μモル以上で付加物生成に影響が認められないのは，in vitroの試験系での共役リノール酸の溶解度によるものと推定されている[23]。

また，Salmonella typhimurium に対するN-ヒドロキシ-IQ，ニトロ-IQの変異原性に対する共役リノール酸の抑制効果を検討したところ，毒性発現濃度以下の濃度で約20％抑制したのみであったが，水溶性抗酸化物質のビタミンC，脂溶性抗酸化物質のβ-カロチン，配位化合物であるクロロフィリン（chlorophyllin）は添加量に比例して変異原性を抑制した[23]。

5-6-3) 共役リノール酸の過酸化脂質産生に及ぼす影響

過酸化脂質ラジカル，脂質過酸化により生じるアルデヒド，スーパーオキシドアニオンは，腫瘍細胞，正常細胞の細胞膜に損傷を与え[36,37]，担癌動物に脂質過酸化により生じるアルデヒドを投与すると癌細胞の増殖を抑制する[38]。また，一般的に腫瘍細胞では過酸化脂質の産生が少ない傾向が認められている[39,40]。その理由として，肝臓癌細胞膜の多価不飽和脂肪酸含量が，正常の肝臓細胞膜に比較して少なく[41]，またΔ^6-，Δ^5-不飽和化酵素活性，鎖長延長酵素活性が低いため[41]，また肝臓癌細胞ミクロソームのNADPH-チトクロームC還元酵素，チトクロームP450活性が低く，脂質過酸化を起こすラジカルの産生が低いため[42]ではないかと推定されている。

癌細胞に対する共役リノール酸の過酸化脂質産

図5-11 共役リノール酸と複素環アミンとの相互作用[23]

図5-12 IQ-DNA付加物に及ぼす共役リノール酸の影響[23]

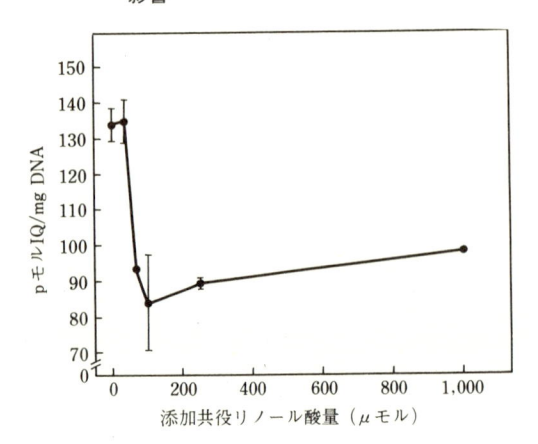

生に及ぼす影響については，癌細胞培養系に共役リノール酸を添加した場合は，過酸化脂質産生促進作用が認められている場合[6]と，認められていない場合[5]．DMBAで惹起された乳癌では，共役リノール酸投与により，乳癌細胞での過酸化脂質産生が抑制されている[17]．ヒト肺腺癌 A-427，SK-LU-1，A549細胞培養系に40μモル添加し72時間培養すると肺腺癌細胞の分化，増殖抑制作用が認められているが，この時，過酸化脂質の産生量は，無添加の場合に比較して約4～5倍，リノール酸40μモル添加の場合に比較して約2倍に上昇した[6]．この時，共役リノール酸添加により肺腺癌細胞の分化，増殖が抑制される程度に応じて，過酸化脂質の産生量が多かった[6]．またヒト肺腺癌 A-172細胞培養系では，共役リノール酸添加により肺腺癌細胞の分化，増殖抑制作用がほとんど認められなかったが，この場合，共役リノール酸添加により過酸化脂質産生量には，ほとんど変化が認められなかった[6]．

ヒト乳癌 MCF-7 細胞培養系に共役リノール酸あるいはリノール酸を0.5～10μg/ml添加し，3日間培養し乳癌細胞の増殖に及ぼす影響を検討したところ，無添加群に比較して，共役リノール酸添加群は0.5～10μg/ml添加で濃度依存的に増殖を阻害したが，リノール酸添加群では0.5～5μg/ml添加で増殖を2～7％促進し，10μg/ml添加で11％増殖を抑制した[47]．1μg/mlのリノール酸をヒト乳癌 MCF-7 細胞培養系に添加し，3日間培養した場合，過酸化脂質量は約22％，有意（$p<0.05$）に上昇したが，1μg/mlの共役リノール酸添加の場合は過酸化脂質の生成は認められなかった[5]．

癌細胞の培養系ではないが，ラットの肝臓細胞懸濁培養液中に3時間，生理的濃度（5，10，20ppm）の共役リノール酸混合物を添加し，細胞の生育性（viability）および，抗酸化酵素活性の変化，過酸化脂質生成に及ぼす影響が検討されている[43]．共役リノール酸混合物の主成分は9c,11t/9t,11c-C$_{18:2}$（29.5％），10c,12t/10t,12c-C$_{18:2}$（29％），11c,13t/11t,13c-C$_{18:2}$（21.7％），8c,10t/8t,10c-C$_{18:2}$（12.3％）であった[44]．肝臓細胞の生育性は，トリパン　ブルー（trypan blue）の排出と細胞からの培養液中への乳酸デヒドロゲナーゼ（lactate dehydrogenase）活性の

図5-13　共役リノール酸の肝臓細胞生育性に及ぼす影響[43]

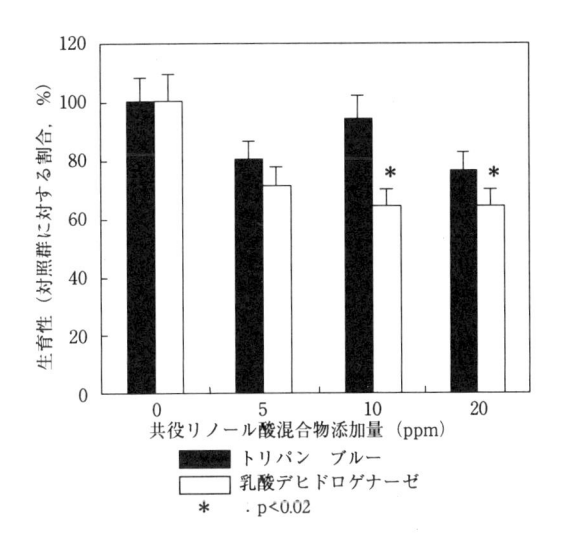

漏出により測定した．その結果，共役リノール酸混合物添加群の20～25％の細胞はトリパン　ブルーの排出が出来ず，乳酸デヒドロゲナーゼの漏出で検討した細胞の生育性は，共役リノール酸混合物10，20ppm添加群で有意（$p<0.02$）に低下した（図5-13）[43]．

この時，抗酸化酵素であるスーパーオキシドデスムターゼ（superoxide desmutase）活性は，共役リノール酸添加により有意（$p<0.05$）に低下し，カタラーゼ（catalase）活性は共役リノール酸混合物20ppm添加群で，グルタチオン　パーオキシダーゼ（glutathione peroxidase）活性は共役リノール酸混合物10ppm添加群で有意（$p<0.05$）に低下した（図5-14）[43]．また，チオバルビツール酸反応物質で測定した過酸化脂質生成量は，いずれの共役リノール酸混合物添加群でも差は認められなかった（図5-15）[43]．

DMBA惹起のラット乳癌は共役リノール酸投与により抑制[17,19,20]されるが，共役リノール酸を0.5，1.0，1.5％含有する飼料を6ヵ月投与したのち，乳腺および肝臓でのチオバルビツール酸反応物質量を測定したところ，乳腺では，約20～30％低下したが，肝臓では0.5，1.0％共役リノール酸含有飼料投与群では変化は認められず，1.5％共役リノール酸含有飼料投与群で約14％低下した[17]．同じ傾向は，健常マウスに共役リノール酸含有飼料を1ヵ月投与した際の乳腺，肝臓でも認められ

図5-14 共役リノール酸の肝臓細胞抗酸化酵素活性に及ぼす影響[43]

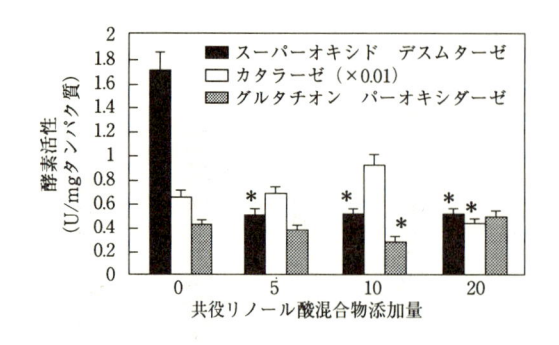

図5-15 共役リノール酸の肝臓細胞過酸化脂質生成に及ぼす影響[43]

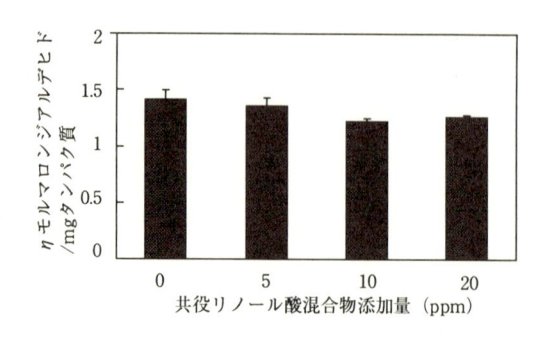

た[17]。これらの共役リノール酸の過酸化脂質産生に及ぼす影響については一定の結果が得られず，共役リノール酸の制癌作用の機序として過酸化脂質が関与しているか否かは不明である。

しかし，共役リノール酸のいくつかの癌細胞で認められている細胞毒性[3,4]は，過酸化アニオン生成量と相関があるのではないかと推定されている[45]。共役リノール酸は，ヒト乳癌MCF-7細胞培養系ではβ-カロテン（β-carotene）[3]やリノール酸[4]より強い細胞毒性を示す。共役リノール酸の細胞毒性発現機構についての直接的な検討はなされていないが，他の共役脂肪酸であるシス-パリナリック酸（cis-parinaric acid, 9c, 11t, 13t, 15c-$C_{18:4}$）を用いた検討では，シス-パリナリック酸の共役二重結合は非常に効率的に電子を捕捉し，その細胞毒性の強さは過酸化アニオン生成量と関連することなどから，共役リノール酸の細胞毒性は，共役二重結合の性質に起因するのではないかと推定されている[45]。

未分化のヒト単核白血病U-937細胞（U-937 human monocytic leukemia cell）培養系に炭素数18の二重結合を有する種々の脂肪酸，非共役二重結合1個を有するオレイン酸，3個有するリノレン酸，4個有するモロクチン酸（morocticacid; $C_{18:4}$ n-3），および共役二重結合4個を有するパリナリック酸を添加し，24時間培養したのちの細胞の生存率を検討した[45]。その結果，オレイン酸，リノレン酸，モロクチン酸では細胞毒性を発現するのが50μモル以上であったが，パリナリック酸の場合は細胞毒性発現の濃度が低く，LD_{50}は2μモルであった（図5-16）[45]。パリナリック酸の未分化癌細胞に対する細胞毒性は，ヒト単核白血病U-937細胞のみならず，ヒト単核白血球THP-1細胞，ヒト前骨髄性白血症HL-60細胞（HL-60 human promyelocytic leukemia cell），ヒト網膜芽腫Y-79細胞（Y-79 human retinoblastoma cell）でも同様に認められた[45]。

パリナリック酸の未分化癌細胞に対する細胞毒性は，抗酸化剤のブチルヒドロキシトルエン（butyl hydroxytoluene; BHT）で濃度依存的に阻害されることから，パリナリック酸の細胞毒性の強度は過酸化アニオンの生成量と相関しているのではないかと推定されている[45]。また未分化のヒト単球白血球U-937細胞を，12-O-テトラデカノイルホルボール-13-アセテート（12-O-tetradecanoyl phorbol-13-acetate; TPA）で分化させ，マクロファージ型に変化させた分化U-937細胞に対しては，パリナリック酸はまったく細胞毒性を示さなかった[45]。分化U-937細胞と同様にヒト線維芽細胞，ウシ大動脈上皮細胞，大腸粘膜CaCo-2細胞などの分化細胞についてはパリナリック酸は細胞毒性を示さなかった[45]。分化細胞に対してパリナリック酸が細胞毒性を示さない理由については不明であるが，それぞれの細胞培養系にパリナリック酸を添加し，細胞膜への取り込まれを検討したところ分化U-937細胞培養系への20μモル添加時の細胞膜への取り込まれ量は，未分化U-937細胞培養系への5μモル添加時の細胞膜への取り込まれ量とほぼ同等であった（図5-17）[45]。これらの結果は，未分化細胞でのパリナリック酸の細胞膜への取り込まれと細胞毒性の発現は，癌細胞に共役二重結合が何らかの働きをしているのではないかと推定されるが，現時

図5-16 未分化ヒト単核白血病U-937細胞の生存率に及ぼす種々の脂肪酸の影響[45]

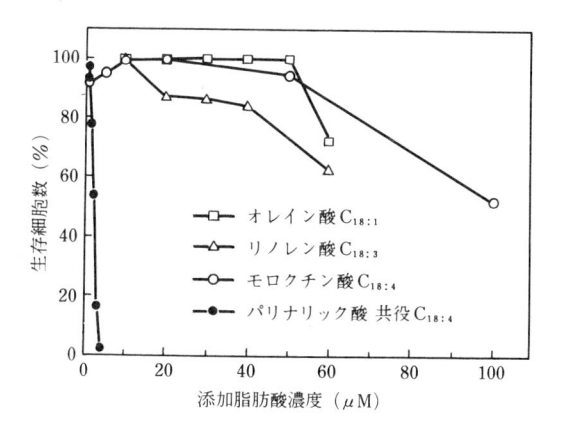

図5-17 分化, 未分化ヒト単核白血病U-937細胞へのパリナリック酸の細胞膜への取り込まれ量[45]

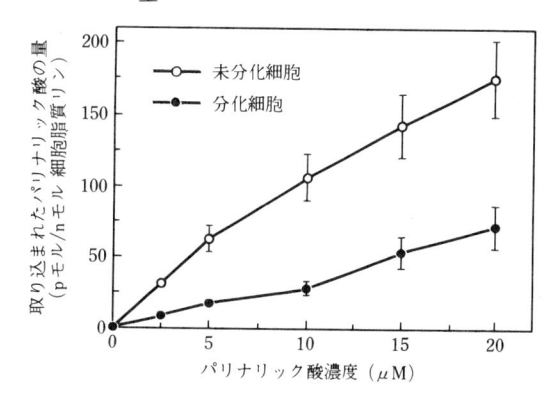

点では確定されるものではない。

パリナリック酸の細胞毒性は過酸化アニオン生成量に関係していると推定されているが, これらの作用は共役リノール酸の抗酸化作用あるいは共役リノール酸の酸化安定性によるものではなかった[15,16]。

5-6-4) 共役リノール酸のエイコサノイド産生に及ぼす影響

エイコサノイドは培養正常乳腺上皮細胞や線維腺腫 (fibroadenoma)[46], 培養乳癌細胞[47] で分化を促進することが知られており, シクロオキシゲナーゼの代謝産物であるプロスタグランジンE_2[48]や, リポキシゲナーゼの代謝産物であるロイコトリエンB_4は, 腫瘍細胞の増殖を直接抑制する。さらに種々の方法でアラキドン酸カスケードを修飾し, エイコサノイドの産生を制御すると, 乳癌の発生を抑制したり, 乳癌の増殖を抑制することが認められている[48,49]。ヒト乳癌MCF-7細胞とヒト正常乳腺上皮HMEC細胞培養系に, 1μg/mlの共役リノール酸, あるいはリノール酸を添加, 培養し, その培養系にさらにシクロオキシゲナーゼ活性を阻害し, プロスタグランジンの産生を抑制するインドメタシン (indomethacin) あるいは, リポキシゲナーゼ活性を阻害し, ロイコトリエンの生合成を阻害したり, ロイコトリエンB_4レセプターにロイコトリエンB_4拮抗物質として作用するノルデヒドログアイアレン酸 (nordehydroguai-aretic acid ; NDGA) を添加してその影響が検討されている[5]。

正常乳腺上皮HMEC細胞ではリノール酸添加により促進された増殖は10～40μg/mlのインドメタシンあるいはNDGAによりその増殖がそれぞれ10～26%, 23～30%抑制された (図5-18, A, B)[5]。それに比較し, 共役リノール酸添加の場合は, インドメタシンで9～42%, NDGAで21～38%有意に増殖が促進された (図5-18, A, B)[5]。ヒト乳癌MCF-7細胞でも同様にリノール酸添加の場合, インドメタシンで4～11%, NDGAで35～43%増殖が抑制された (図5-18, C, D)[5]。一方, 共役リノール酸添加の場合は, インドメタシン添加で有意に増殖が2～9%促進されたが (図5-18, C)[5], NDGA添加の場合は, 乳癌細胞の増殖は13～28%抑制された(図5-18, D)[5]。ヒト乳癌MCF-7細胞, 正常乳腺上皮HMEC細胞いずれでも, リノール酸, 共役リノール酸存在下で, NDGAの方がインドメタシンより強い増殖抑制作用を示す傾向が認められた[5]。

正常乳腺上皮HMEC細胞培養系へリノール酸を添加すると細胞の増殖が促進され, さらにインドメタシンを添加するとその増殖が抑制されるのは, リノール酸からアラキドン酸への変換, さらにアラキドン酸からの種々のプロスタグランジンの産生が必須であることを示していると推定されている[5]。非癌腫ヒト乳腺上皮MCF-10A細胞培養系にリノール酸を添加すると細胞増殖が認められるが, ヒト乳癌MCF-7細胞培養系にリノール酸を添加しても細胞増殖に変化が認められない場合も報告されている[50]。この場合, ヒト乳癌MCF-7細胞の酵素系を検討したところ, Δ5, Δ6不飽和化酵素が欠損しており, リノール酸か

図5-18 細胞の増殖に及ぼすリノール酸,共役リノール酸とインドメタシン,NDGAの影響[5]

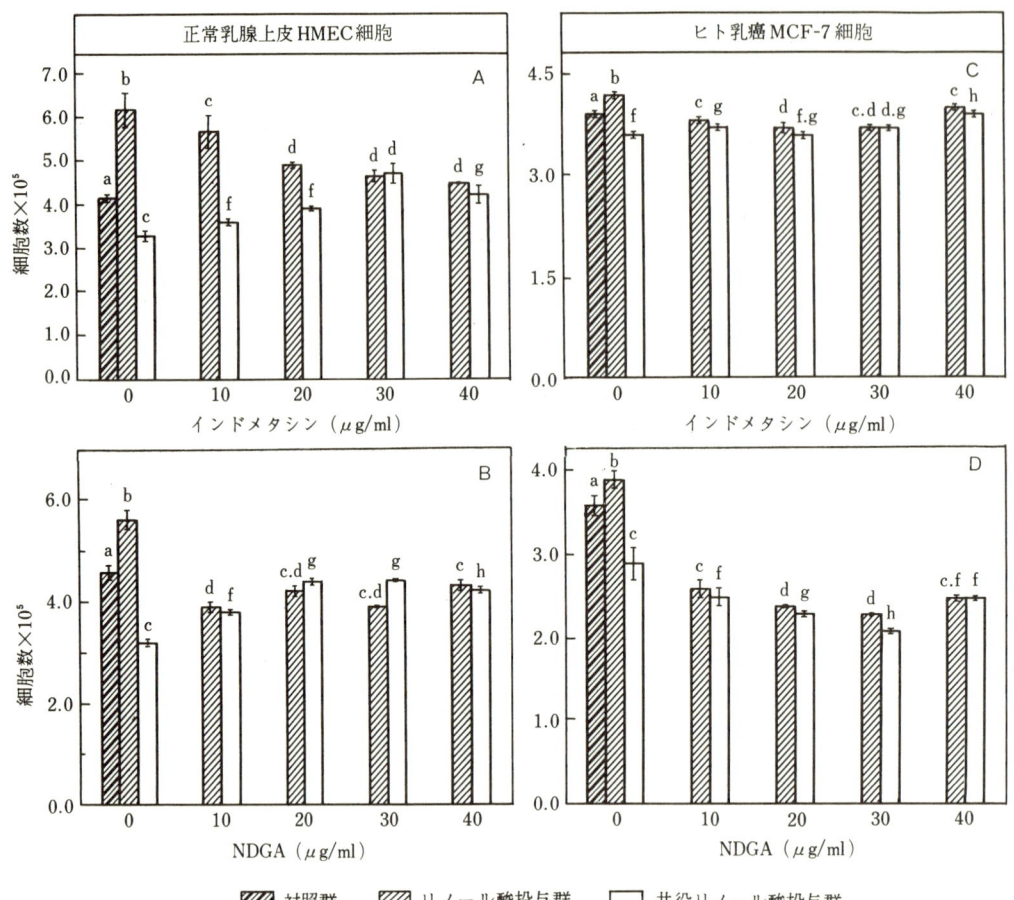

異なるアルファベットは有意差があることを示す。p≦0.05

対照群　リノール酸投与群　共役リノール酸投与群

らアラキドン酸への変換が行われなかった[50]。この結果から,正常乳腺上皮HMEC細胞,ヒト乳癌MCF-7細胞の培養系へリノール酸,共役リノール酸を添加した場合,細胞の増殖はそれぞれ促進,抑制されるが,さらにインドメタシン,NDGAの添加により,いずれも増殖が抑制されるのは,何らかの形でΔ5,Δ6不飽和化酵素が関与していると推定されるが定かではない[5]。また正常乳腺上皮HMEC細胞,ヒト乳癌MCF-7細胞培養系へリノール酸およびNDGAを添加した場合の方が,インドメタシン添加の場合より増殖が抑制されたが,この結果は,共役リノール酸の癌抑制作用に,エイコサノイドが関与していることは推定されるが,どのように関与しているかは不明である[5,47,51,52]。

また,共役リノール酸投与により,リノール酸の代謝物産生量が減少し,その結果,癌発生のリスクが軽減される作用機序も推定されている[27,51]。8週齢のラットに共役リノール酸を,0.1,0.3,0.9%含有する飼料を6週間摂取させ,摂取3週目,6週目の血清中共役リノール酸濃度を測定すると,共役リノール酸投与量に比例して血清中共役リノール酸濃度が増加した。特に0.9%共役リノール酸含有飼料投与群では,0.1%共役リノール酸含有飼料投与群に比較して,5～7倍増加していた[28]。この時,膵臓リンパ球でのインターロイキン2の産生量は,共役リノール酸含有飼料投与3週目で有意に上昇し,0.3%共役リノール酸含有飼料投与群で約15倍(p＜0.01),0.9%共役リノール酸含有飼料投与群で約11倍(p＜0.05)増加した[28]。しかし,共役リノール酸投与6週目では,対照の無添加群に比較してインターロイキン2の産生量に差は認められなかった[28]。この変化についての機序についても不明である[13,28]。

また，ラットに1％の共役リノール酸あるいはリノール酸を含有する飼料を2週間投与したのち，血漿中，脾臓中のプロスタグランジンE_2含量を測定したところ，共役リノール酸含有飼料投与群でいずれも有意に低下した[13,53]。例えば血漿プロスタグランジンE_2濃度は共役リノール酸含有飼料投与群で150±22pモル/l，リノール酸含有飼料投与群で284±41pモル/l（$p<0.05$）であった[53]。

また，ラットに大豆油あるいはメンハーデン油/サフラワー油を脂質源とする飼料に1％の共役リノール酸を添加した飼料を42日間投与したのち，脛骨，大腿骨を採取し，骨髄を除去した骨幹（bone shaft）を2時間培養し，産生されるプロスタグランジンE_2の産生量を検討したところ，大豆油，メンハーデン油/サフラワー油含有飼料に共役リノール酸を添加した群で，共役リノール酸無添加群に比較して有意に低下した（表5－2）[54]。これは，共役リノール酸投与により骨組織中のn-6脂肪酸の含量が低下するため，シクロオキシゲナーゼの基質が減少したためと推定されている[54,55]。また，共役リノール酸投与により，リノール酸の代謝産生化合物の産生量が減少し，その結果，癌発生のリスクが軽減されると言う作用機序も推定されている[51]。

さらに，ホルボールエステルで惹起されるマウス表皮のプロスタグランジンE_2産生と過形成（hyperplasia）が，共役リノール酸投与により抑制されることも示されている[56]。また，ホルボールエステルで惹起されるマウス表皮でのプロスタグランジンE_2産生，$c\text{-}myc$ mRNAの発現，および過形成（hyperplasia）が共役リノール酸投与により抑制されることも示されている[56]。マウスに共役リノール酸混合物（主成分は9c, 11t/9t, 11c-$C_{18:2}$；43％, 10t, 12c-$C_{18:2}$；45％）を0, 0.5, 1.0, 1.5％含有する飼料を6週間投与したのち，皮膚に12-O-テトラデカノイルホルボール-13-アセテート（12-O-tetradecanoyl-phorbol-13-acetate；TPA）を塗布し，それぞれ一定時間後に塗布部の皮膚を採取し，プロスタグランジンE_2の産生量，$c\text{-}myc$ mRNAの発現量，オルニチンデカルボキシラーゼ（ornithine decarboxylase）活性および発癌促進の指標である過形成の細胞数の測定を行った[56]。プロスタグランジンE_2の産生は，対照のアセトン塗布群に比較して共役リノール酸混合物0, 0.5, 1.0％含有飼料投与群で有意に上昇したが，共役リノール酸1.5％含有飼料投与群では有意に抑制され，対照群との間に差は認められなかった（図5－19）[56]。また$c\text{-}myc$遺伝子は細胞分化に伴なうDNA合成の時期に発現される[57]が，$c\text{-}myc$ mRNAの発現量はTPA惹起により，いずれの共役リノール酸混合物投与群でも対照群に比較して大幅に上昇した（図5－20）[56]。また，オルニチンデカルボキシラーゼ活性は対照群で共役リノール酸混合物の投与量に比例して上昇したが，TPA惹起によっては，共役リノール酸混合物投与群間には差は認められなかった[56]。細胞分化の指標となる細胞の過形成は，対照群では共役リノール酸混合物の投与量により差は認められなかったが，TPA惹起により，共役リノー

表5－2 共役リノール酸投与の骨組織培養でのプロスタグランジンE_2の産生に及ぼす影響[54]

| 組織 | 投　　与　　群 | | | | 分散分析P値 | | |
| | 大豆油含有飼料 | | メンハーデン油/サフラワー油含有飼料 | | | | |
	共役リノール酸＋	共役リノール酸－	共役リノール酸＋	共役リノール酸－	共役リノール酸	メンハーデン油	共役リノール酸×メンハーデン油
脛骨, ng/g（乾燥組織重量）	19.1±2.1^{m,y}	42.9±11.6^{m,x}	6.6±2.6^{n,y}	15.8±2.0^{n,x}	0.02	0.007	0.25
脛骨, ng/g（湿組織重量）	17.6±1.5^{m,y}	34.5±8.8^{m,x}	5.0±1.7^{n,y}	12.8±1.3^{n,x}	0.02	0.003	0.35
大腿骨, ng/g（乾燥組織重量）	21.2±3.6^{m,y}	30.8±4.7^{m,x}	6.6±0.8^{n,y}	16.0±4.3^{n,x}	0.02	0.002	0.98
大腿骨, ng/g（湿組織重量）	19.8±3.6^{m}	25.7±4.2^{m}	5.6±1.1^{n}	14.5±4.3^{n}	0.06	0.004	0.69

m, nはメンハーデン油/サフラワー油に対し, x, yは共役リノール酸に対して有意差のあることを示す（$p<0.05$）

図5-19 共役リノール酸の12-O-テトラデカノイルホルボール-13-酢酸惹起のプロスタグランジンE_2産生に及ぼす影響[56]

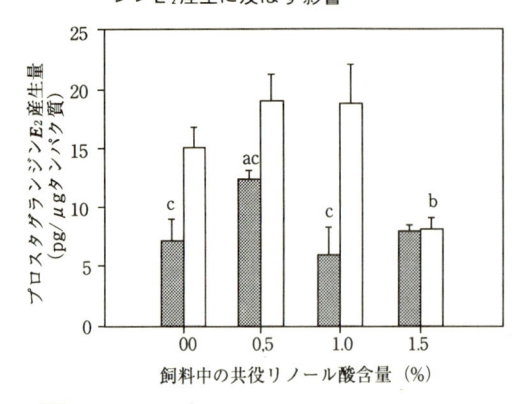

図5-20 共役リノール酸の12-O-テトラデカノイルホルボール-13-酢酸惹起の c-myc mRNA発現に及ぼす影響[56]

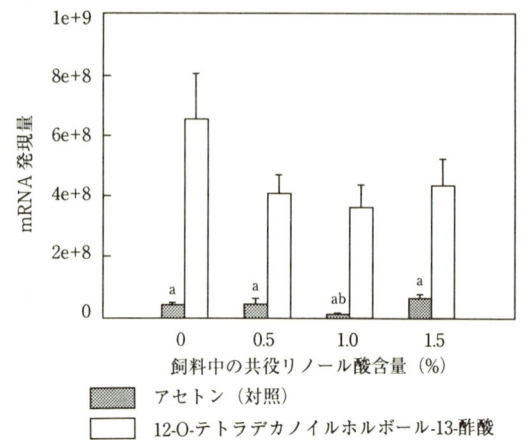

■ アセトン（対照）
□ 12-O-テトラデカノイルホルボール-13-酢酸
異なるアルファベット間には有意差が存在することを示す（P<0.05）

■ アセトン（対照）
□ 12-O-テトラデカノイルホルボール-13-酢酸
異なるアルファベット間には有意差が存在することを示す（P>0.05）

ル酸混合物0，0.5%投与群では有意（p<0.05）な上昇，1.0%投与群では有意（p<0.05）な低下が認められたが，1.5%投与群では対照群との間に差は認められなかった[56]。また培養ケラチノサイト細胞でも共役リノール酸添加によりPGE$_2$産生の抑制が報告されている[58]。

また，ラットに0.5%共役リノール酸を含有する飼料を1ヶ月間投与すると肝臓中のレチノール（retinol；ビタミンA　アルコール）含量が約2倍に上昇することが認められている[60]が，含量増加の機序，またレチノール含量増加が共役リノール酸の発癌抑制作用と関連があるかどうかも不明である[60]。

5-6-5）共役リノール酸の解毒酵素に及ぼす影響

抗酸化剤であるブチルヒドロキシアニソール（butyl hydroxy anisol；BHA）をラットに投与すると解毒酵素であるグルタチオン-S-トランスフェラーゼ（glutathione-S-transferase）活性が上昇することが知られている[59]。ラットに0.25〜1.5%の共役リノール酸を含有する飼料あるいは，0.1% BHA，0.05%ビタミンEを含有する飼料を1カ月間投与し，肝臓，乳腺のグルタチオン-S-トランスフェラーゼ，UDP-グルクロニル・トランスフェラーゼ活性を測定した[17]。その結果，0.1%BHA含有飼料投与群では，肝臓，乳腺で，

0.05%ビタミンE含有飼料投与群では肝臓でのグルタチオン-S-トランスフェラーゼ活性の有意な上昇が認められたが，共役リノール酸含有飼料投与群では，肝臓，乳腺いずれでも，グルタチオン-S-トランスフェラーゼ，UDP-グルクロニル・トランスフェラーゼ活性に変化は認められなかった[17]。

また，0.5%共役リノール酸含有飼料をラットに1カ月間投与したのち，肝臓ミクロソームでのNADPH-チトクローム　P450　レダクターゼ（NADPH-cytochrome P450 reductase），チトクローム P450 1A1の指標である7-エトキシリソルフィンO-ジエチラーゼ（7-ethoxyresorufin O-de-ethylase；EROD），チトクローム P450 1A2の指標であるメトキシリソルフィン O-ジエチラーゼ（methoxyresorufin O-deethylase；MROD）活性の誘導に及ぼす影響について検討した[23]。その結果，いずれの酵素についても共役リノール酸含有飼料投与により誘導は認められなかった[23]。また，これらの酵素の in $vitro$ での共役リノール酸による直接の活性に対する影響を検討したところ，NADP-チトクローム P450レダクターゼ活性には，影響を及ぼさなかった[23]。EROD活性に対して，共役リノール酸100μモル添加まで，やや活性を上昇させた[23]。これらの結果から，共役リノール酸は解毒酵素に対してはほとんど影響を及ぼさないものと推定された[17,23]。

5-6-6）共役リノール酸の接着分子に及ぼす影響

接着分子は細胞外基質構成分子として細胞外基質や細胞同士との単なる接着だけではなく，細胞内の情報伝達系に影響を及ぼすことによって発生，免疫応答および癌の転移や浸潤，ショック，自己免疫疾患などに関与する病態因子としても関与していることが判明してきている[61]。これまで数多くの接着分子が同定されているが，これらの接着分子はその構造的特徴によっていくつかのファミリーを形成することが明らかになってきている[61]。これらのファミリーは大きく3つに分類される。すなわち

(1) コラーゲンやフィブロネクチンなどの細胞外基質構成分子としての接着分子
(2) ギャップ結合やデスモゾームなど細胞同士を結合させる細胞接着分子としての接着分子
(3) 細胞間の情報伝達の授受や細胞の動態に関与する接着分子

に分類される（表5-3）。

細胞間の情報伝達の授受や細胞の動態に関与する接着分子のうち，免疫グロブリンの定常部様ドメインを有する免疫グロブリンスーパーファミリーに属する接着分子がある。このスーパーファミリーは膜糖タンパク質であるが，炎症や免疫反応に重要な役割を担っているICAM（-1,-2,-3）(intercellular adhesion molecule（-1,-2,-3）およびVCAM-1（vascular cell adhesion molecule-1），神経回路網形成，筋発生に重要な役割を担っているNCAM（neural cell adhesion molecule）がある[62]。

このうち，ICAM-1は，慢性関節リウマチ，全身性エリテマトーデス，多発性硬化症や糖尿病などの自己免疫疾患や，気管支喘息，また臓器移植時の炎症反応に深くかかわっている[62]と共に，担癌動物の血漿指標としても有用である[27]。

重症の免疫不全（severe combined immunodeficient；SCID）マウスに1％リノール酸あるいは，共役リノール酸を含有する飼料を2週間投与したのち，ヒト前立腺癌（human prostatic cancer）DU-145細胞を接種し，同じ飼料で12週間飼育すると，接種したヒト前立腺癌細胞の容積は，対照群に比較して1％リノール酸含有飼料投与群では有意に増加し，1％共役リノール酸含有飼料投与群では有意に抑制された[27]。さらに，癌細胞の肺への転移を検討したところ，対照群，1％リノール酸含有飼料投与群のSCIDマウスでは80～100％転移が認められたが，1％共役リノール酸含有飼料投与群では約10％のSCIDマウスで転移が認められたにすぎなかった[27]。この時，血漿中のICAM-1の濃度を測定したところ，1％リノール酸含有飼料投与群では有意に上昇し（p＜0.02），1％共役リノール酸含有飼料投与群では有意に大幅に低下した（p＜0.01）（図5-21）[27]。

表5-3 接着分子の分類[61]に追加

1) 細胞外基質としての接着分子
　　コラーゲンスーパーファミリー
　　糖タンパク質スーパーファミリー（フィブロネクチン，ラミニン，ビトロネクチンなど）
　　プロテオグリカンスーパーファミリー
　　ヒアルロン酸
　　エラスチン

2) 細胞接着装置としての接着分子
　　カドヘリンスーパーファミリー[a]
　　カテニン

3) 細胞間の信号の授受や動態に関与する接着分子
　　インテグリンファミリー[b]
　　セレクチンファミリー[c]
　　免疫グロブリンスーパーファミリー CD2[d]
　　　CD4[d], CD8[d], B7-CD28/CD152ファミリー[e],
　　　ICAM[f], VCAM[f], NCAM[f]
　　リンクタンパク質（CD44）[g]
　　シアロムチンファミリー[h]

a) 小澤政之，臨床免疫 30（Suppl. 18），60(1998)
b) 木梨達雄，臨床免疫 30（Suppl. 18），8(1998)
c) 中出眞嗣，川島博人，宮坂昌之，臨床免疫(Suppl. 18)，30(1998)
d) 菅原剛彦，中内啓光，臨床免疫 30（Suppl. 18），25(1998)
e) 桜井仁亨，東みゆき，臨床免疫 30（Suppl. 18），32(1998)
f) 土肥　武，中尾裕史，臨床免疫 30（Suppl. 18），41(1998)
g) 大澤朋子，宮坂昌之，臨床免疫 30（Suppl. 18），52(1998)
h) 飯塚利彦，小池竜司，臨床免疫 30（Suppl. 18），67(1998)

図5-21 SCIDマウスへの前立腺癌DU-145細胞接種12週間後の血漿中ICAM-1の濃度[27]。

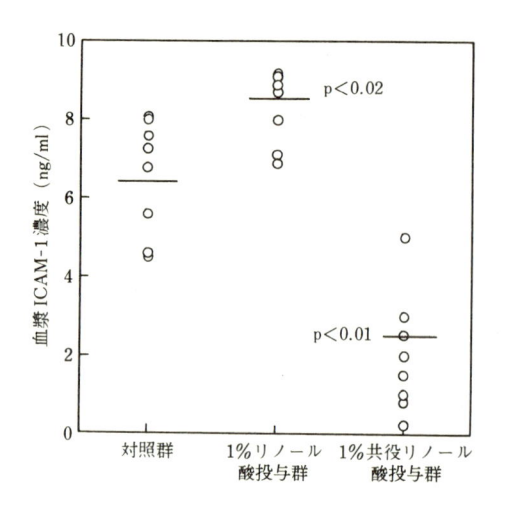

図5-22 共役リノール酸含有飼料6週間投与後の肝臓オルニチン脱炭酸酵素活性の変化[69]

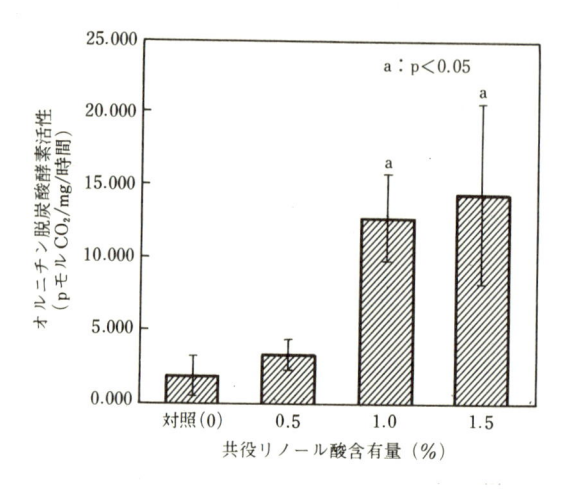

また，ヒト臍帯静脈内皮細胞培養系に共役リノール酸を10mモル添加し，24時間培養後のICAM-1，E-セレクチン（E-selectin）の発現量は，共役リノール酸無添加群に比較して約50％に抑制された。この時，グルタチオン パーオキシダーゼ（glutathion peroxidase）のmRNAの発現量は約50％上昇した[51]。

5-6-7）共役リノール酸のオルニチン脱炭酸酵素活性に及ぼす影響

代表的な発癌プロモーターである12-O-テトラデカノイルホルボール-13-アセテートで腫瘍細胞を刺激すると，細胞質内および細胞膜のプロテインキナーゼC活性が変化すると共に[63]，多くの特異的なタンパク質の合成を誘導する[64]。その中で特に顕著な誘導合成が認められるのは，オルニチン デカルボキシラーゼ（ornithin decarboxylase）であり[65]，プロモーターの検索あるいはプロモーター活性の強さの測定に用いられ[66]，オルニチン 脱炭酸酵素の誘導は癌のプロモーションに関連した最も重要な生化学的指標と考えられている[67]。

しかし，モノ不飽和脂肪酸（$C_{18:1}$，$C_{20:1}$，$C_{22:1}$）を約46％含有する部分水素添加魚油をラットに投与すると肝臓のオルニチン脱炭酸酵素活性は，投与1時間で上昇し，24時間後で投与前の約11倍の最高値に達し，投与後48時間で投与前の活性にもどった[68]。共役リノール酸を0.5，1.0，1.5

％含有する飼料をマウスに6週間投与し，肝臓のオルニチン脱炭酸酵素活性を測定したところ，0.5％共役リノール酸含有飼料投与群では，対照群と差は認められなかったが，1.0，1.5％共役リノール酸含有飼料投与群では，その酵素活性は約10倍上昇した（図5-22）[69]。これらの結果だけからでは，共役リノール酸による酵素活性の変化と発癌抑制との関連は定かではなく，今後の詳細な検討が必要である。

5-6-8）共役リノール酸によるアポトーシスの誘導

共役リノール酸は発癌前駆物質，発癌物質による発癌誘導の抑制や，移植癌の増殖抑制のみならず，ラット初代培養乳腺上皮細胞の増殖を抑制し，この増殖抑制は，共役リノール酸によるアポトーシスの結果と推定されている[70]。ラットより乳腺上皮細胞（normal rat mammary epithelial cell organoids）を調製し初代培養を行ない，その培養系に共役リノール酸あるいはリノール酸を添加し，細胞の増殖に及ぼす影響を検討した[70]。その結果，共役リノール酸を添加濃度依存て的に増殖を抑制し，IC_{50}は約32μモルであった（図5-23）[70]。共役リノール酸は32μモル添加で増殖抑制作用は認められなかった（図5-23）[70]。また，培養開始後14日目のラット初代培養乳腺上皮細胞コロニー数の測定を行ったところ，共役リノール酸の添加量に依存して減少していた（図5-24）[70]。この時，細胞へのチミジンの取り込み量

図5-23 共役リノール酸のラット初代培養乳腺上皮細胞の増殖に及ぼす影響[70]

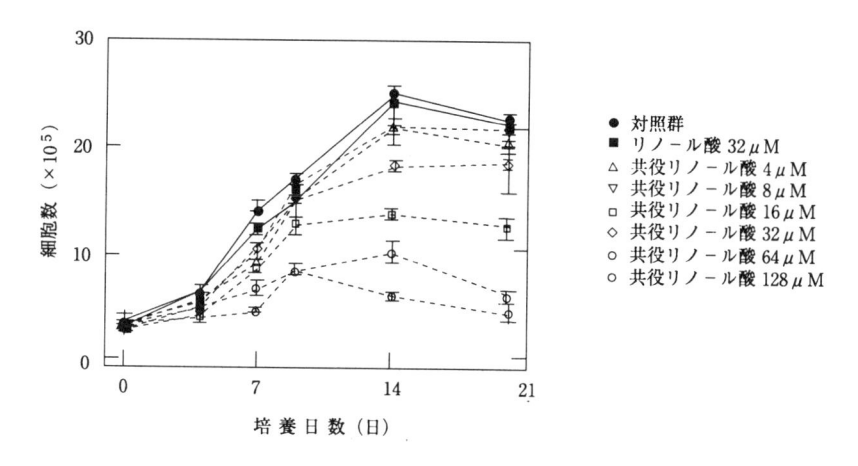

凡例：
● 対照群
■ リノール酸 32μM
△ 共役リノール酸 4μM
▽ 共役リノール酸 8μM
□ 共役リノール酸 16μM
◇ 共役リノール酸 32μM
○ 共役リノール酸 64μM
○ 共役リノール酸 128μM

図5-24 共役リノール酸のラット初代培養乳腺上皮細胞のコロニー形成に及ぼす影響[70]

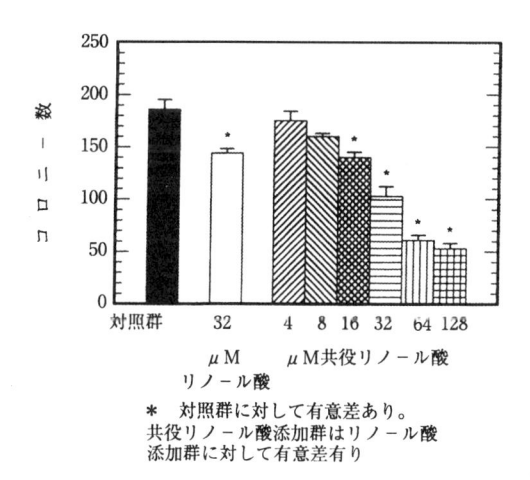

＊ 対照群に対して有意差あり。
共役リノール酸添加群はリノール酸添加群に対して有意差有り

図5-25 共役リノール酸のラット初代培養乳腺上皮細胞のアポトーシスに及ぼす影響[70]

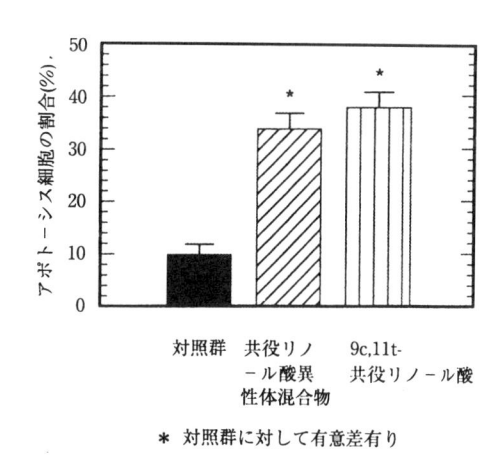

＊ 対照群に対して有意差有り

より測定されたDNA合成能の低下と，アポトーシスに特徴的な核の凝集と，DNAの断片化が認められている[70]。67μモルの共役リノール酸異性体混合物（9c,11t-および10t,12c-共役リノール酸の混合物，純度85～88％）あるいは，9c,11t-共役リノール酸（純度97％以上）を乳腺上皮細胞の初代培養系に添加し，21日間培養したのちの，アポトーシスが認められる細胞の割合を測定したところ，対照群に比較して，共役リノール酸添加群では，3～4倍に上昇した（図5-25）[70]。

すでにプロテインキナーゼC（pyotein kinase C）阻害剤が乳腺上皮細胞の増殖を抑制することが認められているので[71,72]，共役リノール酸の乳腺上皮細胞増殖抑制作用にプロティンキナーゼCが関与している可能性が考えられたので，ラットに5あるいは10％のコーン油を含有する飼料に1％の共役リノール酸を添加した飼料を，生後23日目から51日目まで投与し，乳腺上皮細胞の細胞質および細胞膜のプロティンキナーゼC活性を測定したところ，共役リノール酸無添加飼料投与の対照群との間に差は認められなかった[70]。これらの結果から，共役リノール酸の乳腺上皮細胞増殖抑

表5-4 乳製品の摂取と乳癌発症のリスク[77]

摂取乳製品	乳癌発症のリスク		
	<0.8*	0.8-1.3	≥1.4**
牛乳および乳製品全般	3/3***	0/3	3/4
牛乳	3/5	0/6	6/7
チーズ	2/2	0/4	4/6
発酵乳	2/2	0/1	0/1
バター	1/2	0/7	4/5
クリーム	—	0/2	—
アイスクリーム	0/1	0/1	—
乳脂	1/2	0/1	—

*　乳癌発生のリスクは小さい。
**　乳癌発生のリスクは大きい。
***　分母は全報告数分子は全報告数中の有意差のあるものの数を示す。

制作用は，プロティンキナーゼCが関与するものでなく，共役リノール酸が乳腺細胞に直接何らかの作用を及ぼしているのではないかと推定された[70]。このとき，共役リノール酸含有飼料投与により乳腺周囲の脂肪組織のプロティンキナーゼC δ，ε，η の発現の増加と脂質組成の変化が認められているが，これら変化が乳腺上皮細胞の増殖抑制に関与している可能性も考えられるが，現在のところ不明である[70]。

5-7）乳製品の摂取と乳癌発症のリスク

共役リノール酸は乳癌の発症を抑制することを示唆する in vivo, in vitro の結果が得られていることから[12,44,73,74]，共役リノール酸そのものでなくても，食品中で共役リノール酸を最も多く含有する牛乳や乳製品の摂取と乳癌発癌のリスクについてこれまで検討されてきた[75~77]。牛乳や乳製品の摂取と乳癌発症のリスクについて検討された28例の報告を詳細に分析し，牛乳および乳製品全般，牛乳，チーズ，発酵乳，バター，クリーム，アイスクリーム，乳脂の摂取の場合の乳癌発症に及ぼすリスク評価が行われている[77]。その結果，牛乳および乳製品の摂取が乳癌発症を抑制するとの報告数，促進するとの報告数，関与しないとの報告数がほぼ同数であった（表5-4）[77]。今後の検討課題としては，単に牛乳および乳製品の摂取量のみならず，これらに加え，摂取後の血漿共役リノール酸濃度と乳癌発症のリスク関係を検討する必要がある[7]。

文　献

1) Haumann, B. F., INFORM **7**, 152 (1996)
2) 山本芳邦，食品と開発 **33**(6), 37 (1998)
3) Shultz, T. D., Chew, B. P., Seaman, W. R., Luedecke, L. O., Cancer Letters **63**, 125 (1992)
4) Shultz, T. D., Chew, B. P., Seaman, W. R., Anticancer Res. **12**, 2143 (1992)
5) Cunningham, D. C., Harrison, L. Y., Shultz, T. D., Anticancer Res. **17**, 197 (1997)
6) Schφnberg, S., Krokan, H. E., Anticancer Res. **15**, 1241 (1995)
7) Brooks, S. C., Locke, E. R., Soule, H. D., J. Biol. Chem. **248**, 6251 (1993)
8) Horwitz, K. B., McGurie, W. L., J. Biol. Chem. **253**, 2228 (1998)
9) Weigel, R.J., de Coninck, E. C., Cancer Res. **53**, 3472 (1993)
10) Dubik, D., Dembiniski, T. C., Shiu, R., Cancer Res. **47**, 6517 (1987)
11) Greenberg, M. E., Ziff, E. B., Nature **311**, 433 (1984)
12) Durgam, V. R., Fernandes, G., Cancer Letters **116**, 121 (1997)
13) Belury, M. A., Nutr. Rev. **53**, 83 (1995)
14) Pariza, M. W., Hargraves, W. A., Carcinogenesis **6**, 591 (1985)
15) Ha, Y. L., Grimm, N. K., Pariza, M. W., Carcinogenesis **8**, 1881 (1987)
16) Ha, Y. L., Storkson, J., Pariza, M. W., Cancer Res. **50**, 1097 (1990)
17) Ip. C., Chin, S. F., Scimeca, J. A., Pariza, M. W., Cancer Res. **51**, 6118 (1991)
18) Ip. C., Singh, M., Thompson, H. J., Scimeca, J. A., Cancer Res. **54**, 1212 (1994)
19) Ip. C., Jiang, C., Thompson, H. J., Scimeca, J. A., Carcinogenesis **18**, 755 (1997)
20) Ip. C., Briggs S. P., Haegele, A. D., Thompson, H. J., Storkson, J., Scimeca, J. A., Carcinogenesis **17**, 1045 (1996)
21) Ip. C., Scimeca, J. A., Thompson, H., Nutr. Cancer **24**, 241 (1995)
22) Belury, M. A., Nickel, K. P., Bird, C. E., Wu, Y., Nutr. Cancer **26**, 149 (1996)
23) Liew, C., Schut, H. A. J., Chin, S. F., Pariza, M. W., Dashwood, R. H., Carcinogenesis **16**, 3037 (1995)

24) 二口 充, 広瀬雅雄, 朝元誠人, 渡辺和昌, 笠井正章, 白井智之, 脂質栄養学 **8**, 86 (1999)
25) Lipkin, M., Reddy, B. Newmark, H., Lamprecht, S. A., Annu. Rev. Nutr. **19**, 545 (1999)
26) Visonneau, S., Cesano, A., Tepper, S. A., Scimeca, J. A., Santoli, D., Kritchevsky, D., Anticancer Res. **17**, 969 (1997)
27) Cesano, A., Visonneau, S., Scimeca, J. A., Kritchevsky, D., Santoli, D., Anticancer Res. **18**, 833 (1998)
28) Wong, M. W., Chew, B. P., Wong, T. S., Hosick, H. L., Boylston, T. D., Shultz, T. D., Anticancer Res. **17**, 987 (1997)
29) Guthrie, N., Carroll, K. K., Prog. Lipid Res. **38**, 261 (1999)
30) Eulitz, K., Yurawecz, M. P., Ku, Y. Adv. Conjugated Linoleic Acid Research 1 (Yurawecz, M.P., Mossoba, M. M., Kramer, J.K. G., Pariza, M.W., Nelson, G.J., (Eds)), p64, AOCS Press (1999)
31) Yin, J. J., Mossoba, M. M., Kramer, J. K. G., Yurawecz, M. P., Eulitz, K., Morehouse, K. M., Ku, Y., Lipids **34**, 1017 (1999)
32) Wakabayashi, K., Nagao, M., Esumi, H., Sugimura, T., Cancer Res. **52**, 2092s (1992)
33) Takayama, S., Nakatsuru, Y., Masuda, M., Ohgaki, H., Sato, S., Sugimura, T., Gann, **75**, 467 (1984)
34) Snyderwine, E. G., Wirth, P. J., Roller, P. P., Adamson, R. H., Sato, S., Thorgeirsson, S. S., Carcinogenesis, **9**, 411 (1988)
35) Turesky, R. J., Rossi, S. C., Welti, D. H., Lay, J. O. Jr., Kadlubar, F. F., Chem. Res. Toxicol. **5**, 479 (1992)
36) Wawra, E., Zollner, H., Schaur, R. J., Tillian, H. M., Schauenstein, E., Cell Biochem. Funct. **4**, 31(1986)
37) Benedetti, A., Comporti, M., Esterbauer, H., Biochim. Biophys. Acta **620**, 281(1980)
38) Hauptlorenz, S., Esterbauer, H., Moll, W., Pumpel, R., Schauenstein, E., Puschendorf, B., Biochem. Pharmacol. **34**, 3803(1985)
39) Masotti, L., Casali, E., Galeotti, T., Free Radical Biol. Med. **4**, 377(1988)
40) Canuto, R. A., Muzio, G., Biocca, M. E., Dianzani, M. U., Cancer Res. **51**, 4603(1991)
41) Kinsella, J. E., Lokesh, B., Broughton, S., Nutr. **6**, 24(1990)
42) Das, U. N., Cancer Letters **56**, 235(1991)
43) Cantwell, H., Devery, R., O'Shea, M., Stanton, C., Lipids **34**, 833 (1999)
44) Chin, S.F., Liu, W., Storkson, J.M., Ha, Y.L., Pariza, M.W., J. Food Compos. Anal. **5**, 185 (1992)
45) Cornelius, A. S., Yerram, N. R., Kratz, D. A., Spector, A. A., Cancer Res. **51**, 6025 (1991)
46) Balakrishnan, A., Cramer, S., Bandyopadhyay, G. K., Imagawa, W., Yang, J., Elias, J., Beattie, C. W., Das Gupta T. K., Nandie, S., Cancer Res. **49**, 857 (1989)
47) Rose, D. P., Connolly, J. M., Cancer Res. **50**, 7139 (1990)
48) Lee, P. P., Ip, M. M., Prostaglandins Leukot. Essent. Fatty Acids **45**, 21 (1992)
49) Noguchi, M., Earashi, M., Minami, M., Miyazaki, I., Tanaka, M., Sasaki, T., Prstaglandins Leukot. Essent. Fatty Acids **53**, 325(1995)
50) Grammatikos, S. I., Subbaiah, P. V., Victor, T. A., Miller, W. M., Br. J. Cancer **70**, 219 (1994)
51) Sugano, M., Tsujita, A., Yamasaki, M., Noguchi, M., Yamada, K., Lipids **33**, 521 (1998)
52) 池田郁男, 日本油化学会誌 **48**, 981 (1999)
53) Sugano, M., Tsujita, A., Yamasaki, M., Yamada, K., Ikeda, I., Kritchevsky, D., J. Nutr. Biochem. **8**, 38 (1997)
54) Li, Y., Watkins, B. A. Lipids **33**, 417 (1998)
55) Sebedio, J. L., Juaneda, P., Dobson, G., Ramilison, I., Martin, J. C., Chardigny, J. M., Christie, W. W., Biochim. Biophys. Acta **1345**, 5 (1997)
56) Kavanaugh, C. J., Liu, K.-L., Belury, M. A., Nutr. Cancer Res. **33**, 132 (1999)
57) Askew, D. S., Ashmun, R. A., Simmons, B.C., Cleveland, J., Oncogene **6**, 1915 (1991)
58) Liu, K.L., Belury, M. A., Cancer Lett. **127**, 15 (1998)
59) Ip, C., Life Sci. **34**, 2501 (1984)
60) Banni, S., Angioni, E., Casu, V., Melis, M. P., Scrugli, S., Carta, G., Corongiu, F. P., Ip, C., Nutr. Cancer **33**, 1 (1999)

61) 上出利光，青木直子，飯塚　一，臨床免疫 **30** (Suppl. 18), 1 (1998)

62) 土肥　武，中尾裕史，臨床免疫 **30**, (Suppl. 18) 41 (1998)

63) Kraft, A. S., Anderson, W. B., Nature **301**, 621(1983)

64) 山本　慧，日薬理誌 **101**, 349 (1993)

65) Yuspa, S. H., Lichi, U., Ben, T., Patterson, E., Hennings, H., Slaga, T. J., Colburn, N., Kelsey, W., Nature **262**, 402 (1976)

66) 林　裕造，黒木登志夫，新しい発癌のメカニズムと評価，サイエンスフォーラム (1984)

67) Yamamoto, S., Hong, J., Kato, R., Carcinogenesis **12**, 1145 (1991)

68) Flatmark, T., Nilsson, A., Kvannes, J., Eikhom, T. S., Fukami, M. H., Kryvi, H., Christiansen, E. N., Biochim. Biophys. Acta **962**, 122 (1988)

69) Belury M. A., Moya-Camarena, S. Y., Liu, K.-L., vanden Heuvel, J. P., J. Nutr. Biochem. **8**, 579 (1997)

70) Ip, M. M., Masso-Welch, P. A., Shoemaker, S. F., Shea-Eaton, W. K., Ip, C., Exp. Cell Res. **250**, 22 (1999)

71) Newton, A. C., Tohnson, J. J., Biochim. Biophys. Acta **1376**, 155 (1998)

72) Wada, T., Darcy, K. M., Guan, X., Jp, M. M., J. Cell Physiol. **158**, 97 (1994)

73) Parodi, P. W., J. Nutr. **127**, 1055 (1997)

74) Thompson, H., Zhu, Z., Banni, S., Darcy, K., Loftus, T., Ip, C., Cancer Res. **57**, 5067 (1997)

75) Boyd, N. F., Martin, L. I., Noffel, M., Lockwood, G. A., Trichler, D.L., Br. J. Cancer **68**, 627 (1993)

76) Jain, M., Nutr. Res. **18**, 905 (1998)

77) Knekt, P., Järvinen, R., Adv. Conjugated Linoleic Acid Research **1** (Yurawecz, M. P., Mossoba, M. M., Kramer, J. K. G., Pariza, M. W., Nelson, G. J., (Eds)), p444, AOCS Press (1999)

第6章 共役リノール酸の脂質代謝に及ぼす影響

6-1) 共役リノール酸の血漿脂質代謝に及ぼす影響

共役リノール酸は抗動脈硬化作用を有していると推察されているが[1,2]，それを実証するのに充分な検討結果が得られているとは言い難い現状である。体重4kg前後の家兎に0.1％コレステロールを含有する飼料を投与しながら，1羽当たり共役リノール酸を0.5g/日，22週間投与し，血漿脂質に及ぼす影響を検討した[3]。その結果，共役リノール酸投与群と非投与の対照群の間には飼料摂取量，体重増加量に差が認められなかったが，血漿総コレステロール濃度，総トリグリセリド濃度，低比重リポタンパク質（LDL）コレステロール濃度はいずれも，共役リノール酸投与後8週目までは差が認められなかったが，投与後12〜22週目では，共役リノール酸投与群で有意な抑制が認められた（図6-1）[3]。また，高比重リポタンパク質（HDL）コレステロール濃度については対照群と共役リノール酸投与群との間に差は認められなかった[3]。しかし，LDLコレステロール濃度/HDLコレステロール濃度および，血漿総コレステロール濃度/HDLコレステロール濃度の比においては，投与12〜22週目において共役リノール酸投与群で対照群に比較して有意な低下が認められた（図6-2）[3]。

雄性ハムスターに0.12％コレステロールを含有する飼料に共役リノール酸を0.06, 0.11, 1.1％添加し，11週間投与し，血漿脂質に及ぼす変化が検討されている[4]。その結果，血漿総コレステロール濃度は，対照の共役リノール酸無添加群に比較して，共役リノール酸0.06％添加群では26％，0.11％添加群では21％，1.1％添加群では23％低下した[4]。血漿中の非HDLコレステロール濃度も共役リノール酸添加群で，対照群に比較して23〜27％低下したが，HDLコレステロール濃度については両群間で差が認められなかった[4]。また血漿トリグリセリド濃度については，共役リノール酸添加群で無添加群に比較して28〜36％低下した[4]。このハムスターへの共役リノール酸の投与実験では，投与開始後，4週目，8週目の血漿脂質濃度の変化も測定されているが，11週目の測定値とほとんど差は認められず，また共役リノール酸の添加量に依存しての変化もあまり認められなかった[4]。

ラットにサフラワー油7％を含有する飼料（対照群），共役リノール酸1％含有飼料（サフラワー油6％＋共役リノール酸1％，共役リノール酸の主組成は 9c, 11t/ 9t, 11c-$C_{18:2}$; 34.7％, 10t, 12c-$C_{18:2}$; 35.6％），共役リノール酸2％含有飼料（サフラワー油5％＋共役リノール酸2％）を3

図6-1 共役リノール酸投与による血漿コレステロール，トリグリセリド，LDLコレステロール濃度の変化[3]

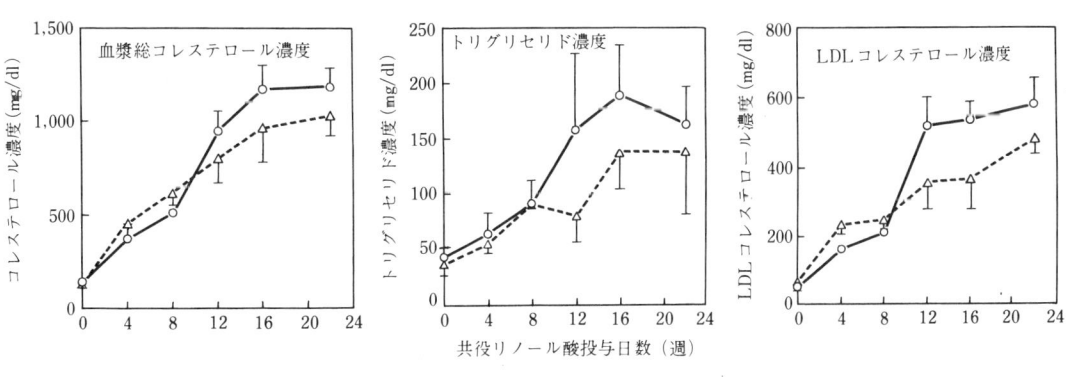

―○― 対照群　　--△-- 共役リノール酸添加群

図6-2 共役リノール酸投与によるLDLコレステロール濃度/HDLコレステロール濃度，総コレステロール濃度/HDLコレステロール濃度の変化[3]

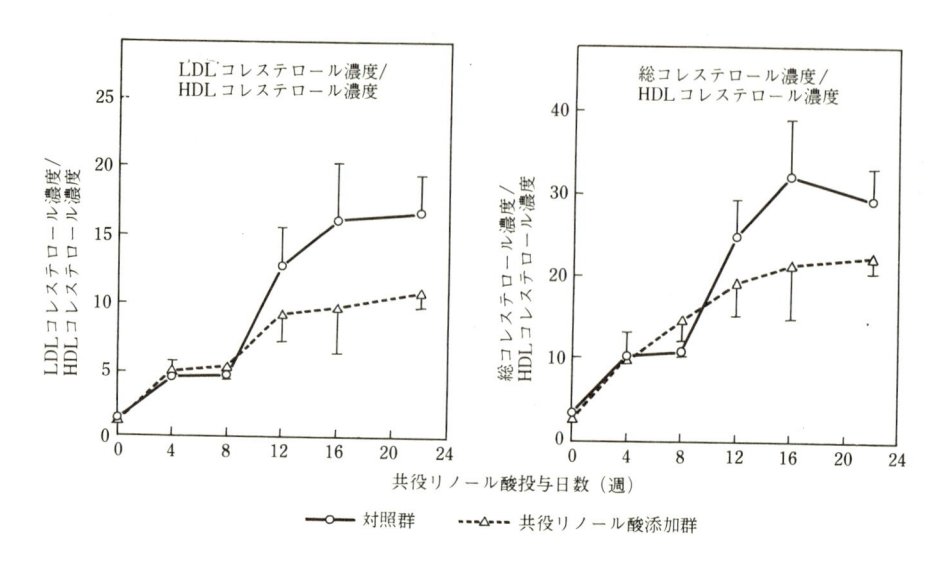

週間投与し，血漿トリグリセリド濃度，遊離脂肪酸濃度の変化を検討した[5]。3週間のこれらの飼料投与で，3群間で飼料摂取量，体重増加量，各組織重量に変化は認められなかった[1]。投与の結果，血漿中のトリグリセリド濃度は，共役リノール酸1％含有飼料投与群で有意に低下し，遊離脂肪酸濃度は共役リノール酸の投与量依存的に低下した（図6-3）[5]。

ヒトの場合，共役リノール酸を比較的多く含有するチェダーチーズ（約33％の脂質含有，4.83±0.16mg/g脂質の共役リノール酸含有）を1日112g（共役リノール酸として179±6mg），4週間摂取してもらい，血漿脂質に及ぼす影響を検討したところ，血漿リン脂質中にエステル化された共役リノール酸濃度は，摂取前の7.1±1.1μモル/lから，4週間摂取後9.6±1.1μモル/lへと有意（p＜0.05）に19～27％上昇したが，血漿コレステロール濃度，リン脂質濃度，血漿リン脂質中にエステル化されたリノール酸，アラキドン酸濃度に変化は認められなかった[6]。また健常男女に，リノール酸を多く含有するサフラワー油を1日21g（リノール酸として16g/日）を6週間摂取してもらい，血漿脂質，共役リノール酸濃度，リノール酸濃度の変化が検討されている[7]。その結果血漿総コレステロール濃度，LDLコレステロール濃度は有意な低下が認められたが，血漿中共役リノール酸濃度，リノール酸濃度には変化は認められず，血漿総コレステロール濃度，LDLコレステロール濃度の低下は共役リノール酸によるものではないと推察された[7]。

6-2）共役リノール酸の肝臓脂質代謝に及ぼす影響

雌性SENCARマウスにコーン油を5％含有する飼料に共役リノール酸を0.5，1.0，1.5％添加した飼料を6週間投与し，肝臓脂質に及ぼす影響を検討した[8,9]。雌性SENCARマウスでは，飼料摂取量の多少にかかわらず，共役リノール酸の摂取量が増加するに従って体重の増加が抑制されるが[8,9]，この時肝臓の総脂質含量は共役リノール酸摂取量が増加するに従って増加した（図6-4）[8]。共役リノール酸無添加飼料投与群と比較して，共役リノール酸0.5～1.5％添加飼料投与群では肝臓総脂質含量は1.5～2倍増加している（図6-4）[8]が，この変化がどのような機序によるものかは明らかにはなっていない。

雌性SENCARマウスでの共役リノール酸添加飼料投与時の肝臓脂質の脂肪酸組成の変化で特徴的なことは，中性脂質画分での共役リノール酸とオレイン酸含量の有意な（p＜0.05）増加とリノール酸，アラキドン酸含量の有意な（p＜0.05）低下が認められることである[8,9]（表6-1）[9]。これは，リノール酸からアラキドン酸への変換の鍵酵素であるΔ6不飽和化酵素に対して，共役リノー

図6-3 共役リノール酸の血漿トリグリセリド, 遊離脂肪酸濃度に及ぼす影響[5]

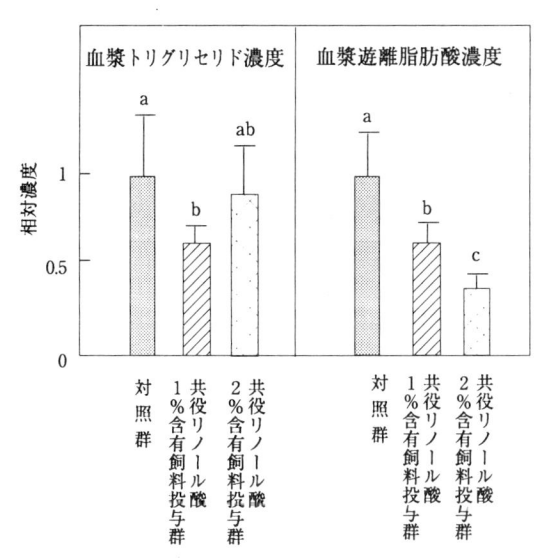

図6-4 共役リノール酸の肝臓脂質濃度に及ぼす影響[8]

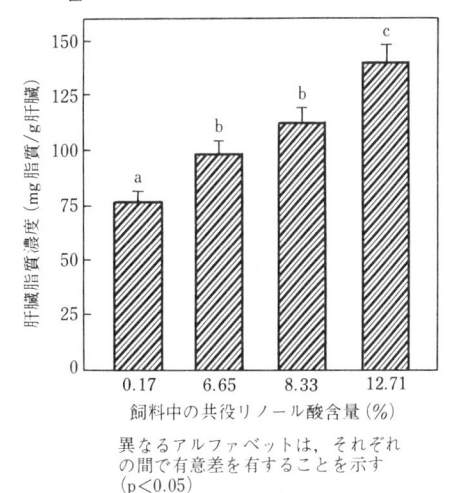

異なるアルファベットは有意差を有することを示す。p<0.05

異なるアルファベットは, それぞれの間で有意差を有することを示す (p<0.05)

ル酸がリノール酸と競合的に働くためではないかと推定されている[8,10,11]。しかし, 雄性ラットへの共役リノール酸投与の場合は, 雌性SENCARマウスの場合と異なった脂肪酸組成変化を示している[12]。雄性Sprague-Dawleyラットに7%の大豆油を含有する飼料に1%の共役リノール酸を添加し, 42日間投与したのち, 肝臓脂質の脂肪酸組成を検討したところ, 共役リノール酸, $C_{22:5}$ n-3含量の有意な (p=0.0001) 上昇と, オレイン酸含量の有意な (p=0.0004) 低下が認められてい

る[11]。またモノ不飽和脂肪酸含量, n-6脂肪酸/n-3脂肪酸の比の低下も認められている[11]。共役リノール酸投与時のマウスとラットの肝臓脂質の脂肪酸組成変化で顕著なのはオレイン酸の挙動であるが, ラットでは共役リノール酸によりΔ9不飽和化酵素活性が抑制された結果ではないかと推定されている[12]。

ラットにサフラワー油7%を含有する飼料 (対照群), 共役リノール酸1%含有飼料 (サフラワー油6%+共役リノール酸1%), 共役リノール酸2%含有飼料 (サフラワー油5%+共役リノール酸2%) を3週間投与し, 肝臓トリグリセリド濃度, 遊離脂肪酸濃度の変化を検討した[5]。その結

表6-1 共役リノール酸の体重, 肝臓脂質組成に及ぼす影響[9]

共役リノール酸添加量	0%	0.5%	1.0%	1.5%
体重	37.80 ± 2.47 *	34.86 ± 1.20 *†	32.90 ± 0.91 †	32.46 ± 2.25 †
肝臓脂質(mg)／肝臓重量(g)	77.5 ± 5.84 *	99.0 ± 6.30 *†	113.3 ± 15.90 †	140.3 ± 9.19 §
脂肪酸組成[a]				
16:0[a]	22.23 + 0.18 *	23.18 + 0.33 *	24.27 ± 1.39 *	26.54 + 0.83 †
16:1;7	3.49 ± 0.13	3.31 ± 0.18	3.30 ± 0.77	4.02 ± 0.13
18:0	7.17 + 0.80 *	6.97 ± 1.70 *	5.15 ± 1.63 *	3.45 ± 0.13 †
18:1;9	40.26 ± 0.61 *	38.62 ± 2.98 *	42.68 ± 1.18 *	45.26 ± 1.27 †
18:1;11	4.74 ± 0.29 *	4.97 ± 0.52 *	4.65 ± 0.31 *	3.75 ± 0.26 †
18:2;9,12 (リノール酸)	10.86 ± 0.76 *	11.5 ± 0.99 *	8.41 ± 1.75 †	6.28 ± 0.31 †
18:2;9,11／10,12(共役リノール酸)	0.00 *	0.67 ± 0.05 *	0.94 ± 0.06 *	1.06 ± 0.03 †
20:1;9	0.37 + 0.07	0.43 ± 0.06	0.35 ± 0.06	0.30 + 0.01
20:4;5,8,11,14	7.70 ± 0.05 *	7.11 ± 1.00 *	5.12 ± 1.11 *	2.85 ± 0.05 †
共役リノール酸：リノール酸	–	0.06	0.11	0.17

a) 16:0 は $C_{16:0}$ を示す。　*, †, (p<0.05)

図6−5 共役リノール酸の肝臓トリグリセリド，遊離脂肪酸濃度に及ぼす影響[5]

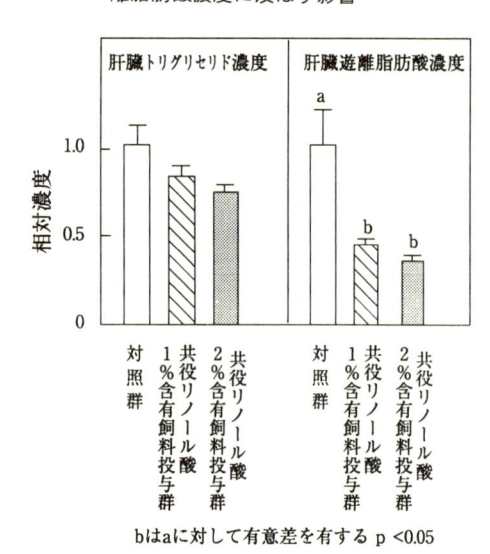

肝臓トリグリセリド濃度 ／ 肝臓遊離脂肪酸濃度

対照群／1％共役リノール酸含有飼料投与群／2％共役リノール酸含有飼料投与群

bはaに対して有意差を有する p<0.05

果，肝臓トリグリセリド濃度は共役リノール酸投与量に比例し低下傾向が認められたが有意差は認められなかった[5]。肝臓遊離脂肪酸濃度は，共役リノール酸含有飼料投与群で有意に低下した（図6−5）[5]。

ラットに1％のリノール酸あるいは共役リノール酸（9c, 11t/9t, 11c-$C_{18:2}$；34.6％，10t, 12c-$C_{18:2}$；35.9％含有）を含有する飼料を2週間投与したのち，肝臓を摘出し，4時間 Krebs-Henseleit 還流液（pH 7.4）で還流し，ケトン体の産生量およびトリグリセリド，コレステロール分泌量に及ぼす影響を検討した[13]。2週間の1％リノール酸あるいは共役リノール酸含有飼料投与で，両群間で飼料摂取量，体重増加量，肝臓重量に差は認められなかった[13]。還流後の肝臓トリグリセリド含量，リン脂質含量は両群間で差は認められなかったが，肝臓総コレステロール含量，遊離コレステロール含量は，共役リノール酸含有飼料投与群で，リノール酸含有飼料投与群に比較して有意に低下した[1]。また共役リノール酸含有飼料投与群の肝臓でのケトン体の産生量は，リノール酸含有飼料投与群の肝臓よりも有意に多く（図6−6, A）[13]，β−ヒドロキシ酪酸の産生量とアセト酢酸産生量の比も，共役リノール酸含有飼料投与群で大きくなる傾向が認められた（図6−6, B）[13]。一方，共役リノール酸投与群の肝臓では，トリグリセリドおよびコレステロール分泌量が，リノール酸含有飼料投与群に比較して低下し（図6−6, C, D）[13]，特にコレステロール分泌量では還流2時間目以降有意な低下が認められた。

これらの結果は，ケトン体産生量と，トリグリセリド，コレステロール分泌量の間に逆相関関係があることを示している。また通常飼料で飼育したラットから肝臓を摘出し，還流液中に直接リノール酸あるいは共役リノール酸を添加し，同様に還流した場合は，ケトン体産生量，β−ヒドロキシ酪酸産生量とアセト酢酸産生量の比，トリグリセリドおよびコレステロール分泌量で，両脂肪酸間では差は認められなかった（図6−7）[13]。

家兎に0.1％コレステロールを含有する飼料を投与しながら，1羽当たり共役リノール酸を0.5g/日，22週間投与したところ，血漿総コレステロール濃度は，投与12〜22週目で有意な上昇抑制が認められているが（図6−1）[3]，肝臓コレステロール含量については，共役リノール酸投与群と非投与群で差は認められなかった[3]。

ラットの肝臓細胞懸濁培養液中に生理的濃度（5, 10, 20ppm）の共役リノール酸混合物を3時間添加し，肝臓細胞の HMG CoA レダクターゼ活性，細胞内 ATP 濃度，グルコース濃度，タンパク質合成に及ぼす影響が検討されている[14]。用いた共役リノール酸混合物の主成分は 9c, 11t/9t, 11c-$C_{18:2}$ (29.5％)，10c, 12t/10t, 12c-$C_{18:2}$ (29％)，11c, 13t/11t, 13c-$C_{18:2}$ (21.7％)，8c, 10t/8t, 10c-$C_{18:2}$ (12.3％) であった[15]。共役リノール酸混合物の培養系への添加により細胞内 ATP 濃度は，いずれの群でも差は認められなかったが，共役リノール酸混合物10ppm添加群で上昇が認められた（表6−2）[14]。また細胞内グルコース濃度は，共役リノール酸混合物20ppmで対照群に対して有意（$p<0.02$）な低下が認められたが，共役リノール酸混合物5, 10ppm添加群では差は認められなかった（表6−2）[14]。^{3}H ロイシンの細胞への取り込まれで測定した肝臓細胞でのタンパク質合成は，共役リノール酸混合物5, 10ppm添加群でそれぞれ1.6倍，2倍に増加した（表6−2）[14]。HMG CoA レダクターゼ活性は，対照群と共役リノール酸混合物20ppm添加群との間で差は認められなかった（表6−2）[14]。

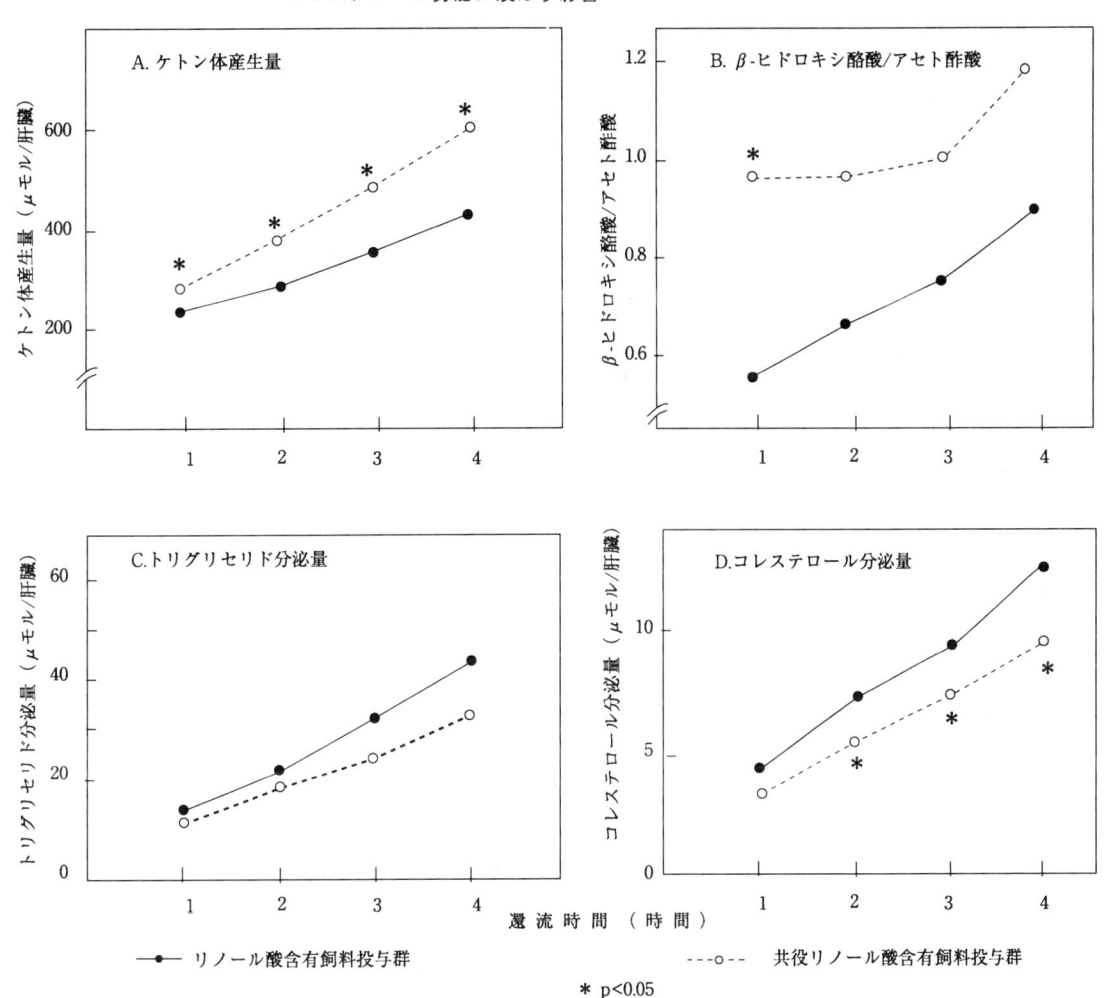

図6-6 共役リノール酸投与の還流肝臓でのケトン体産生,トリグリセリド,コレステロール分泌に及ぼす影響[13]

A. ケトン体産生量
B. β-ヒドロキシ酪酸／アセト酢酸
C. トリグリセリド分泌量
D. コレステロール分泌量

—●— リノール酸含有飼料投与群　　---○--- 共役リノール酸含有飼料投与群
$* \; p<0.05$

6-3) 共役リノール酸のその他の臓器での脂質代謝に及ぼす影響

雄性のICRマウスに0.5%共役リノール酸と5.0%コーン油を含有する飼料を32日間,雌性ICRマウスには28日間投与して,体全体の組成変化について検討した[16]。対照群には共役リノール酸無添加の5.5%コーン油含有飼料を用いた[16]。雌雄ICRマウス共,共役リノール酸投与群と対照群の間で飼料摂取量,体重増加量に差異は認められなかった[16]。共役リノール酸投与群と非投与群で体重変化は認められなかったにもかかわらず,体全体の組成変化で最も顕著であったのが脂肪割合の低下で,雄性ICRマウスで53%,雌性ICR

マウスで60%の低下が認められている(表6-3)[16]。また,タンパク質,水分,灰分の割合が有意に上昇している。タンパク質の場合,共役リノール酸投与群で6.0g,非投与群で5.7gであった(表6-3)[16]。脂肪割合の低下は,脂肪酸のβ-酸化の律速酵素であるカルニチン パルミトイルトランスフェラーゼ(carnitine palmitoyltransferase)活性の脂肪組織あるいは筋肉での共役リノール酸による上昇作用が推定されている(表6-4)[16]。この場合,共役リノール酸投与により肝臓のカルニチン パルミトイルトランスフェラーゼ活性に変化は認められなかった(表6-4)[16]。

雄性AKR/Jマウスで共役リノール酸含有高脂肪

表6-2 共役リノール酸の肝臓細胞中のATP，グルコース濃度および
タンパク質，コレステロール合成に及ぼす影響[14]

	対照群	共役リノール酸混合物添加量（ppm）		
		5	10	20
ATP （pモル/10^5細胞）	4.1±1.0	1.9±1.1	14.1±9.4	4.0±0.42
グルコース （μg/mgタンパク質）	40±2	45±3	54±10	25±1[a]
タンパク質合成 （dpm ^{3}Hロイシン取り込まれ/時間・10^5細胞）	180±5	300±40[b]	350±40[b]	240±50
HMG CoAレダクターゼ （pモル^{14}Cメバロン酸/分・mgタンパク質）	55±10	n.d.	n.d.	60±5

a : $p<0.02$, b : $p<0.05$　n.d.非測定

図6-7 共役リノール酸添加還流液の還流肝臓でのケトン体産生，
トリグリセリド，コレステロール分泌に及ぼす影響[13]

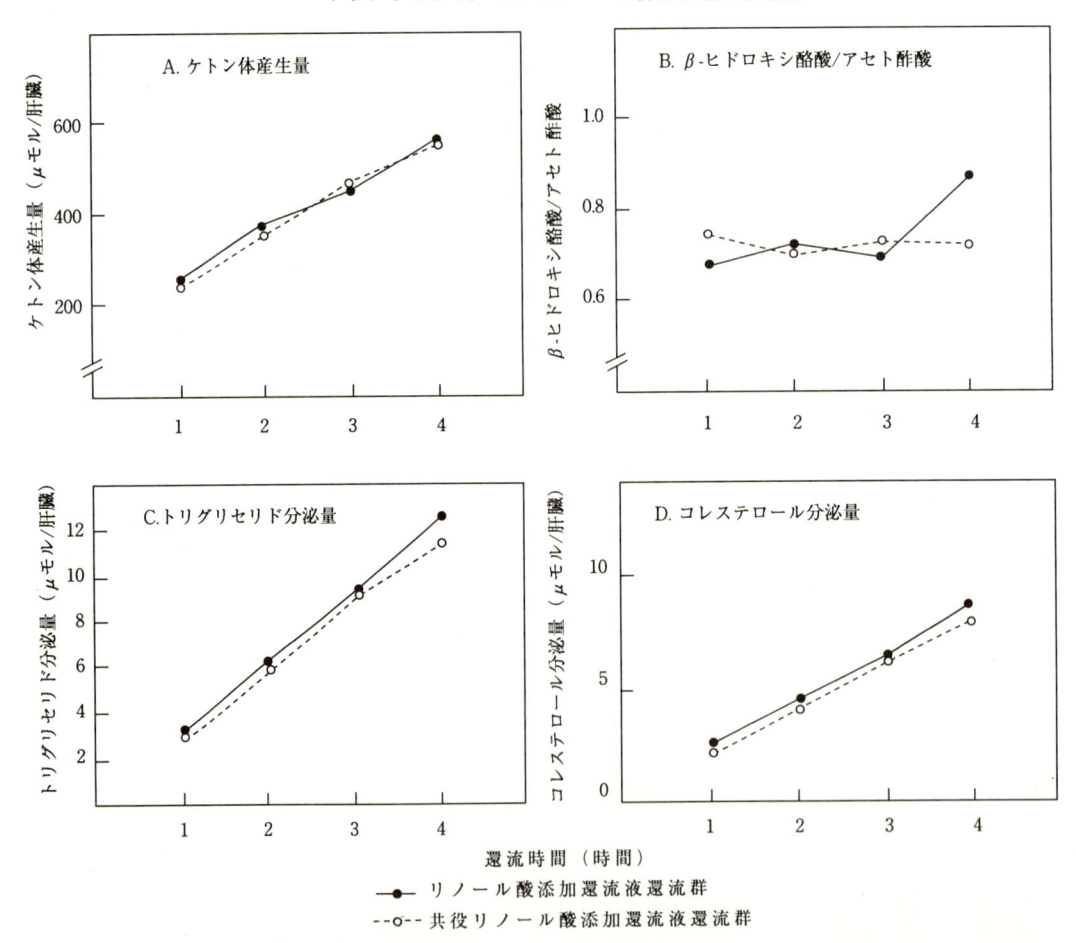

A. ケトン体産生量

B. β-ヒドロキシ酪酸/アセト酢酸

C. トリグリセリド分泌量

D. コレステロール分泌量

還流時間（時間）

―●― リノール酸添加還流液還流群
--○-- 共役リノール酸添加還流液還流群

表6-3　共役リノール酸投与時のマウスの体組成変化[16]

	体重(g)	脂質(%)	タンパク質(%)	水分(%)	灰分(%)
対　照　群	32.4 ± 1.1	10.13 ± 1.17	17.76 ± 0.30	66.3 ± 0.8	3.08 ± 0.14
共役リノール酸投与群	32.2 ± 0.8	4.34 ± 0.40[f]*	18.58 ± 0.14[d]	70.9 ± 0.4[e]	3.24 ± 0.05[c]

* c: $p<0.05$, d: $p<0.01$, e: $p<0.001$, f: $p<0.0001$

表6-4　共役リノール酸の脂肪褥，筋肉，肝臓のカルニチン パルミトイルトランスフェラーゼ活性に及ぼす影響[16]

	カルニチン パルミトイルトランスフェラーゼ活性 (nモル/分・mgタンパク質)		
	脂肪褥	筋肉	肝臓
空腹時			
対　照　群	15.9 ± 1.7	16.8 ± 2.5	16.7 ± 1.6
共役リノール酸投与群	18.4 ± 1.9	25.9 ± 2.1*	17.7 ± 1.3
摂食時			
対　照　群	14.7 ± 2.1	11.7 ± 1.2	5.3 ± 0.9
共役リノール酸投与群	22.4 ± 1.4*	14.3 ± 1.7	5.3 ± 0.6

* $p<0.05$

飼料（45kcal%，共役リノール酸1.2%），共役リノール酸含有低脂肪飼料（15kcal%，共役リノール酸1%）を6週間投与し，共役リノール酸非含有の高脂肪飼料（45kcal%），低脂肪飼料（15kcal）の対照群と体全体の組織変化について検討したところ，この場合は，高脂肪飼料，低脂肪飼料投与群いずれでも，共役リノール酸で有意な体重減少が認められている[17]。高脂肪飼料投与時の対照群では体重34.10±0.89g，共役リノール酸投与群で28.49±0.45gであった[17]。従って脂肪，タンパク質，灰分の絶対量は減少していたが，全組織全体の割合としては，ICRマウスの場合と同様，脂肪の割合は低下したが，タンパク質，灰分，水分の割合は増加していた[17]。

ラットにサフラワー油7%を含有する飼料（対照群），共役リノール酸1%含有飼料（サフラワー油6%+共役リノール酸1%，共役リノール酸の主組成は9c, 11t/9t, 11c-C$_{18:2}$; 34.7%，10t, 12c-C$_{18:2}$; 35.6%），共役リノール酸2%含有飼料（サフラワー油5%+共役リノール酸2%）を3週間投与し，白色脂肪組織（white adipose tissue）および褐色脂肪組織（brown adipose tissue）のトリグリセリド濃度，コレステロール濃度の変化を検討した[5]。白色脂肪組織では，トリグリセリド濃度，コレステロール濃度いずれでも共役リノール酸含有飼料投与群で有意に低下した（図6-8）[5]。しかし，褐色脂肪組織では，共役リノール酸投与の影響は認められなかった（図6-8）[5]。これらの結果から，食餌性共役リノール酸は白色脂肪組織におけるトリグリセリドの蓄積を防ぐことにより抗肥満的に働いていると推察された[5]。

雄性Sprague-Dawleyラットに7%大豆油を含有する飼料に1%の共役リノール酸を添加し，42日間投与したのち，大腿二頭筋（biceps femoris），大腿骨の皮層（femur cortical bone），骨髄（femur bone marrow），骨膜（femur bone periosteum）の脂肪酸組成を検討し，肝臓脂肪酸組成変化と比較した[12]。その結果，検討したすべての組織で共役リノール酸含量は増加したが，肝臓では共役リノール酸添加飼料摂取で低下したオレイン酸，モノ不飽和脂肪酸含量が，大腿二頭筋，大腿骨の骨髄では有意に増加した[12]。

雌性ラットに植物油混合物を10または20%含有する飼料に1%の共役リノール酸を添加し，24週間投与したのち，乳腺の中性脂質，リン脂質画分の脂肪酸組成変化が検討されている[18]。中性脂質画分では，パルミチン酸，オレイン酸，リノール酸が主な脂肪酸で，20%植物油混合物投与群で10%植物油混合物投与群に比較してリノール酸の取り込まれが有意に（$p<0.05$）増加していた[18]。また，1%共役リノール酸添加飼料投与群では対照の無添加飼料投

図6-8 共役リノール酸の白色脂肪組織,褐色脂肪組織のトリグリセリド,遊離脂肪酸濃度に及ぼす影響[5]

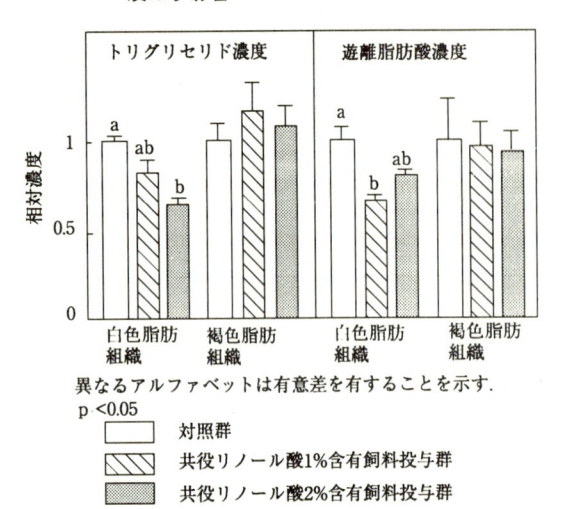

与群と比較して,10％植物油混合物投与群で17.5倍(0.2％から3.5％へ),20％植物油混合物投与群では12倍(0.2％から2.4％へ)増加した。リノール酸,共役リノール酸以外の脂肪酸には,ほとんど変化は認められなかった[18]。一方,リン脂質画分では,パルミチン酸,ステアリン酸,リノール酸,アラキドン酸の4種の脂肪酸でその構成脂肪酸の90％以上を占めており,さらにアラキドン酸の含有率が23～24％と高いのが特徴である[18]。リン脂質画分では共役リノール酸投与により脂肪酸組成にほとんど変化は認められず,共役リノール酸含有率も,共役リノール酸非含有飼料投与群で0.1％,共役リノール酸投与群で0.4％と0.3％増加したのみで,中性脂質分の2～3％の増加と比較するとわずかであった[18]。

ホルスタイン種の4頭の乳牛の第4胃(abomasum)内に留置したカテーテル(第1胃での微生物による代謝を避けるため)より,共役リノール酸混合物(8c, 10t/8t, 10c-$C_{18:2}$; 15.2％, 9c, 11t/9t, 11c-$C_{18:2}$; 23.7％, 10c, 12t/10t, 12c-$C_{18:2}$; 34.5％, 11c, 13t/11t, 13c-$C_{18:2}$; 17.3％, その他共役リノール酸 ; 9.3％)を含有する牛乳エマルジョンを,共役リノール酸として1日当たり0, 31.3, 57.7, 90.0g, 5日間投与し,乳脂肪量,乳タンパク質量,乳脂肪中の共役リノール酸含量の変化について検討した[19]。試験期間中の飼料摂取量はいずれの群でも差は認められず,牛乳生産量は,共役リノール酸非投与牛で21.5kg/日,共役リノール酸31.3g/日投与牛で20.4kg/日,共役リノール酸57.7g/日投与牛で20.9kg/日,共役リノール酸90.0g/日投与牛で18.3kg/日とやや減少した[19]。牛乳中の乳脂肪含量は,共役リノール酸投与により,投与4～5日目で最低値に達し,その後4日間,共役リノール酸非含有の牛乳エマルジョンを投与しても,ほとんど回復しなかった(図6-9)[19]。投与4,5日目の牛乳中の平均乳脂肪含量は,共役リノール酸非投与牛で2.81％(599g/日),共役リノール酸31.3g/日投与牛で1.43％(290g/日),共役リノール酸57.7g/日投与牛で1.38％(295g/日),共役リノール酸90.0g/日投与牛で1.23％(222g/日)であった[19]。この時,牛乳中のタンパク質含量にはいずれの牛でも差は認められなかった[19]。また,乳脂肪中の共役リノール酸含量は,共役リノール酸の投与量の増加と共に上昇し(表6-5)[19],投与した共役リノール酸の乳脂肪中への移行が推定された[19]。この時,乳脂肪中の脂肪酸組成の変化で特徴的なことは,短鎖および中鎖脂肪酸含量の低下であった(表6-5)[19]。

共役リノール酸の乳牛への投与により,牛乳中の乳脂肪含量が大幅に低下する機序についてはほとんど明らかになっていないが,生長途上のマウス[16,20]や豚[21,23]に共役リノール酸を投与すると脂肪組織重量の増加が抑制されることから,この現象と関連があるのかも知れないが定かではない[19]。

6-4) 共役リノール酸の脂質代謝酵素活性に及ぼす影響

雌性SENCARマウスに共役リノール酸を投与すると肝臓トリグリセリド画分の共役リノール酸とオレイン酸含量の有意な($p<0.05$)上昇と,リノール酸,アラキドン酸含量の有意な($p<0.05$)低下が認められているが,これはリノール酸からアラキドン酸への変換の鍵酵素であるΔ6不飽和化酵素に対して,共役リノール酸がリノール酸と競合的に働くためではないかと推定されている[8~11](表6-1)[9]。また,雄性Sprague-Dawleyラットに共役リノール酸を投与すると肝臓トリグリセリド画分の共役リノール酸,$C_{22:5}$ n-3含量の有意な($p=0.0001$)上昇と,オレイン酸含量の有意な($p=0.0004$)低下が認められているが,これはラットでは共役リノール酸によりΔ9不飽和化酵素活性が抑制された結果ではないかと推定されている[12]。

第6章 共役リノール酸の脂質代謝に及ぼす影響

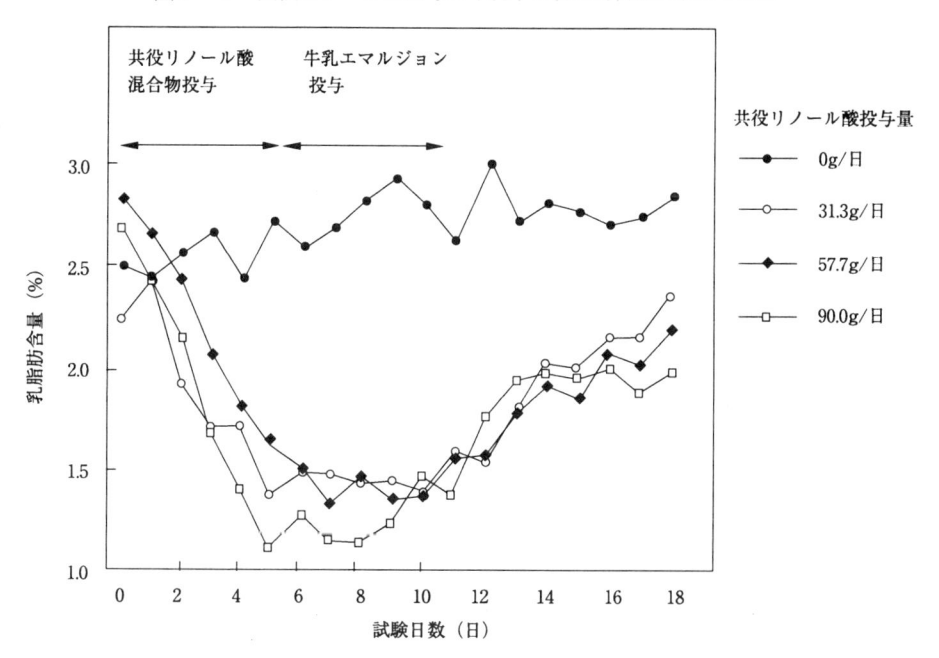

図6-9 共役リノール酸投与の牛乳中の乳脂肪含量に及ぼす影響[19]

表6-5 共役リノール酸投与の乳脂肪中の脂肪酸組成に及ぼす影響[19]

脂肪酸	共役リノール酸投与量				SEM	差 異		
	0	31.3	57.7	90.0		Lin	Quad	Cub
	g/100g脂肪酸							
$C_{4:0}$	4.20	3.48	3.44	2.73	0.35	0.03	0.99	0.43
$C_{6:0}$	2.15	1.35	1.23	1.08	0.09	<0.01	<0.01	0.12
$C_{8:0}$	1.18	0.66	0.58	0.55	0.05	<0.01	<0.01	0.12
$C_{10:0}$	2.67	1.55	1.43	1.40	0.10	<0.01	<0.01	0.10
$C_{12:0}$	3.10	2.33	2.33	2.42	0.12	<0.01	0.01	0.26
$C_{14:0}$	11.03	10.15	9.65	10.11	0.29	0.04	0.06	0.67
$C_{14:1}$	1.26	1.08	0.74	0.68	0.11	<0.01	0.60	0.40
$C_{15:0}$	1.19	1.18	1.10	1.04	0.06	0.08	0.69	0.71
$C_{16:0}$	27.03	25.37	23.22	23.68	1.08	0.05	0.37	0.55
$C_{16:1}$	1.47	1.36	1.05	0.99	0.11	0.01	0.85	0.42
$C_{17:0}$	0.58	0.68	0.72	0.68	0.02	<0.01	0.01	0.87
$C_{18:0}$	10.95	14.09	17.62	17.17	0.94	<0.01	0.11	0.34
$C_{18:1}$	23.91	25.18	23.24	22.69	0.66	0.11	0.21	0.17
$C_{18:2}$	2.53	3.41	3.64	3.74	0.14	<0.01	0.03	0.45
$C_{18:3}$	0.38	0.50	0.53	0.50	0.03	0.04	0.05	0.78
共役リノール酸	0.68	2.35	4.66	6.36	0.15	<0.01	0.95	0.11
不 明	5.71	5.29	4.83	4.23	0.27	<0.01	0.75	0.93
	比							
$C_{14:0}/C_{14:1}$	9.59	10.04	15.24	14.97	1.12	<0.01	0.76	0.09
$C_{16:0}/C_{16:1}$	19.51	19.78	23.39	24.35	1.10	0.01	0.76	0.27
$C_{18:0}/C_{18:1}$	0.46	0.56	0.77	0.78	0.04	<0.01	0.27	0.16

図6−10 共役リノール酸の3T3-L1前脂肪細胞での
リポタンパク質リパーゼ活性抑制に及ぼす影響[16]

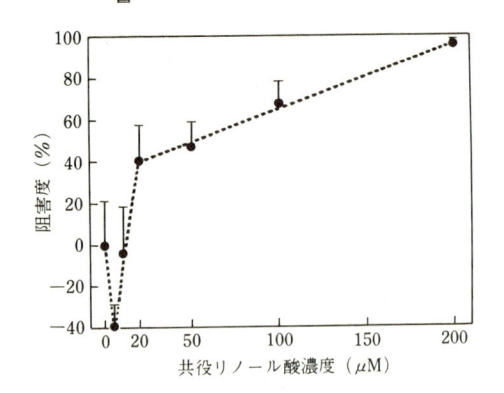

図6−11 共役リノール酸,リノール酸の3T3-L1前
脂肪細胞でのリポタンパク質リパーゼ活性に
及ぼす影響[16]

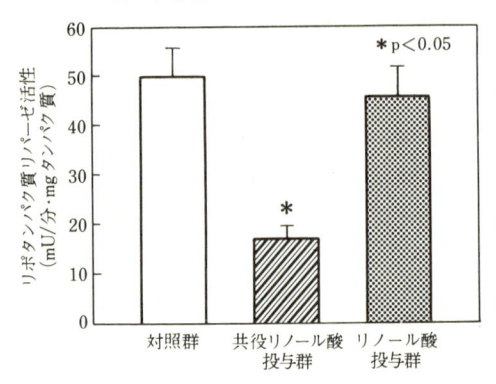

脂肪細胞のリポタンパク質リパーゼ(lipoprotein lipase, E.C. 3.1.1 34)は脂質代謝の鍵酵素の1つで,循環系のトリグリセリドを加水分解し,遊離脂肪酸を生じる。生じた遊離脂肪酸は脂肪細胞に取り込まれ再エステル化される。未分化の3T3-L1前脂肪細胞(preadipocyte)培養系に種々の濃度の共役リノール酸-アルブミン複合体を添加し培養すると,20〜200 μモルの添加濃度で添加量に比例して,リポタンパク質リパーゼ活性は抑制された(図6−10)[16]。この時20 μモル以下の濃度の添加量に酵素活性の上昇が認められたが,その理由は不明である。さらに,未分化の3T3-L1前脂肪細胞培養系に72 μモル(ラットに0.5%共役リノール酸含有飼料を14日または28日間投与した場合の血漿リノール酸濃度に相当する濃度)の共役リノール酸あるいはリノール酸のアルブミン複合体を添加して培養すると,共役リノール酸-アルブミン複合体添加の場合はリポタンパク質リパーゼ活性は抑制されたが,リノール酸-アルブミン複合体添加の場合には変化は認められなかった(図6−11)[16]。この時,共役リノール酸-アルブミン複合体添加培養細胞系では未分化の3T3-L1前脂肪細胞は分化細胞に変化したが,リノール酸-アルブミン添加培養細胞系では細胞は未分化のままであった[16]。

また,3T3-L1前脂肪細胞を100 μモルの共役リノール酸あるいはリノール酸-アルブミン複合体で処理し,48時間後の細胞内トリグリセリド,遊離脂肪酸含量を測定したところ,共役リノール酸-アルブミン複合体処理細胞で有意に($p<0.05$)低下し,リノール酸-アルブミン複合体処理細胞で有意に($p<0.05$)上昇していた[16]。また培養液中の遊離脂肪酸含量を測定したところ,いずれの脂肪酸処理の場合も有意に($p<0.05$)上昇していた[16]。このことは,この細胞では共役リノール酸もリノール酸同様に脂肪分解作用(lipolysis)を有していると推定される。リノール酸の脂肪分解作用はリノール酸の代謝産物であるγ-リノレン酸が同様の作用を有していることからも裏付けられている[24]。

共役リノール酸はミトコンドリアと共に脂肪酸のβ-酸化が行われているペルオキシソーム(peroxisome)の脂質代謝関連酵素活性にも影響を及ぼしている[9]。共役リノール酸をマウスやラットなどの齧歯目の動物に投与すると,脂質低下剤のクロフィブレート(clofibrate)[25]やアラキドン酸やリノール酸などの多価不飽和脂肪酸[26]と同様に肝臓脂肪酸組成を変化させ,肝臓脂質の蓄積を促進し,体重を減少させるなどの作用を有することから,共役リノール酸はペルオキシソーム増殖因子(peroxisome proliferator)の1つと考えられている[9,27〜30]。ペルオキシソーム増殖因子は齧歯目の肝臓においてその生物学的効果を発現する第1段階として,ステロイドホルモン受容体の一種であるペルオキシソーム増殖因子応答性受容体-α(peroxisome proliferator-activated receptor-α;PPAR α)を活性化する[31〜34]。PPAR αの活性化は引き続き脂質代謝関連酵素の遺伝子の転写を引き起こす。その脂質代謝関連酵素としては,ペルオキシソームに特異的な酵素であるアシ

第6章 共役リノール酸の脂質代謝に及ぼす影響

図6-12 共役リノール酸のPPARαへの結合[30]

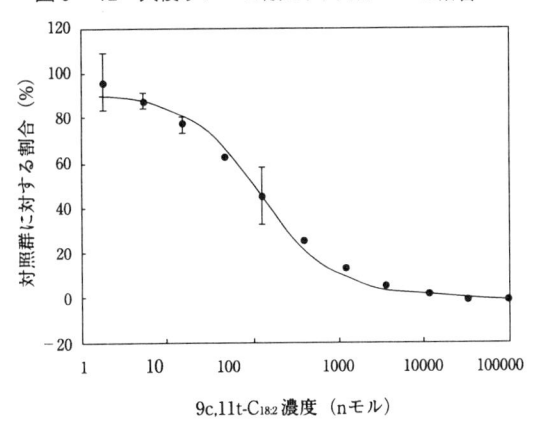

図6-13 共役リノール酸の肝臓脂質代謝関連酵素のmRNA発現に及ぼす影響[9]

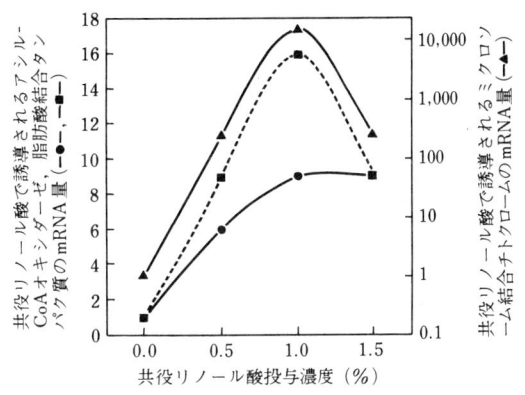

— ●— アシル-CoA オキシダーゼ mRNA
--■-- 脂肪酸結合タンパク質 mRNA
— ▲— ミクロソーム-結合チトクローム P4504A1 mRNA

ル-CoA オキシダーゼ (acyl-CoA oxidase), 脂質トランスポーターである肝臓脂肪酸結合タンパク質 (liver fatty acid binding protein), ミクロソーム-結合チトクローム P4504 A1 などである。

ヒトPPARαに対する9c,11t-$C_{18:2}$ の結合を [^{3}H]-GW2331[35]のヒトPPARαに対する結合阻害で検討したところ, IC_{50}は$140±90$ nモルであった (図6-12)[30]。また, 他の共役リノール酸も同様に検討したところ, 9c,11t-$C_{18:2}$＞10t,12c-$C_{18:2}$＞9t,11c-$C_{18:2}$＞フラン-$C_{18:2}$で, そのIC_{50}は140～420nモルであった[30]。また, 共役リノール酸はPPARγに結合はするものの, その親和性はPPARαに比較して非常に低かった (IC_{50}＝5～7μモル)[30]。

マウスに0.5, 1.0, 1.5％の共役リノール酸を含有する飼料を6週間投与し, 肝臓での脂質代謝関連酵素のmRNAの発現量の変化を測定した[9]。その結果, 肝臓アシル-CoA オキシダーゼmRNAの発現量は, 0.5, 1.0, 1.5％共役リノール酸含有飼料投与群で6, 9, 9倍誘導され, 1.0, 1.5％共役リノール酸含有飼料投与群では, ほぼ同じ発現量であった (図6-13)[9]。ミクロソーム-結合チトクローム P4504A1 および肝臓脂肪酸結合タンパク質mRNA発現量は, 1.0％共役リノール酸含有飼料投与群で最高発現量に達し, それぞれ16倍, 10倍であった (図6-13)[9]。脂肪酸代謝関連酵素のmRNAの共役リノール酸による発現のみならず, 実際にアシル-CoA オキシダーゼの酵素量も増加していることが確認されている[9]。

mRNAの発現量のように増加率は高くないが, 1.0, 1.5％の共役リノール酸含有飼料投与群では, 酵素量が約3倍増加した[9]。

雌雄のラットに共役リノール酸を0, 0.5, 1.0, 1.5％あるいはペルオキシソーム増殖因子 (peroxisome proliferator ; PPAR) であるWy-14,643を0.01％含有する飼料を6週間投与し, 肝臓脂質に及ぼす影響, PPAR, ペルオキシソームの増殖に及ぼす影響が検討された[36]。ペルオキシソーム増殖因子を雄性ラットに投与すると, 体重を減少させ, 肝臓重量を増加させる (Wy-14,643含有飼料を6週間雄性ラットに投与すると, 対照群332.0gに対し, 255.6gと有意 ($p<0.01$) に抑制されたが, 雌性ラットでは差は認められなかった[36]。6週間の共役リノール酸投与群で, 対照群との間で体重の差は認められなかった[36]。

ペルオキシソーム増殖因子のもう1つの作用として, 肝臓脂質含量の上昇が認められているが, 雌性ラットに1.5％共役リノール酸あるいはWy-14,643含有飼料を6週間投与すると, 肝臓脂質含量は, 対照群の20mg脂質/g肝臓に比較して, 25mg脂質/g肝臓と有意 ($p<0.01$) に増加した (図6-14)[36]。また雄性ラットでは, 1.5％共役リノール酸含有飼料投与群でやや上昇したが, Wy-14,643含有飼料では有意 ($p<0.01$) に上昇した (図6-14)[36]。また, この時の肝臓脂質代謝関連酵素のmRNAの発現量は, Wy-14,643含有飼料投与の雌雄ラットで, アシル-CoA オキシダーゼ,

図6-14 共役リノール酸,Wy-14,643含有飼料の6週間投与が肝臓脂質含量に及ぼす影響[36]

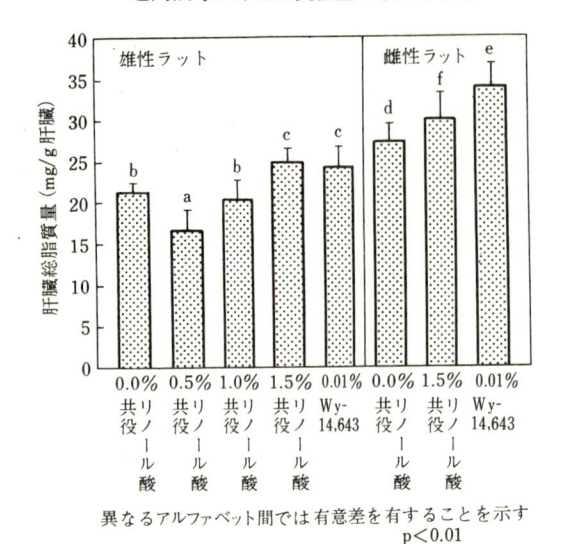

[棒グラフ: 肝臓総脂質量 (mg/g肝臓)
雄性ラット: 0.0%共役リノール酸 b(約21), 0.5%共役リノール酸 a(約17), 1.0%共役リノール酸 b(約20), 1.5%共役リノール酸 c(約25), 0.01%Wy-14,643 c(約24)
雌性ラット: 0.0%共役リノール酸 d(約27), 1.5%共役リノール酸 f(約30), 0.01%Wy-14,643 e(約34)
異なるアルファベット間では有意差を有することを示す p<0.01]

脂肪酸結合タンパク質,ミクロソーム結合チトクローム P450 4AのmRNA発現量は有意に上昇し,特に雄性ラットで顕著であった。雌性ラットでは0.5,1.0,1.5%共役リノール酸含有飼料投与で,アシル-CoAオキシダーゼのmRNA発現量は約1.2～1.4倍,脂肪酸結合タンパク質のmRNA発現量は約1.8倍に増加したが,ミクロソーム結合チトクローム,P450 4AのmRNA発現量には影響を及ぼさなかった[36]。さらに,この時,肝臓のペルオキシソームの電子顕微鏡による観察を行ったところ,共役リノール酸投与群では,ペルオキシソームの増殖は認められなかったが,Wy-14,643投与群ではペルオキシソームの増殖が認められた[36]。

すでに共役リノール酸は,トランスフェクションしたCV-1細胞とCOS-1細胞でそれぞれPPARα[37]とPPARγ[38]を活性化することが認められている。肝臓癌FaO細胞は,主にPPARαとPPARβを発現するが[39],この培養細胞培養系に100μモルの種々の共役リノール酸,リノール酸,Wy-14,643(PPARαの活性化因子),ベザフィブレート(bezafibrate,PPARβ活性化因子),トログリタゾン(troglitazone,PPARγ活性化因子)を添加し,6時間後のPPAR(αおよびβ)の活性化を測定した[36]。共役リノール酸のなかでは9t,11c-$C_{18:2}$がPPARを約3倍活性化した(図6-15)[36]。Wy-14,643およびベザフィブレートは,PPARを活性化したが,トログリタゾンは抑制した(図6-15)[36]。さらに,PPARβを発現するCV-1細胞培養系に100μモルの種々の共役リノール酸,リノール酸,Wy-14,643,ベザフィブレート,トログリタゾンを6時間添加し,PPARβの活性化を測定したところ,フラン-共役リノール酸,10c,12t-$C_{18:2}$,9t,11t-$C_{18:2}$が,PPARβを約3～3.5倍活性化した(図6-16)[36]。これらの結果から,共役リノール酸は,PPARα,PPARβを活性化するが,PPARγには,ほとんど影響を及ぼさず,また,ラットの肝臓ペルオキシソームの増殖にもほとんど影響を及ぼさないことが判った[36]。

すでに,未分化の3T3-L1前脂肪細胞(preadi-

図6-15 PPAR(αおよびβ)の活性化に及ぼす種々の活性化因子の影響[36]

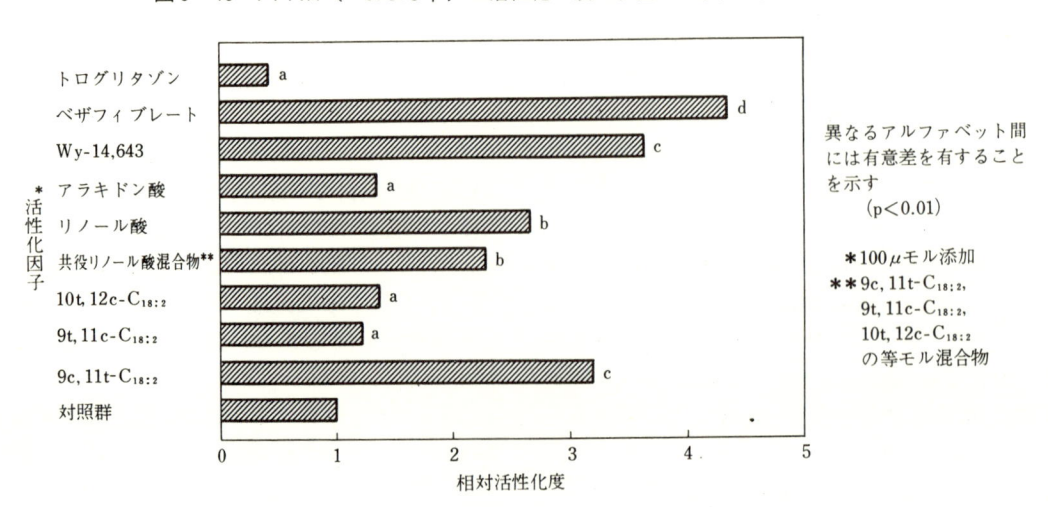

[横棒グラフ: 相対活性化度
活性化因子:
トログリタゾン a
ベザフィブレート d
Wy-14,643 c
*アラキドン酸 a
*リノール酸 b
*共役リノール酸混合物** b
*10t,12c-$C_{18:2}$ a
*9t,11c-$C_{18:2}$ a
*9c,11t-$C_{18:2}$ c
対照群

異なるアルファベット間には有意差を有することを示す (p<0.01)
*100μモル添加
**9c,11t-$C_{18:2}$,9t,11c-$C_{18:2}$,10t,12c-$C_{18:2}$の等モル混合物]

図6-16 PPARβの活性化に及ぼす種々の活性化因子の影響[36]

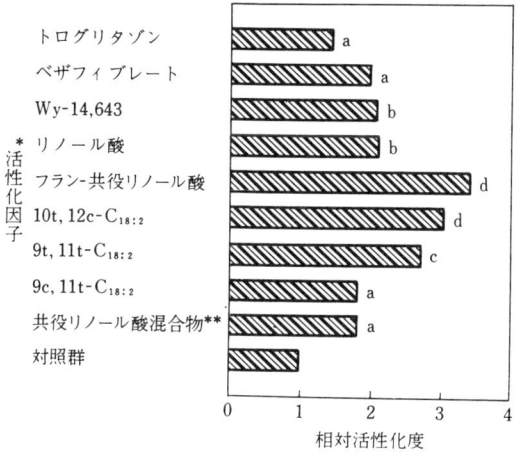

活性化因子:
- トログリタゾン a
- ベザフィブレート a
- Wy-14,643 b
- *リノール酸 b
- フラン-共役リノール酸 d
- 10t,12c-$C_{18:2}$ d
- 9t,11t-$C_{18:2}$ c
- 9c,11t-$C_{18:2}$ a
- 共役リノール酸混合物** a
- 対照群

横軸:相対活性化度

異なるアルファベットは有意差を有することを示す（$p<0.05$）
*100μモル添加
**9c,11t-$C_{18:2}$, 9t,11c-$C_{18:2}$, 10t,12c-$C_{18:2}$の等モル混合物

図6-17 共役リノール酸の3T3-L1前脂肪細胞に及ぼす影響[40]

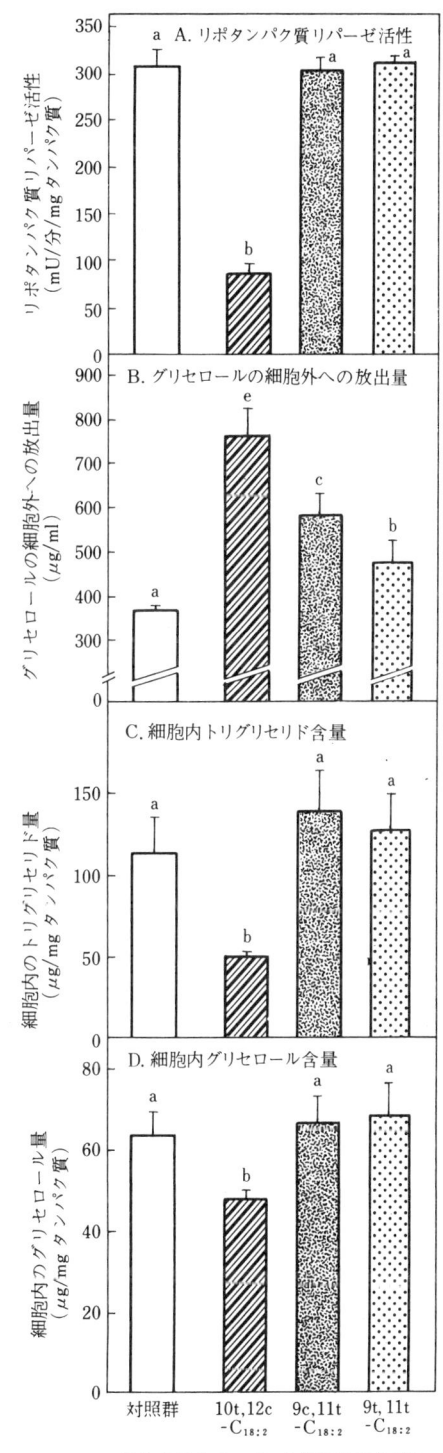

A. リポタンパク質リパーゼ活性 (mU/分/mgタンパク質)
B. グリセロールの細胞外への放出量 (μg/ml)
C. 細胞内トリグリセリド含量 (μg/mgタンパク質)
D. 細胞内グリセロール含量 (μg/mgタンパク質)

横軸:対照群, 10t,12c-$C_{18:2}$, 9c,11t-$C_{18:2}$, 9t,11t-$C_{18:2}$

異なるアルファベット間にはそれぞれ有意差を有することを示す（$p<0.05$）

pocyte）培養系に種々の濃度の共役リノール酸-アルブミン複合体を添加し培養すると，20～200μモルの添加濃度で，添加量に比例してリポタンパク質リパーゼ活性は抑制されることが知られている[16]。最近の研究では，共役リノール酸のなかでも，10t,12c-$C_{18:2}$では，リポタンパク質リパーゼ活性を抑制するが，9c,11t-$C_{18:2}$には，その作用が見出されないことが判った[6]。3T3-L1前脂肪細胞培養系に43.6μモルの10t,12c-$C_{18:2}$（純度92.8%）-アルブミン複合体，44.0μモルの9c,11t-$C_{18:2}$（純度96.3%）-アルブミン複合体，40.0μモル9t,11t-$C_{18:2}$（純度100%）-アルブミン複合体を添加し，リポタンパク質リパーゼ活性，細胞内トリグリセリド，グリセロール含量，細胞外へのグリセロール放出量に及ぼす影響を検討した[40]。その結果，10t,12c-$C_{18:2}$はリポタンパク質リパーゼ活性を抑制したが9c,11t-$C_{18:2}$，9t,11t-$C_{18:2}$は影響を及ぼさなかった（図6-17, A）[40]。また，10t,12C-$C_{18:2}$は細胞内トリグリセリド，グリセロール含量を有意に低下させたが，9c,11t-$C_{18:2}$，9t,11t-$C_{18:2}$は影響を及ぼさなかった（図6-17, C,D）[40]。グリセロールの細胞外への放出量はいずれの共役リノール酸でも促進したが，10t,12c-$C_{18:2}$では特に顕著であった（図6-17, B）[40]。これらの結果は，これまで報告されている共役リノール酸の生

図6-18 共役リノール酸のマウス体重増加に及ぼす影響[17]

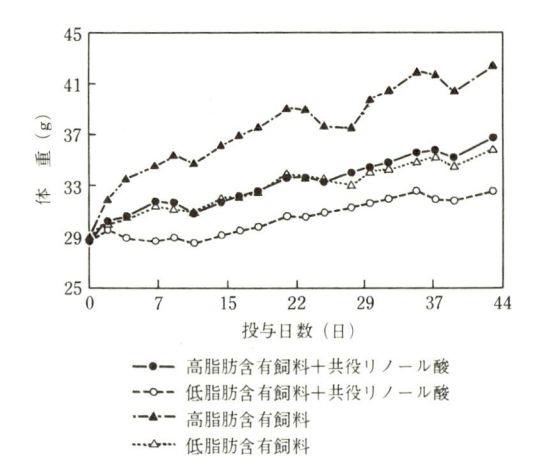

図6-19 共役リノール酸の脂肪組織重量に及ぼす影響[17]

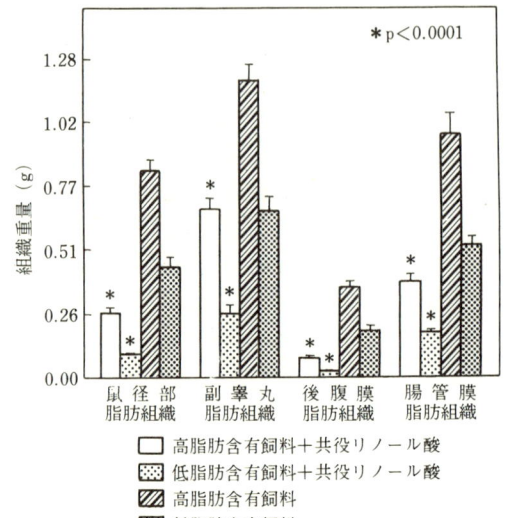

理作用が10t,12c-$C_{18:2}$に拠るものであることの可能性を示しているが,現在のところまだ定かではなく,その作用機序も不明である[40]。

6-5) 共役リノール酸の体重変化,エネルギー代謝,体脂肪に及ぼす影響

マウスでは共役リノール酸投与により体重の増加が抑制されることが報告されている[8,16,24,41]。雄性マウスに高脂肪(44.9カロリー%)飼料,低脂肪(15.0カロリー%)飼料および,それぞれに共役リノール酸を添加した飼料(高脂肪飼料には1.2%,低脂肪飼料には1.0%添加)を6週間投与し,体重,臓器重量,脂肪組織重量,組織組成,飼料摂取量,エネルギー消費量などを測定した[17]。高脂肪飼料投与群と高脂肪・共役リノール酸添加飼料投与群の間では,6週間の飼料投与で5.7gの体重の差が認められた($p<0.0001$)(図6-18)[17]。また低脂肪飼料投与群でも共役リノール酸含有,非含有飼料投与群の間で3.2gの体重の差が認められた($p<0.005$)(図6-18)[17]。体重減少の要因を検討すると体組織の脂質画分の減少が最も著しかった。高脂肪飼料投与群では,共役リノール酸非投与群では脂質画分の割合が約32%であったが,共役リノール酸投与群では約14%と減少した[17]。低脂肪飼料投与群でもそれぞれ約22%,約8%と大幅に減少している[17]。

脂肪組織については鼠径部脂肪組織(inguinal adipose depots),副睾丸脂肪組織(epididymal adipose depots),後腹膜脂肪組織(retroperitoneal adipose depots),腸管膜脂肪組織(mesenteric adipose depots)の重量が高脂肪含有飼料投与群,低脂肪含有飼料投与群いずれでも共役リノール酸添加群で有意に($p<0.0001$),大幅に低下した(図6-19)[17]。この時,他の臓器重量変化を検討してみたところ,腎臓,精巣には共役リノール酸投与による重量変化は認められなかったが,肝臓および脾臓ではその重量が有意に増加した[17]。例えば高脂肪含有飼料投与群の場合,対照群の肝臓重量は$1.66±0.03$gであったのに対し,共役リノール酸投与群では$2.01±0.05$gであった($p<0.0001$)[17]。また呼吸商は対照群と共役リノール酸投与群の間で差は認められなかったが,エネルギー消費量は共役リノール酸投与群で有意に上昇した[17]。

雄性AKR/Jマウスに高脂肪含有飼料(摂取エネルギーの45%が脂肪由来)(対照飼料)に共役リノール酸を0.25,0.50,0.75,1.0%添加した飼料(共役リノール酸添加飼料)を12週間投与し,体重,臓器重量,エネルギー摂取量,血漿レプチン(leptin)およびインスリン濃度に及ぼす影響を検討した[20]。体重増加は,投与開始40日後までは,対照飼料投与群＝共役リノール酸0.25%添加飼料投与群＜共役リノール酸0.50%添加飼料投与群＜共役リノール酸0.75%添加飼料投与群＝共役リノール酸1.0%添加飼料投与群であった。共役

図6-20 共役リノール酸のラット体重に及ぼす影響[28]

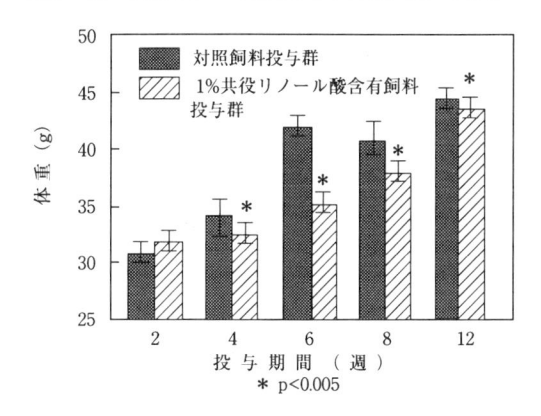

が認められた（図6-20）[28]。この時，エネルギー摂取量は両者に差は認められなかった[28]。

鼠径部脂肪組織，副睾丸脂肪組織，後腹膜脂肪組織，腸管膜脂肪組織重量を投与40日目に測定したところ，共役リノール酸の添加量に比例して減少し，特に共役リノール酸0.75，1.0％添加飼料投与群では，すべての脂肪組織において有意差が認められた（図6-21）[28]。また，共役リノール酸1.0％添加飼料投与群と対照飼料投与群の鼠径部脂肪組織，副睾丸脂肪組織，後腹膜脂肪組織，腸管膜脂肪組織の重量を，投与開始後2週目から，2週間毎に測定したところ，投与開始後2週目では両投与群間でほとんど差が認められなかったが，投与期間が長くなるに従い，共役リノール酸1.0％添加飼料投与群で有意に各脂肪組織重量の増加が抑制された（図6-22，A～D）[28]。この時，肝臓および脾臓の重量を測定したところ，共役リノー

リノール酸1％添加飼料投与群では投与開始後22日以降，12週目まで，対照飼料投与群に対して有意（$p<0.005$）に体重増加を抑制したが，投与期間が長くなるにつれて，その差は小さくなる傾向

図6-21 共役リノール酸の脂肪組織重量に及ぼす影響[28]

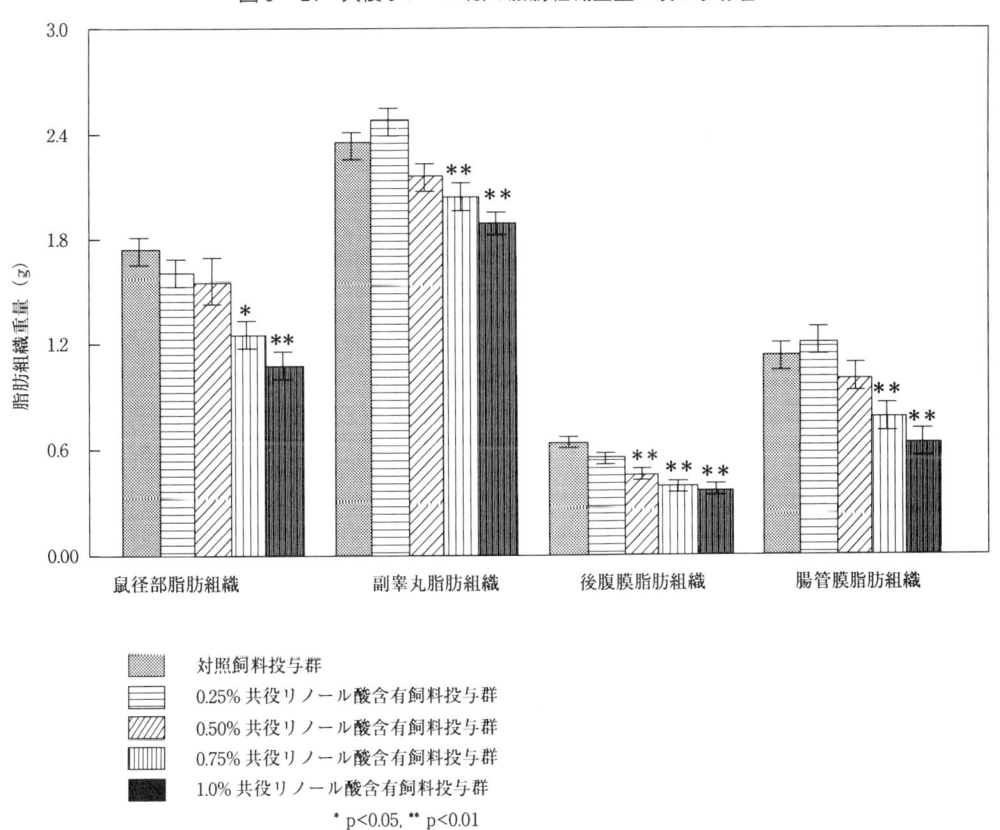

対照飼料投与群
0.25％ 共役リノール酸含有飼料投与群
0.50％ 共役リノール酸含有飼料投与群
0.75％ 共役リノール酸含有飼料投与群
1.0％ 共役リノール酸含有飼料投与群
* $p<0.05$, ** $p<0.01$

図6-22 共役リノール酸の脂肪組織，肝臓，脾臓重量に及ぼす影響[28]

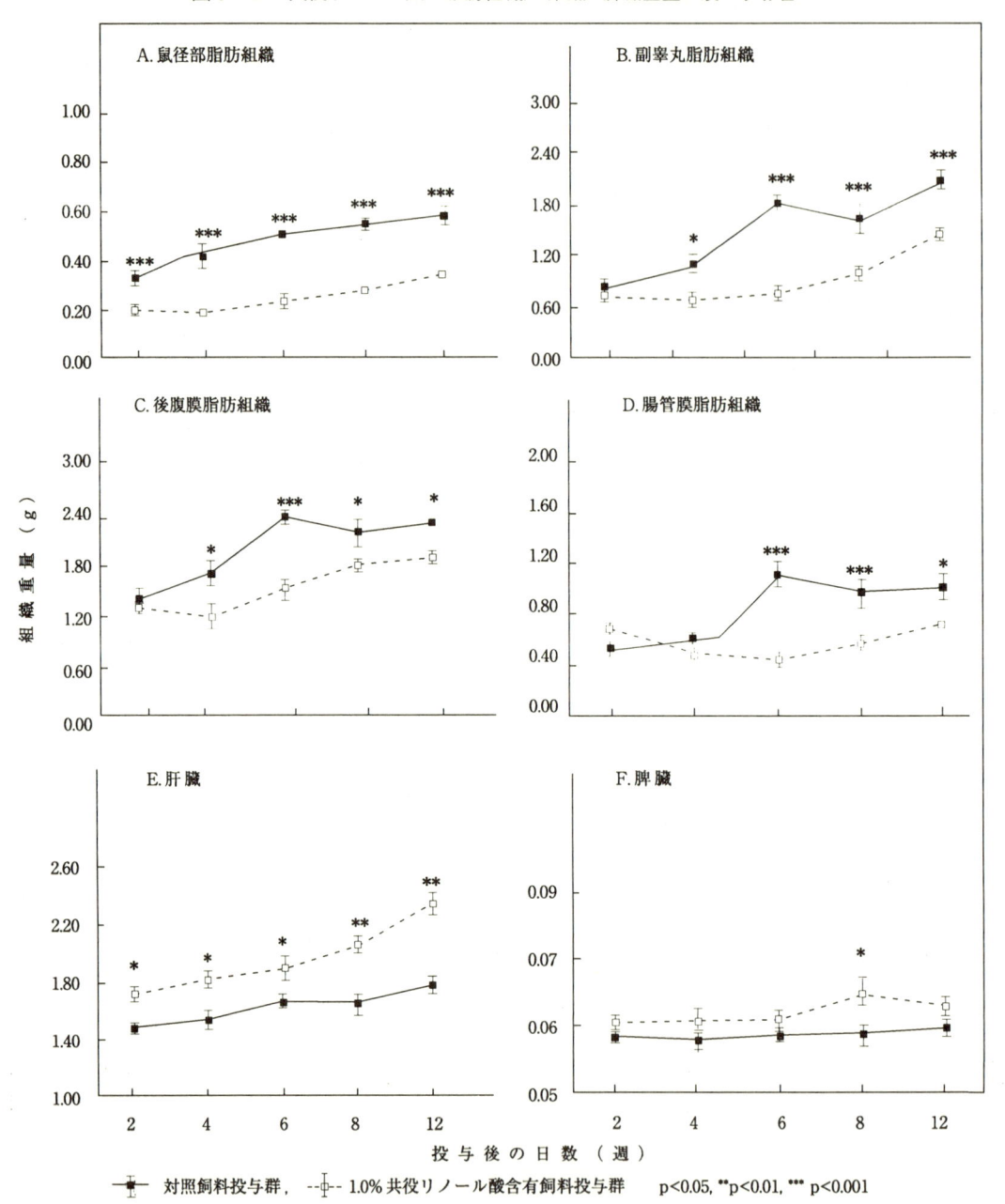

A. 鼠径部脂肪組織
B. 副睾丸脂肪組織
C. 後腹膜脂肪組織
D. 腸管膜脂肪組織
E. 肝臓
F. 脾臓

組織重量（g）
投与後の日数（週）

━■━ 対照飼料投与群，--□-- 1.0% 共役リノール酸含有飼料投与群　*p<0.05, **p<0.01, *** p<0.001

ル酸1.0%添加飼料投与群で，肝臓重量は投与開始後2～12週にわたり，有意な増加が認められた（図6-22，E）[28]。脾臓重量は，投与開始後8週目で，共役リノール酸1.0%添加飼料投与群で有意な増加が認められた（図6-22，F）[28]。

種々の添加量の共役リノール酸含有飼料を40日間投与したのち，3時間絶食後の血漿レプチンおよびインスリン濃度を測定したところ，血漿レプチン濃度は，共役リノール酸添加量に比例して低下する傾向が認められたが，有意差は認められな

図6-23 共役リノール酸の血漿レプチン，インスリン濃度に及ぼす影響[28]

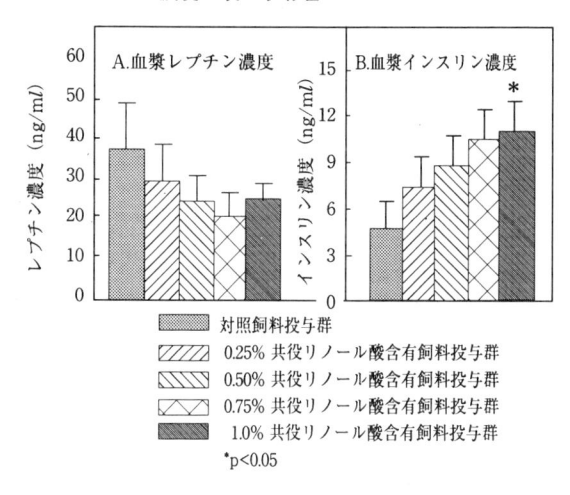

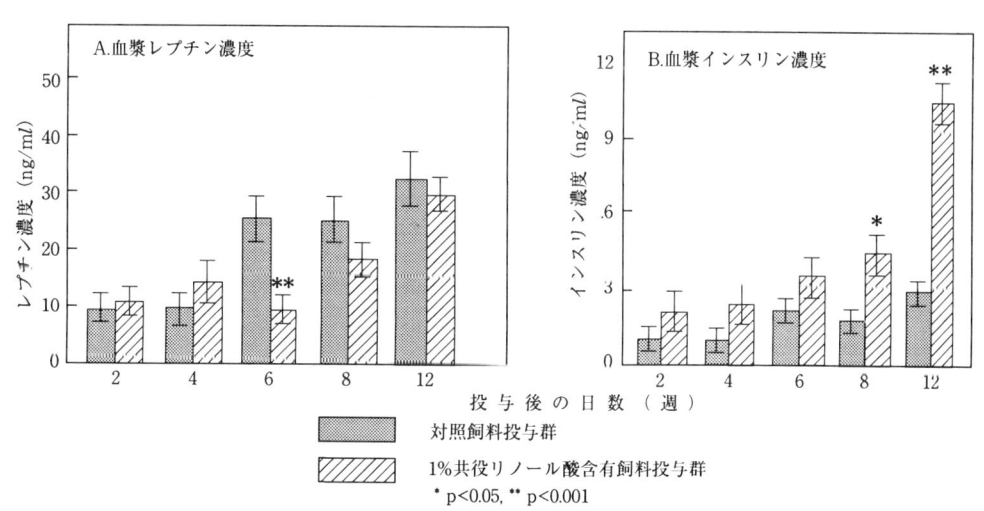

かった（図6-23，A）[28]。血漿インスリン濃度は，共役リノール酸1.0％添加飼料投与群で有意な上昇が認められた（図6-23，B）[28]。また，共役リノール酸1.0％添加飼料投与群と対照飼料投与群の血漿レプチン，インスリン濃度を投与開始後2週目から，2週間毎に12週目まで測定したところ，血漿レプチン濃度は，投与開始後6週目で，対照飼料投与群に比較して，共役リノール酸1.0％添加飼料投与群で有意に低下した（図6-24，A）[28]。血漿インスリン濃度は，投与開始後8，12週目で対照飼料投与群に比較して，共役リノール酸1.0

第6章 共役リノール酸の脂質代謝に及ぼす影響

％添加飼料投与群で有意に上昇した（図6-24，B）[28]。

共役リノール酸投与により，脂肪組織重量が減少すると，通常インスリン感受性が上昇し，血漿インスリン濃度は低下する[38,42]。しかし，この共役リノール酸投与試験の場合は，共役リノール酸の投与と共に血漿インスリン濃度は上昇し，インスリン感受性は低下するのが認められた[28]。この理由については不明であるが，この試験に用いたAKR/Jマウスの系統は，SWR/Jマウスの系統に比較して，高脂肪含有飼料を投与した場合，血漿インスリン濃度が上昇することが知られているので[43,44]，マウスの系統の差によるものである可能性もあるが定かではない[28]。

共役リノール酸投与によりマウスの体重増加が抑制されることが報告されているが[4,16,17,41,45]，最近，純度の高い10t,12c-$C_{18:2}$および9c,11t-$C_{18:2}$をマウスに投与した場合，体重増加抑制効果は10t,12c-$C_{18:2}$の方が9c,11t-$C_{18:2}$より顕著であり，それは体脂肪割合の減少に拠るものであることが示された[40]。マウスに0.25％の10t,12c-$C_{18:2}$（純度92.8％）あるいは，0.30％の9c,11t-$C_{18:2}$（純度96.3％）を含有する飼料を4週間投与し，体重増加を測定したところ，体重増加抑制効果は，10t,12c-$C_{18:2}$＞9c,11t-$C_{18:2}$＞対照群であった（図6-25）[40]。この時，対照群の体脂肪割合が22.27±1.80％であったのに対し，10t,12c-$C_{18:2}$含有飼料投与群で

図6-24 共役リノール酸の血漿レプチン，インスリン濃度に及ぼす影響[28]

図6-25 共役リノール酸のマウスでの体重増加抑制効果[40]

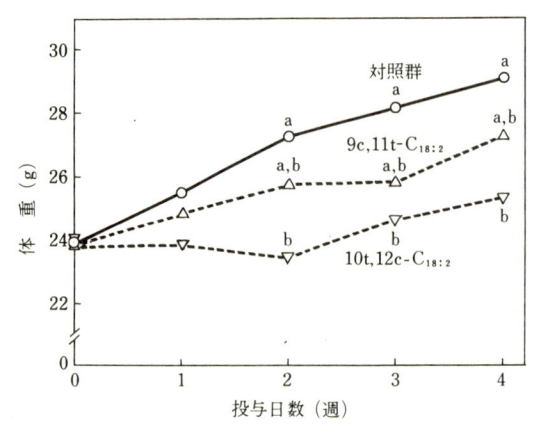

異なるアルファベット間には有意差を有することを示す(p<0.05)

は$6.80±1.26%$,9c,11t-$C_{18:2}$含有飼料投与群では$13.08±1.66%$であった（表6-6）[40]。また対照群に比較して，10t,12c-$C_{18:2}$,9c,11t-$C_{18:2}$含有飼料投与群では，体組織中の水分割合，タンパク質割合，灰分割合は増加した（表6-6）[40]。同様な結果は，0.5%共役リノール酸（10t,12c-$C_{18:2}$：43.5～44.9%，9c,11t-$C_{18:2}$：40.8～41.1%）含有飼料を8週間マウスに投与した場合にも顕著に認められた[45]。

共役リノール酸のマウスへの投与により，摂取エネルギー量の減少，体重増加の抑制，脂肪組織重量の減少，肝臓，脾臓重量の増加，消費エネルギー量の増加が認められているが，これら変化への共役リノール酸の関与については，ほとんど分かっていない[17]。またマウスで認められている共役リノール酸の体重増加抑制作用[8,16,17,41]も，ラットでは認められないこと[11,18,46～48]，またヒトの場合，共役リノール酸を多く含有するチェダーチーズを4週間摂取すると血漿共役リノール酸濃度は有意な上昇が認められるが，この時，体重，BMI（body mass index，肥満指数の1つで，体重（kg）/身長（m）^{2}）に変化は認められなかった[6]。共役リノール酸の体重増加抑制，エネルギー消費量の増加に関しては，いくつかの特許も出願されている[41,49,50]。

共役リノール酸の摂取量，摂取条件などは明確ではないが，1ヶ月間共役リノール酸を摂取してもらうと，体脂肪率が25%以上ある人が，共役リノール酸摂取により，体脂肪率が減少することが認められている（図6-26）[51]。また，共役リノール酸の摂取を止めてもリバウンド現象は数ヶ月認められなかった[51]。

体重約60kgのブタに2%のヒマワリ油を含有する飼料（対照群），あるいは，ヒマワリ油のアルカリ異性化により調製された共役リノール酸混合物を2%含有する飼料を，体重が約105kgに達するまで投与し，平均体重増加量，飼料摂取量，飼料変換効率，および除脂肪組織（lean），骨，皮下脂肪（subcutaneous fat），筋肉内脂肪（intermuscular fat）に及ぼす影響が検討されている[52,55]。その結果，共役リノール酸含有飼料投与群と対照群との間では体重増加量はいずれも1.01kg/日と差は認められなかったが，飼料摂取量が共役リノール酸含有飼料投与群が対照群に比較して5.2%（p=0.07）少なく，飼料効率が上昇した[55]。また，共役リノール酸含有飼料は，体重変化に影響を及ぼさなかったが，除脂肪組織重量を2.3%（p=0.02）増加させ，皮下脂肪重量を6.8%（p=0.01）減少させた[55]。筋肉内脂肪重量，骨重量には影響を及ぼさなかった[4]。同様の傾向が，体全体のみならず肩肉上部（butt），肩肉下部（picnic），足肉（hock），しり肉（ham），腰肉（loin），腹肉（belly）などの各部分の肉でも認められた[55]。

雌性ブタ（体重57kg，一群10頭）に共役リノール酸混合物（主成分は10c,12t/10t,12c-$C_{18:2}$；30.45%，9c,11t/9t,11c-$C_{18:2}$；24.53%，11c,13t/

表6-6 共役リノール酸4週間投与後のマウスの体組成[40]

	体重（g）	脂肪（%）	水分（%）	タンパク質(%)	灰分（%）
対照群	$27.43^a±1.21$	$22.27^a±1.80$	$54.30^a±1.35$	$16.26^a±0.49$	$3.29^a±0.13$
10t,12c-$C_{18:2}$投与群	$23.44^b±0.92$	$6.80^c±1.26$	$65.35^c±1.13$	$19.33^b±0.29$	$3.83^b±0.08$
9c,11t-$C_{18:2}$投与群	$25.53^{a,b}±0.59$	$13.08^b±1.66$	$60.99^b±1.14$	$18.09^b±0.50$	$3.54^{a,b}±0.13$

a,b,c：異なるアルファベット間には有意差を有することを示す（p<0.05）

図6-26 共役リノール酸モニターテスト結果[51]

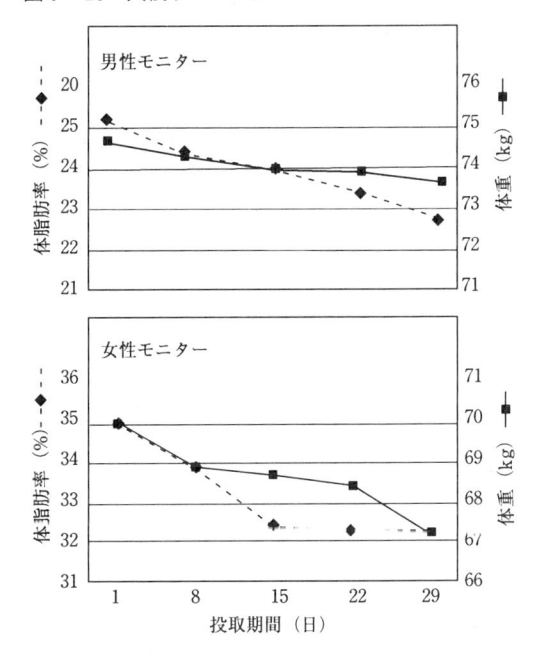

図6-27 共役リノール酸のブタ背部脂肪の厚さに及ぼす影響[21]

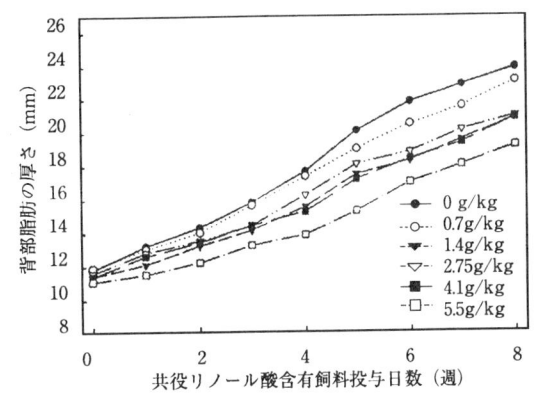

11t, 13c-$C_{18:2}$；18.33%，8c, 10t/8t, 10c-$C_{18:2}$；13.83%）を，0，0.7，1.4，2.75，4.1，5.5g/kg（飼料）含有する飼料を8週間投与し，体脂肪に及ぼす影響について検討した[21]。試験期間を通じて，1日当たりの飼料摂取量，体重増加量についてはいずれの群間でも差は認められなかったが，体重増加量／飼料摂取量については，投与開始後から4週目までで，共役リノール酸添加量に比例して有意な増加が認められた[21]。また，背部脂肪の厚さを特定の部位（P_2サイト）超音波にて測定したところ，共役リノール酸添加量に比例して減少し，特に投与開始後3週目以降が顕著であった（図6-27）[21]。また，体全体の水分含量は共役リノール酸添加量に比例して増加し（p<0.001），例えば共役リノール酸非含有飼料投与群では507g/kg体重，共役リノール酸0.275%含有飼料投与群では550g/kg体重，共役リノール酸0.55%含有飼料投与群では562g/kg体重であった[21]。体全体の脂質量は逆に，共役リノール酸添加量に比例して減少し（p<0.001），例えば共役リノール酸非含有飼料投与群では301g/kg体重，共役リノール酸0.14%含有飼料投与群では263g/kg体重，共役リノール酸0.55%含有飼料投与群では240g/kg

体重であった[21]。これらの結果から，ブタの体全体の脂肪重量と非脂肪重量（水分含量とタンパク質量の和，lean）は，共役リノール酸添加量の増加と共に減少した（図6-28）[21]。また体全体の1日当たりの水分増加量は共役リノール酸0.275%含有飼料投与群までは投与量に比例して増加したが，それ以上共役リノール酸の飼料中含量が増加しても相関は認められなかった（図6-28）[21]。

6-6）共役リノール酸の抗動脈硬化作用

体重4kg前後の家兎に0.1%コレステロールを含有する飼料を投与しながら，1羽当たり共役リノール酸を0.5g/日，22週間投与し，血漿脂質および動脈硬化に対する影響を検討した[3]。0.1%コレステロール含有飼料を22週間投与すると，すべての家兎で動脈硬化病変が発生する。その病変は主に，大動脈弓（aortic arch）や下行胸部大動脈（descending thoracic aorta）に脂肪条痕（fatty streaks）として認められ，腹部大動脈（abdominal aorta）では認められたり，認められなかったりする。共役リノール酸を投与しない対照群では，大動脈表面の55±14%で動脈硬化病変が認められたが，共役リノール酸0.5g/日投与群では43±11%と病変部面積が抑制された[3]。この時，胸部大動脈，腹部大動脈のプラーク（plaque）の厚さ，容積を測定したところ，共役リノール酸投与群でいずれも抑制される傾向が認められたものの，対照群との間に有意差は認めら

図6-28 共役リノール酸のブタ体組成に及ぼす影響[21]

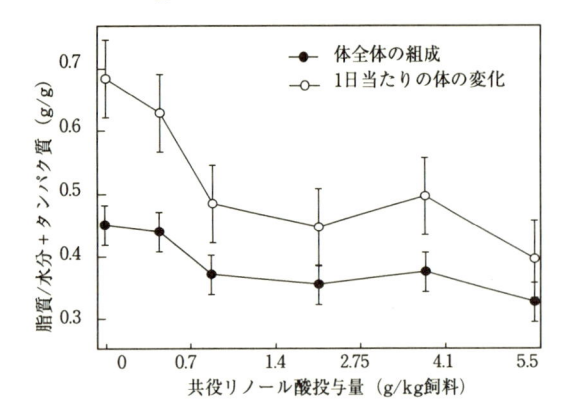

れなかった（表6-7）[3]。また脂肪の蓄積，結合組織の発達の程度について組織学的な検討を行ったところ，共役リノール酸投与群で，これら所見は有意に抑制されていた（表6-8）[3]。

また家兎に共役リノール酸を，0.1，0.5，1.0％含有する動脈硬化誘導飼料（ココナッツ油12％，コーン油2％，コレステロール0.2％含有）を90日間投与し，体重，肝臓重量，血漿脂質濃度，大動脈での動脈硬化病変の発生について検討した[56]。その結果，体重，肝臓重量，血漿脂質濃度は対照群（共役リノール酸非含有動脈硬化誘導飼料）との間に差は認められなかったが，動脈硬化度合は，共役リノール酸含有飼料投与群で有意に低下し，0.1％共役リノール酸含有飼料投与群の大動脈弓，胸部大動脈でそれぞれ28，41％減少した（表6-9）[56]。また動脈硬化病変部分のコレステロールエステル含量も，共役リノール酸含有飼料投与群で低下した（表6-9）[56]。この家兎に，90日間の共役リノール酸含有動脈硬化誘導飼料投与後，共役リノール酸を0.1，0.5，1.0％含有する通常飼料（コーン油6％，コレステロール非含有）をさらに90日間投与し，動脈硬化病変の変化について検討した[56]。その結果，対照群の大動脈弓，胸部大動脈での動脈硬化度合はそれぞれ12.4％増加した（表6-10）[56]。また，共役リノール酸1.0％含有飼料を投与した場合の大動脈弓，胸部大動脈での動脈硬化度合は対照群に比較して，それぞれ27，45％減少させたが（表6-10）[56]，動脈硬化誘導飼料による動脈硬化誘導を阻止するまでには到らなかった。

大動脈の動脈硬化部分の割合（％）と最終血漿中LDLコレステロール濃度との間には，対照群，共役リノール酸投与群ともに相関が認められた（r＝0.7626，p＜0.05）[3]。また対照群では大動脈

表6-7 共役リノール酸の大動脈のプラークの厚さ，容積に及ぼす影響[3]

	対照群	共役リノール酸投与群
プラークの厚さ（最大値）（mm）		
胸部大動脈	0.33 ± 0.03	0.33 ± 0.09
腹部大動脈	0.22 ± 0.05	0.16 ± 0.03
プラーク容積／大動脈容積		
胸部大動脈	0.547 ± 0.155	0.483 ± 0.170
腹部大動脈	0.345 ± 0.107	0.113 ± 0.030

表6-8 共役リノール酸の大動脈での脂肪の蓄積，結合組織の発達に及ぼす影響[3]

	胸部大動脈			腹部大動脈		
	対照群数	共役リノール酸投与群数	P	対照群数	共役リノール酸投与群数	P
脂肪の蓄積						
中　程　度	1	3		2	4	
重篤な程度	5	3	0.07	4	2	0.10
結合組織の発達程度						
中　程　度	2	5		3	5	
重篤な程度	4	1	0.01	3	1	0.07

表6-9 共役リノール酸含有動脈硬化誘導飼料の90日間の家兎への投与の影響[56]

	対照群	共役リノール酸含有飼料投与群		
		0.1%	0.5%	1.0%
体重増加（g）	104±46	3±108	67±43	50±79
肝臓重量（g）	68±5	77±6	66±4	78±6
肝臓重量（体重に対する割合，%）	2.73±0.16	3.22±0.35	2.63±0.12	3.35±0.32
血漿脂質成分（mg/dl）				
コレステロール（%）	983±118	1281±116	1263±104	1103±134
HDL-コレステロール（%）	5.0±0.9	3.3±0.54	3.3±0.58	5.0±1.14
トリグリセリド	190±32	246±47	205±48	216±38
動脈硬化度（0〜4スケール）				
大動脈弓	2.36±0.39[bc]	1.69±0.23[d]	0.88±0.20[bd]	1.00±0.28[c]
胸部大動脈	2.21±0.42[ef]	1.31±0.28	0.75±0.21[e]	0.94±0.27[f]
動脈硬化面積（%）	44±12[g]	32±7[h]	11±4[gh]	18±6
エステルコレステロール（%）	74.7	52.0	34.1	44.3

異なるアルファベットは有意差を有することを示す。

表6-10 共役リノール酸含有動脈硬化誘導飼料90日間投与後の90日間共役リノール酸含有非動脈硬化飼料の影響[56]

	対照群	共役リノール酸含有飼料投与群		
		0.1%	0.5%	1.0%
体重増加（g）	312±99	265±104	298±84	242±73
肝臓重量（g）	52±3	58±6	64±5[a]	47±3[a]
肝臓重量（体重に対する割合，%）	1.82±0.07[b]	2.05±0.16	2.28±0.20[b]	1.75±0.13[a]
動脈硬化度（0〜4スケール）				
大動脈弓	2.64±0.28	2.25±0.28	2.50±0.29	1.95±0.40
胸部大動脈	2.29±0.36[d]	2.33±0.44	2.00±0.15[e]	1.25±0.17[de]
動脈硬化面積（%）	53±7	53±10	49±5	30±10

異なるアルファベットは有意差を有することを示す。

の動脈硬化部分の割合（%）と平均血漿LDLコレステロール濃度（r=0.937，p＜0.05），平均血漿トリグリセリド濃度（r=0.9577，p＜0.05）の間には高い相関が認められ，さらに動脈コレステロール含量と，最終血漿総コレステロール濃度との間にも高い相関（r=0.8071，p＜0.01）が認められた[3]。また共役リノール酸投与群では，腹部大動脈壁中に占めるプラークの容積割合と，平均血漿総コレステロール濃度/HDLコレステロール濃度の比（図6-2）[3]の間には高い相関（r=0.9938，p＜0.01）が認められたが，平均LDLコレステロール濃度/HDLコレステロール濃度の比（図6-4）[8]と肝臓コレステロール濃度との間には負の相関（r=-0.8854，p＜0.05）が認められた[8]。これらの結果から，共役リノール酸の抗動脈硬化作用は，リポタンパク質代謝を共役リノール酸が何らかの形で修飾することにより発現されていると推定される[3]。

雄性ハムスターに0.12%コレステロールを含有する飼料に0.06，0.11，1.1%の共役リノール酸を添加し，11週間投与し，血漿脂質濃度，α-トコフェロール濃度，大動脈の脂肪条痕の面積などを測定したところ，共役リノール酸の添加量が増加するに従い，大動脈の脂肪条痕の面積が減少していったが，有意差は見出されなかった[1]。また血漿α-トコフェロール濃度は共役リノール酸の添加量が増加するに従い，上昇したが（対照群0.0360±0.001mモル/l，1.1%共役リノール酸添加群0.0510±0.005mモル/l），有意差は見出されなかった[4]。しかし，血漿α-トコフェロール濃度/血漿トリグリセリド濃度の比は，対照群，共役リノール酸0.06，0.11，1.1%添加群でそれぞれ0.21，0.31，0.31，0.39であり，対照群と比較して，共役リノール酸，0.06，0.11%添加群では48%，1.1%添加群では86%上昇した[4]。

家兎やハムスターでは共役リノール酸の抗動脈

表6-11 共役リノール酸のマウス動脈脂肪条痕，血漿脂質濃度に及ぼす影響[57]

	対照群		0.25%共役リノール酸含有飼料投与群		0.5%共役リノール酸含有飼料投与群	
	平均	SD	平均	SD	平均	SD
動脈総脂肪条痕（mm²）	0.13[a]	0.13	0.33[b]	0.27	0.25[ab]	0.22
血漿総コレステロール（mモル/l）	4.17[a]	0.74	3.57[a]	0.72	3.90[a]	1.16
血漿HDL-コレステロール（mモル/l）	1.39[a]	0.21	1.40[a]	0.34	1.61[a]	0.31
血漿HDL-コレステロール：血漿総コレステロール	0.34[a]	0.08	0.40[ab]	0.09	0.43[b]	0.10
血漿トリグリセリド（mモル/l）	0.56[a]	0.13	0.51[ab]	0.08	0.47[b]	0.10
投与終了時体重（g）	22.01[a]	1.18	21.08[a]	1.22	21.34[a]	1.51

異なるアルファベットは有意差を有することを示す（p<0.05）

硬化作用が認められているが，マウスでは認められなかった[57]。雌性C57BL/6マウスにコレステロール1.0%，コール酸0.5%含有する飼料（対照群）に，0.25%あるいは0.5%の共役リノール酸を含有する飼料を14週間投与し，動脈の脂肪条痕および血漿脂質成分変化を測定した[57]。0.5%共役リノール酸含有飼料投与群で血漿トリグリセリド濃度は対照群に比較して有意に低下したが，血漿総コレステロール濃度，HDL-コレステロール濃度に差は認められなかった（表6-11）[57]。また，血漿HDL-コレステロール濃度と総コレステロール濃度の比は，0.5%共役リノール酸含有飼料投与群で対照群と比較して有意に上昇した（表6-11）[57]。対照群，共役リノール酸含有飼料投与群すべてのマスの大動脈洞（aortic sinus）の内膜に脂肪条痕が認められ，0.25%共役リノール酸含有飼料投与群では，対照群に比較して有意な拡大（p=0.01）が認められたが，0.5%共役リノール酸含有飼料投与群では拡大が認められたものの有意ではなかった（p=0.12）（表6-11）[57]。

共役リノール酸の抗動脈硬化作用の機序については不明な点が多いが，現在のところ共役リノール酸による内因性抗酸化酵素（intrinsic antioxidantenzyme）であるグルタチオン　パーオキシダーゼ（glutation peroxidase，EC1.11.1.9）の誘導[58,59]とサイトカイン誘導接着分子活性の低下[59]が挙げられている。ヒト臍帯静脈内皮細胞（human umbilical vein endothelial cells）培養系に共役リノール酸を0～200μモル添加すると，添加濃度依存的にグルタチオン　パーオキシダーゼ活性が上昇する（図6-29）[58]。また，同じ細胞培養系で共役リノール酸を0～150mモル添加し24時間培養すると，グルタチオン　パーオキシダーゼのmRNAの発現量が約2倍に増加した[59]。またリン脂質グルタチオン　パーオキシダーゼのmRNAの発現量も増加した。さらにサイトカイン誘導接着分子であるICAM-1，E-セレクチン（E-se/lectin）の活性が，共役リノール酸10mモルの添加で約50%低下した[59]。

6-7）共役リノール酸の脂肪酸の合成および不飽和化作用

4頭の経産ホルスタイン種の雌ウシ（出産後168～230日）の反芻胃中にカテーテルを留置し，200gのリノール酸（リノール酸投与群）あるいは100gのリノール酸と100gの共役リノール酸の混合物（共役リノール酸投与群）を24時間かけて投与（投与開始時15ml投与，その後8.2ml/時間投与）したのち，血漿中および牛乳中の脂肪酸組成を12時間毎に72時間後まで測定した[60]。

その結果，血漿中リノール酸濃度は，リノール酸投与群で，共役リノール酸投与群より常に高く（図6-30，A）[60]，血漿中共役リノール酸濃度（9c,11t-$C_{18:2}$と10t,12c-$C_{18:2}$の合計）は，リノール酸投与群ではほとんど変化しなかったが，共役リノール酸投与群では，24時間で0から0.5g/100gとなりその後減少し，72時間後には0.13g/100gとなった（図6-30，B）[60]。また，投与24時間目の血漿脂質画分への共役リノール酸の分布を検討したところ，遊離脂肪酸画分，コレステロール画分への分布は，リノール酸投与群，共役リノール酸投与群との間で差は認められなかったが，リン脂質画分，トリグリセリド画分では，共役リノール酸投与群で有意に上昇した（図6-31）[60]。

試験期間中，12時間毎の牛乳産生量は，リノール酸投与群，共役リノール酸投与群いずれも，15

第6章 共役リノール酸の脂質代謝に及ぼす影響

図6-29 共役リノール酸のヒト臍帯静脈内皮細胞でのグルタチオン パーオキシダーゼ活性に及ぼす影響[58]

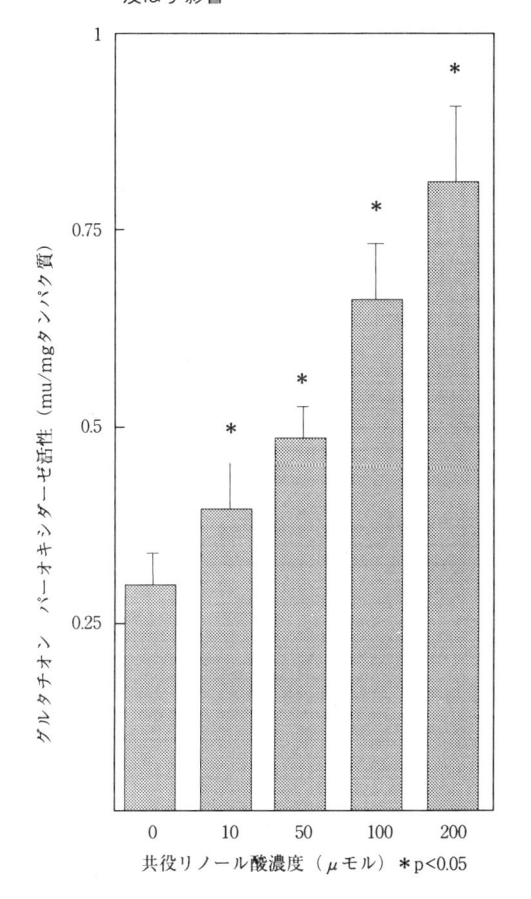

図6-30 共役リノール酸，リノール酸投与の血漿中のリノール酸，共役リノール酸濃度の変化に及ぼす影響[1]

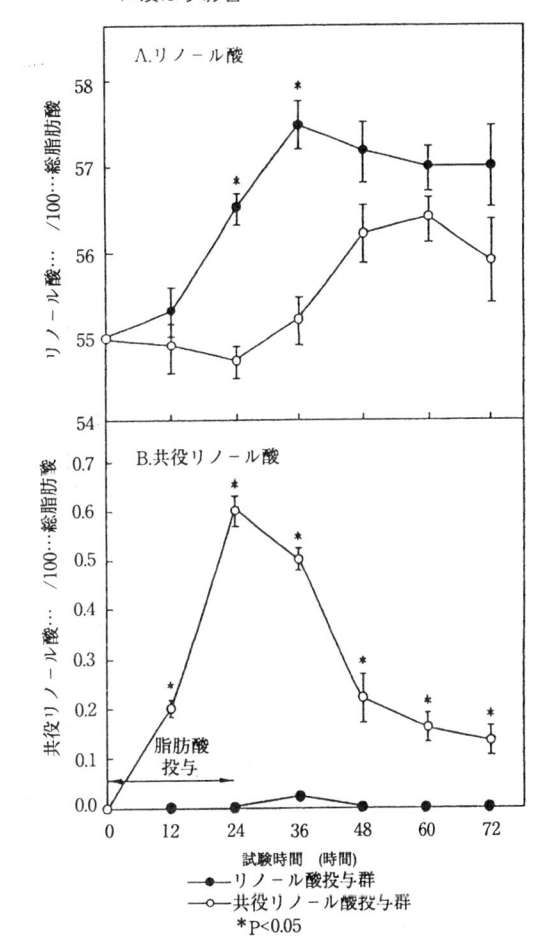

～16kg/12時間で差は認められなかったが，リノール酸投与群では牛乳中の脂肪含量（平均33.1g/l），タンパク質含量（平均31.5g/l）に変化は認められなかったが，共役リノール酸投与群では，脂肪含量（平均26.8g/l），タンパク質含量（平均29.9g/l）といずれも有意に減少した[60]。牛乳脂肪中の共役リノール酸含量は，リノール酸投与群では変化は認められなかったが，共役リノール酸投与群では，36時間目に最大濃度を示した（図6-32，A）[60]。また牛乳中の主脂肪酸であるパルミチン酸含量は，両投与群共，36時間目まで低下したが，リノール酸投与群ではその後上昇したが，共役リノール酸投与群では，低下したままであった（図6-32，B）[60]。

また，牛乳中のステアリン酸含量は，共役リノール酸投与群で，36時間目までは増加したが，リノール酸投与群では変化は認められなかった（図6-33，A）[60]。これとは対照的に牛乳中のオレイン酸濃度は，リノール酸投与群で36時間目まで増加したが，共役リノール酸投与群では，有意差は認められなかったが上昇した（図6-33，B）[60]。この結果は乳腺組織で，共役リノール酸がステアリン酸の不飽和化を阻害しているためではないかと推定されている。また，牛乳中のアラキドン酸濃度は，リノール酸投与群で36時間目まで増加しており（図6-33，C）[60]，またエイコサペンタエン酸濃度も，リノール酸投与群で36時間目まで増加し，共役リノール酸投与群では逆に，36時間目まで，牛乳中のアラキドン酸，エイコサペンタエン酸濃度は低下したことから，共役リノール酸はリノール酸の鎖長延長，不飽和化を阻害していると推定された[60]。

図6-31 共役リノール酸,リノール酸投与の血漿中脂質画分への共役リノール酸の分布[60]

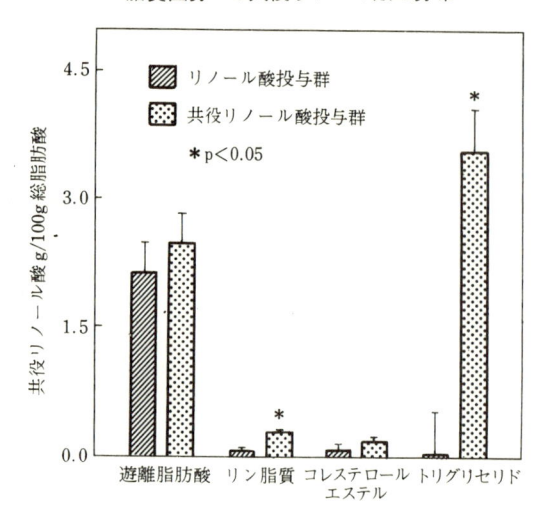

図6-32 共役リノール酸,リノール酸投与の牛乳脂質中の共役リノール酸,パルミチン酸濃度の変化に及ぼす影響[60]

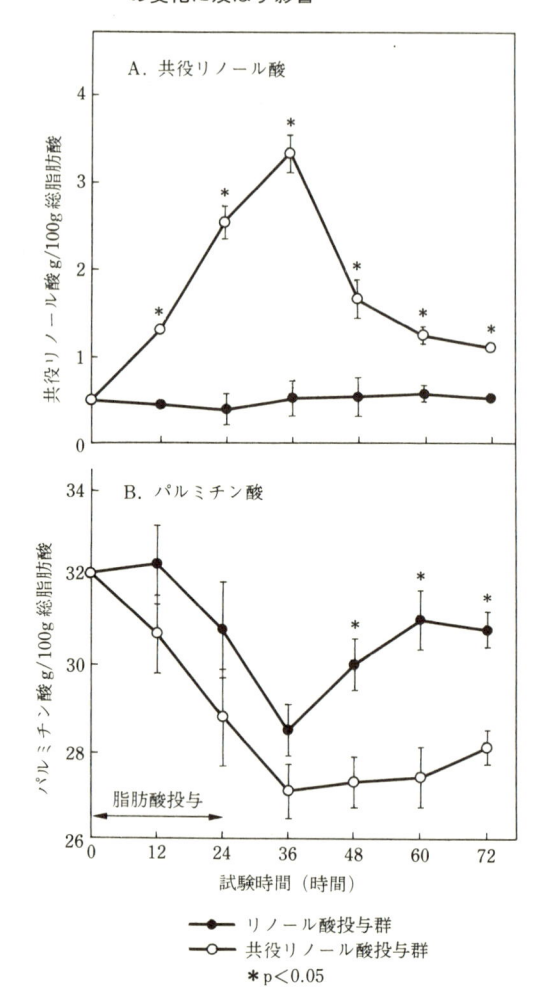

共役リノール酸投与群では,24時間目の血漿トリグリセリド中の共役リノール酸の割合(TGCLA)と,36時間目の牛乳脂肪中の共役リノール酸濃度(MCLA)の間には高い相関関係が認められた(MCLA=0.57TGCLA+0.83;$\gamma^2=0.70$;$p<0.01$)[60]。また共役リノール酸投与群では牛乳脂肪濃度が投与前35.6g/lだったのが48時間目には34%減少して,23.4g/lとなった[60]。この時,炭素数6〜16の脂肪酸含量が減少しており,このことは,乳腺での脂肪酸合成が,共役リノール酸投与時には抑制されたと推定された[60]。牛乳脂肪の割合(MFP)と牛乳脂肪中の共役リノール酸濃度(MCLA)の間には負の相関関係が認められた(MFP=−0.33 MCLA+3.6;$\gamma^2=0.70$;$p<0.01$)[60]。ウシの反芻胃中で生物的水素化(biohydrogenation)で不飽和脂肪酸から産生されるトランス脂肪酸は,乳腺からの牛乳脂肪の分泌を抑制することが知られており,十二指腸中のトランス-バクセン酸(trans-vaccenic acid)流量と牛乳脂肪含量との間[61],小腸からのトランス-バクセン酸の吸収量と牛乳脂肪含量との間[62,63]には負の相関が認められている。

トランス-バクセン酸がどのような作用機序で牛乳脂肪分泌を抑制するかは明らかではないが,ウシ乳腺培養細胞にトランス-バクセン酸あるいは共役リノール酸を取り込ませると,脂肪酸合成活性およびΔ^9ステアロイル-CoA デサチュラーゼ(Δ^9 Stearoyl-CoA desaturase)活性が抑制された[64]。共役リノール酸投与群では,36時間目まで牛乳中のステアリン酸含量が上昇し,オレイン酸含量が減少したが(図6-33,B)[60],ウシへのリノール酸投与[65,66],トランス-バクセン酸投与[53]では認められなかった。

これらの結果から,経産雌ウシで反芻胃中へ共役リノール酸を投与し,腸管からの吸収を促進させると,血漿中トリグリセリド画分中の共役リノール酸濃度が上昇する。この共役リノール酸を多く含有するトリグリセリドは,乳腺組織にすみやかに取り込まれ,牛乳脂肪の生合成に用いられる。しかし,乳腺細胞に取り込まれた共役リノール酸は炭素数6〜16の脂肪酸,ステアリン酸の不飽和化,エイコサペンタエン酸とアラキドン酸の合成

図6-33 共役リノール酸, リノール酸投与の牛乳脂質中のステアリン酸, オレイン酸, アラキドン酸濃度の変化に及ぼす影響[60]

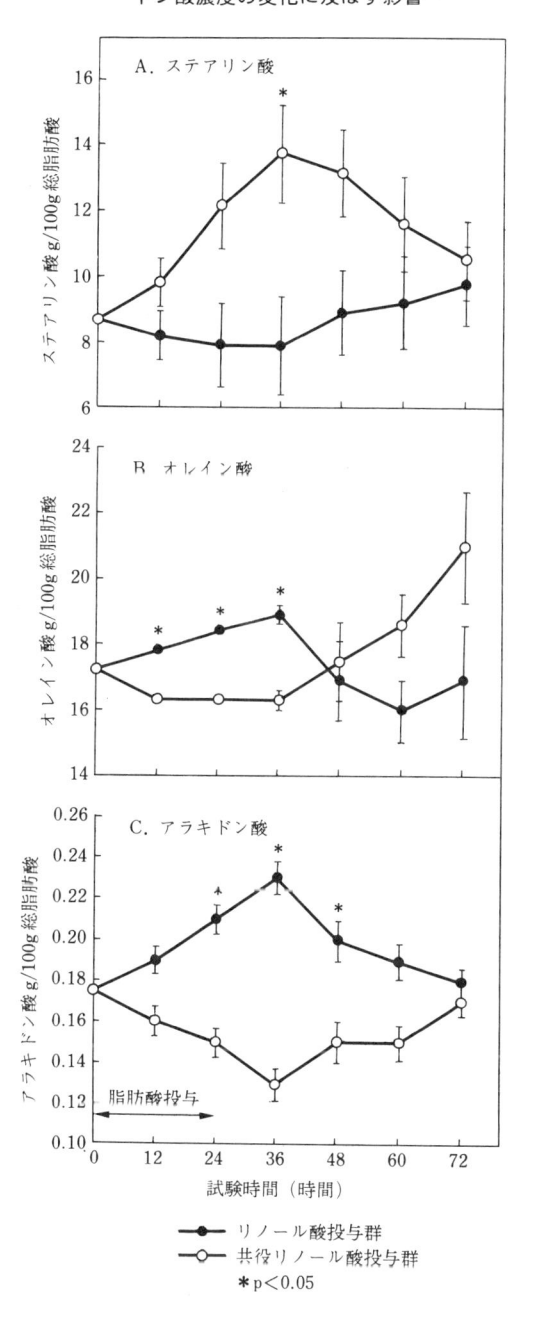

A. ステアリン酸
B. オレイン酸
C. アラキドン酸

● リノール酸投与群
○ 共役リノール酸投与群
＊p<0.05

図6-34 脂肪組織でのΔ^{9}不飽和化酵素活性に及ぼす脂肪酸含量の影響[68]

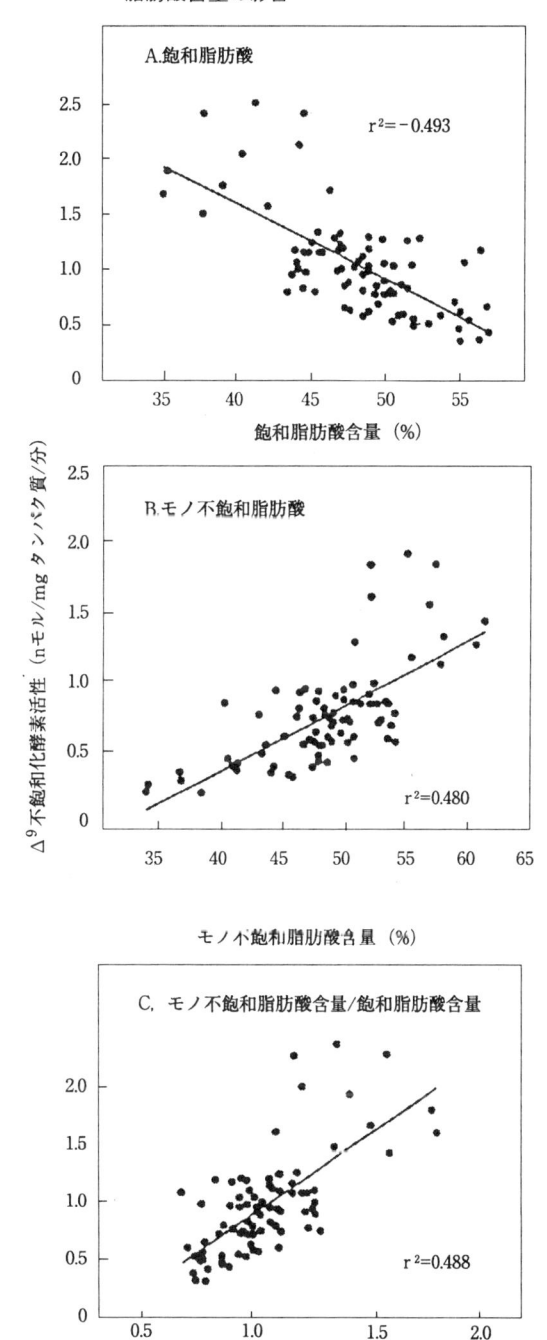

A. 飽和脂肪酸　$r^2=-0.493$
B. モノ不飽和脂肪酸　$r^2=0.480$
C. モノ不飽和脂肪酸含量/飽和脂肪酸含量　$r^2=0.488$

を阻害するが，これは，これらの脂肪酸の合成に関与する酵素活性を共役リノール酸が直接阻害するためではないかと推定される[21]。

Δ^{9}不飽和化酵素（Δ^9 desaturase, stearoyl-CoA desaturase, EC1.14.99.5）は，飽和脂肪酸をΔ^{9}モノ不飽和脂肪酸への変換を触媒する酵素で，細菌，植物，動物に広く存在することが知られている[67]。肉牛に特定の脂質を含有する飼料を300日間

表6-12 共役リノール酸のマウス肝臓$C_{16:0}/C_{16:1}$, $C_{18:0}/C_{18:1}$に及ぼす影響[69]

	脂肪酸（%）				脂肪酸比 (Δ^9-不飽和化指数)	
	$C_{16:1}$	$C_{16:0}$	$C_{18:1}$	$C_{18:0}$	$C_{16:1}/C_{16:0}$	$C_{18:1}/C_{18:0}$
無脂肪・高炭水化物飼料	4.3	27.1	42	12.8	0.16	3.3
無脂肪・高炭水化物飼料 ＋0.5%共役リノール酸	2.1*	30.2*	36.9*	19.7*	0.07*	1.9*
コーン油含有飼料	2.1	32.3	18.1	19.7	0.07	0.9
コーン油含有飼料 ＋0.5%共役リノール酸	0.8*	30.4	17.9	24.6*	0.03*	0.72*

*$p<0.05$

投与したのち，皮下脂肪組織の脂肪酸組成とΔ^9不飽和化酵素活性との相関を求めたところ，主なモノ不飽和脂肪酸含量とΔ^9不飽和化酵素活性との間には正の相関関係，飽和脂肪酸含量とΔ^9不飽和化酵素活性との間には負の相関関係が認められた[68]。すなわち，その相関係数（γ^2）はモノ不飽和脂肪酸では$C_{14:1}$；0.35，$C_{16:1}$；0.55，$C_{18:1}$；0.31，総モノ不飽和脂肪酸；0.48であり，飽和脂肪酸では$C_{16:0}$；−0.49，$C_{18:0}$；−0.34，総飽和脂肪酸；−0.49であった（図6-34, A, B）[68]。また，モノ不飽和脂肪酸含量と飽和脂肪酸含量の比とΔ^9不飽和化酵素活性との間にも高い有意な相関関係（$\gamma^2=0.49$）が認められた（図6-34, C）[68]。

マウス肝臓のΔ^9不飽和化酵素〔ステアロイル-CoA（不飽和化酵素）遺伝子1；stearoyl-CoA desaturase gene 1 (scd 1)〕mRNAの発現に及ぼす共役リノール酸の影響が検討されている[69,70]。マウスに0.5%の共役リノール酸を含有する無脂肪・高炭水化物飼料あるいは，5%コーン油含有飼料を2週間投与し，肝臓ミクロソームの脂肪酸組成を測定したところ，共役リノール酸非含有飼料投与群（対照群）に比較して，モノ不飽和脂肪酸（$C_{16:1}$, $C_{18:1}$）が有意に低下した（表6-12）[69]。またΔ^9不飽和化指数（Δ^9 desaturation index）である$C_{16:1}/C_{16:0}$, $C_{18:1}/C_{18:0}$は，共役リノール酸非含有飼料投与群で共役リノール酸含有飼料投与群に比較して有意に高かった（表6-12）[72]。Δ^9不飽和化指数が低下することは，Δ^9不飽和化酵素活性が低下していることを示している。共役リノール酸のΔ^9不飽和化指数に及ぼす影響は，H2.35肝臓細胞培養系に共役リノール酸を添加する in vitro 系でも検討されており，この場合もΔ^9不飽和化指数は，共役リノール酸無添加細胞培養系で，共役リノール酸添加細胞培養系に比較して高かった[70]。n-3，およびn-6系の多価不飽和脂肪酸も，肝臓，脂肪細胞，白血球でΔ^9不飽和化酵素活性を抑制することが認められているが[71]，共役リノール酸の方がその抑制活性は強い[69,70]。

共役リノール酸含有，あるいは非含有飼料を2週間摂取したマウス肝臓のscd 1 mRNAの発現量を測定した（scd 1 mRNAの発現量は種々の飼料投与でも影響を受けない肝臓β-アクチン（β-actin）mRNA発現量との比で表した）。2週間の無脂肪・高炭水化物含有飼料投与でscd 1 mRNAは高い発現量を示したが[69,72]，0.5%共役リノール酸添加によりその発現量は約45%抑制された（図6-35, A）[69]。この時，β-アクチンmRNA発現量は共役リノール酸添加で変化は認められなかった。また，コーン油添加飼料投与群では，0.5%共役リノール酸添加によりその発現量は約75%抑制された（図6-35, B）[72]。

また in vitro での共役リノール酸のscd 1 mRNA発現量に及ぼす影響を検討する目的で，マウス肝臓H2.35細胞培養系に150μモルの共役リノール酸混合物（主成分は9c,11t-$C_{18:2}$：42%，10t,12c-$C_{18:2}$：44%）を添加し，scd 1 mRNA発現量を測定した。この時，対照のアルブミン添加群に比較して共役リノール酸混合物添加群ではその発現量は約50%抑制された（図6-36, A）[69]またその抑制の程度はアラキドン酸150μモル添加時とほぼ同等であった[69,73]（図6-36, A）[69]。さらに同条件下で，リノール酸，9c,11t-$C_{18:2}$，リノール酸＋共役リノール酸混合物のscd 1 mRNA発現量に及ぼす影響を検討したところ，リノール酸，9c,11t-$C_{18:2}$には発現抑制作用

は認められず，共役リノール酸混合物で強い抑制作用が認められた（図6-36，B）[69]。またこの時，Δ^9不飽和化指数である$C_{16:1}/C_{16:0}$は対照群0.3に対し，150μモル共役リノール酸混合物，アラキドン酸添加群，リノール酸，9c,11t-$C_{18:2}$添加群でいずれも0.18〜0.19と差が認められず，リノール酸＋共役リノール酸混合物添加群で0.13とやや低下した[69]。$C_{18:1}/C_{18:0}$は対照群で5.7，リノール酸，9c,11t-$C_{18:2}$添加群で6.3と対照群との間に差は認められなかったが，150μモル共役リノール酸添加群1.5，150μモルアラキドン酸添加群1.6，リノール酸＋共役リノール酸混合物添加群3.4と有意（p＜0.05）に低下した[69]。これらの結果から，共役リノール酸のΔ^9不飽和化酵素活性の抑制作用は，9c,11t-$C_{18:2}$によるものではなく10t,12c-$C_{18:2}$あるいは，共役リノール酸混合物中に存在する微量の他の共役リノール酸によるものと推定された[69]。

また，ラット肝臓ミクロソームの不飽和化酵素でも同様の結果が得られている[73]。ラット肝臓ミクロソームのステアリン酸を基質にした場合のΔ^9不飽和化酵素活性に及ぼす9c,11t-$C_{18:2}$と10t,12c-$C_{18:2}$の影響を検討したところ，9c,11t-$C_{18:2}$はほとんど影響を及ぼさなかったが，10t,12c-$C_{18:2}$は40，80nモル添加で有意（p＜0.01）な抑制を示した（図6-37）[73]。一方リノール酸（$C_{18:2}$）を基質としたΔ^6不飽和化酵素活性に対しては9c,11t-$C_{18:2}$は，30，60，120nモル添加で，10t,12c-$C_{18:2}$は120nモル添加で有意な抑制を示し（図6-38，A）[73]，α-リノレン酸（$C_{18:3}$）を基質としたΔ^6不飽和化酵素活性に対しては，9c,11t-$C_{18:2}$の120nモル添加で有意な（P＜0.05）抑制を示した（図6-38，B）[73]。これらの結果から，9c,11t-$C_{18:2}$は主にリノール酸のΔ^6不飽和化に，10t,12c-$C_{18:2}$はステアリン酸のΔ^9不飽和化を抑制すると推定された[69,73]。

9c,11t-$C_{18:2}$および10t,12c-$C_{18:2}$のラット肝臓ミクロソームのΔ^9不飽和化酵素活性（ステアリン酸を基質とした場合）とΔ^6不飽和化酵素活性（リノール酸，α-リノレン酸を基質とした場合）に及ぼす影響が in vitro で検討されている[73]。Δ^9不飽和化酵素活性は10t,12c-$C_{18:2}$により添加量に比例して抑制されたが，9c,11t-$C_{18:2}$は影響を及ぼさなかった（図6-37）[73]。リノール酸を基質にした場合のΔ^6不飽和化酵素活性は9c,11t-$C_{18:2}$の30，60，120nモルおよび10t,12c-$C_{18:2}$の120nモル添加で有意に

図6-35 共役リノール酸の肝臓scd 1 mRNAの発現に及ぼす影響[69]

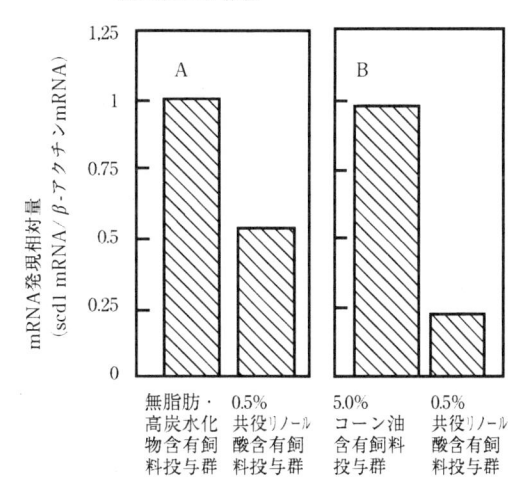

図6-36 共役リノール酸の肝臓scd 1 mRNAの発現に及ぼす影響[69]

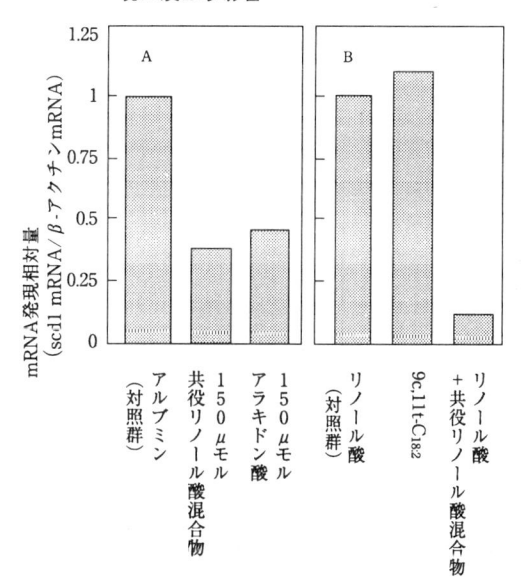

抑制され（図6-38，A）[73]，α-リノレン酸を基質にした場合は9c,11t-$C_{18:2}$の120nモル添加の場合のみ有意に抑制された（図6-38，B）[73]。

また，ラットに共役リノール酸を投与した場合のリノール酸代謝に及ぼす影響についても検討されている[74,75]。ラットに5％のコーン油を含有する飼料に共役リノール酸を，0.5〜2％添加した飼料を投与し，乳房組織および脂肪組織でのリノール酸代謝物生成への影響を検討したところ，いずれの組織でも，リノール酸代謝物である$C_{20:3}$，$C_{20:4}$は，1％共

図6-37 共役リノール酸のΔ^{9}不飽和化酵素活性（ステアリン酸を基質とした場合）に及ぼす影響[73]

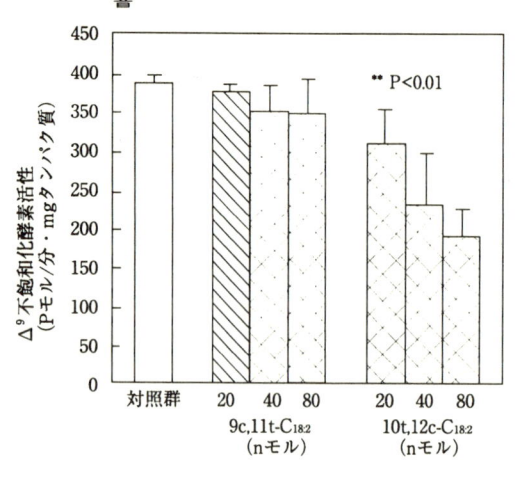

図6-38 共役リノール酸のΔ^{6}不飽和化酵素活性に及ぼす影響[73]

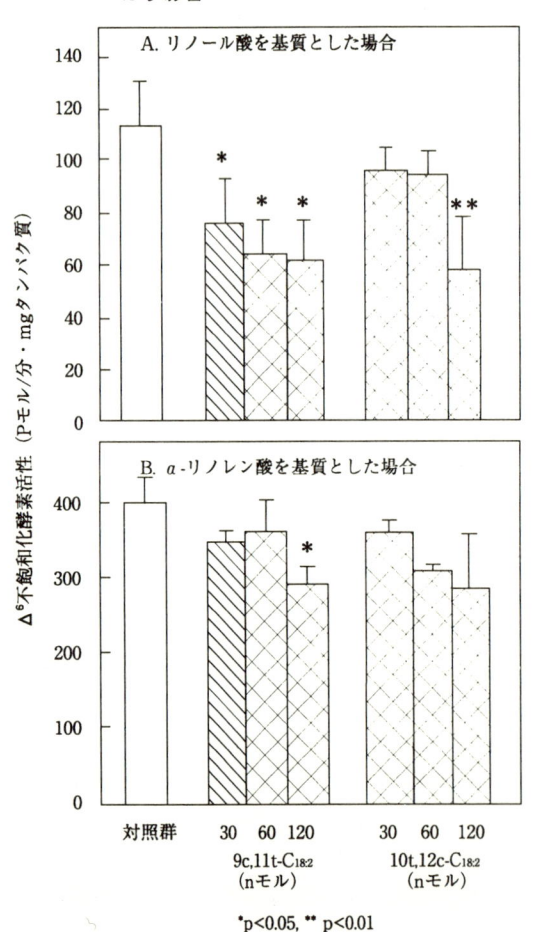

図6-39 共役リノール酸のリノール酸代謝物への影響[74,75]

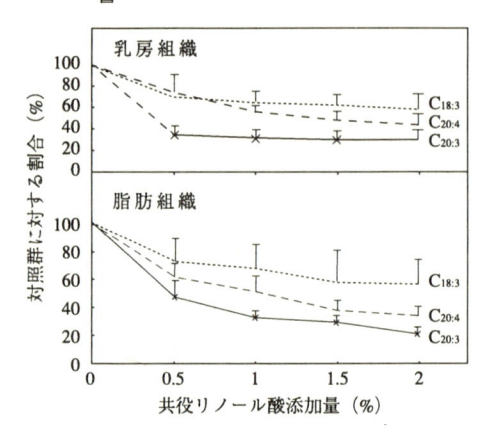

役リノール酸添加飼料投与群で有意（$p<0.05$）で低下したが，1.5，2％共役リノール酸添加飼料投与群では，それ以上の低下は認められなかった（図6-39）[74,75]。特に，$C_{20:4}$含量は約50％減少し，$C_{20:4}$は$C_{20:3}$と共にエイコサノイド生合成の際のシクロオキシゲナーゼ（cyclooxygenase）やリポキシゲナーゼ（lipoxygenase）の基質となることから，共役リノール酸投与により，エイコサノイド産生が抑制されると推定される[75]。この時，肝臓，血漿の脂肪酸組成を検討したところ，$C_{20:4}$を含むリノール酸代謝物の含量変化は認められなかった[74,75]。これらの結果から，$C_{20:4}$および$C_{20:3}$が，共役$C_{18:3}$，$C_{20:3}$に置換され，$C_{20:4}$および$C_{20:3}$の減少分が結果としてエイコサノイド生合成を抑制したと推定される（図6-40）[75]。共役リノール酸投与によるこれらのエイコサノイド生合成抑制作用が，抗腫瘍作用のみならず，免疫系への作用にも影響を及ぼしていると推定される[76~78]。

6-8）共役リノール酸の前脂肪細胞の増殖・分化に及ぼす影響

共役リノール酸を含有する飼料をマウス，ラット，家鶏などの実験動物に4～8週間投与すると体脂肪が減少することが認められている[8,52,79,80]（マウスの場合57～70％，ラットの場合23％，家鶏の場合22％[79]）。またPharma Nutrientsが実施したヒトでの共役リノール酸の予備摂取試験では，90日間の共

図6-40 共役リノール酸投与の乳房組織，脂肪組織の脂肪酸組織に及ぼす影響[74,75]

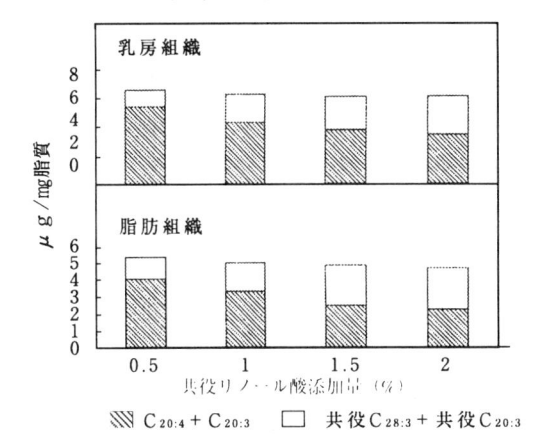

図6-41 共役リノール酸の3T3-L1細胞増殖に及ぼす影響[83]

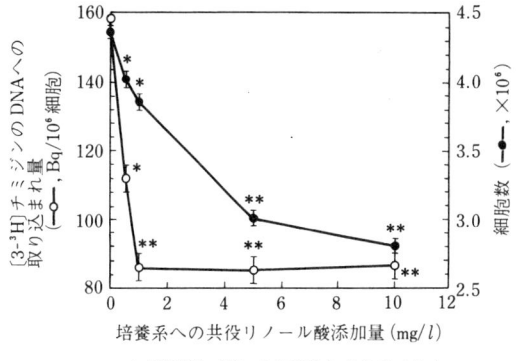

* 対照群に対して有意差を有することを示す（$p<0.05$）
** 対照群（$p<0.001$）および0.5mg/l 共役リノール酸添加群（$p<0.05$）に対して有意差を有することを示す

役リノール酸摂取で体脂肪が平均で約20％減少したことが報告されている[81]。共役リノール酸の摂取によりマウスでは，カルニチン パルミトイルトランスフェラーゼ（carnitine palmitoyltransferase）活性が上昇し[16,82]，3T3-L1前脂肪細胞培養系に共役リノール酸を添加した場合は，リポタンパク質リパーゼ活性が低下し，細胞内のトリグリセリド，グリセロール濃度が低下することから[16]，共役リノール酸の体脂肪減少作用は，in vivo では脂肪細胞が関与した脂質蓄積の減少と，脂質の代謝促進によるものではないかと推定されている。

マウスから誘導された3T3-L1 前脂肪細胞を用いて，共役リノール酸の前脂肪細胞および，脂質代謝に及ぼす影響を検討した結果，共役リノール酸は前脂肪細胞の増殖および分化の段階でそれぞれ異なる作用を示すことが明らかになった[81,83]。3T3-L1細胞は培養を開始すると当初は細胞1つ1つがバラバラな状態で存在するが（pre-confluentな状態），すぐに増殖を開始し，培養2日後には増殖した細胞が融合したような状態（post-confluentな状態）となる[84]。またこの細胞の分化は細胞培養系にインスリン，デキサメサゾンを添加することにより誘導される[85]。

3T3-L1細胞を接種し培養を行うと96時間後には細胞数は7.2倍に増加したが，この培養系に0.5, 1, 5, 10mg/l（0.18, 0.36, 1.78, 3.57×10^{-5}モル/l）の共役リノール酸を添加すると，その増殖は，対照の無添加群に比較して7.7, 11.5, 31.2, 35.8％抑制された（図6-41）[83]。（共役リノール酸の100mg/l までの3T3-L1細胞培養系への添加でも細胞の増殖，分化に対する細胞毒性は認められていない[83]）。この共役リノール酸による3T3-L1細胞の増殖抑制作用はDNA合成系の抑制でも確認された。3T3-L1細胞培養72時間後に〔3-^{3}H〕チミジンを培養系に24時間添加し，チミジンのDNAへの取り込まれを測定したところ，共役リノール酸0.5, 1, 5, 10mg/l 添加で，それぞれ30, 45, 46, 46％抑制された（図6-41）[83]。この細胞増殖抑制作用は，リノール酸でも，共役リノール酸に比較して弱いが認められている（図6-42）[83]。3T3-L1細胞培養系への10mg/l の共役リノール酸添加でのDNA合成抑制は56％であったが，リノール酸の同濃度添加の場合は35％の抑制であった（$p<0.05$）（図6-42）[83]。

この共役リノール酸による3T3-L1細胞の増殖抑制作用は細胞がpre-confluentな状態でのみ認められ，post-confluentな状態では認められない[81]。pre-confluentおよびpost-confluentな状態の3T3-L1細胞を共役リノール酸を50, 100μモル/l 含有する分化非誘導培地，分化誘導培地で2日間培養し，細胞の増殖に及ぼす影響を検討したところ，pre-confluentな状態の細胞では，分化非誘導培地，分化誘導培地とも増殖は抑制されたが，post-confluentな状態の細胞では，分化誘

図6-42 共役リノール酸,リノール酸の3T3-L1細胞増殖に及ぼす影響[83]

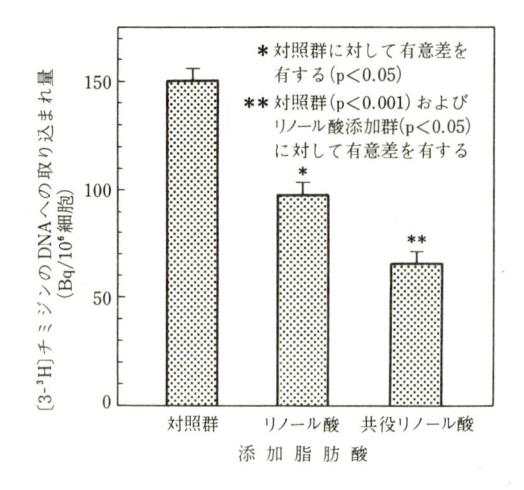

図6-43 共役リノール酸の3T3-L1細胞の増殖に及ぼす細胞の状態の影響[83]

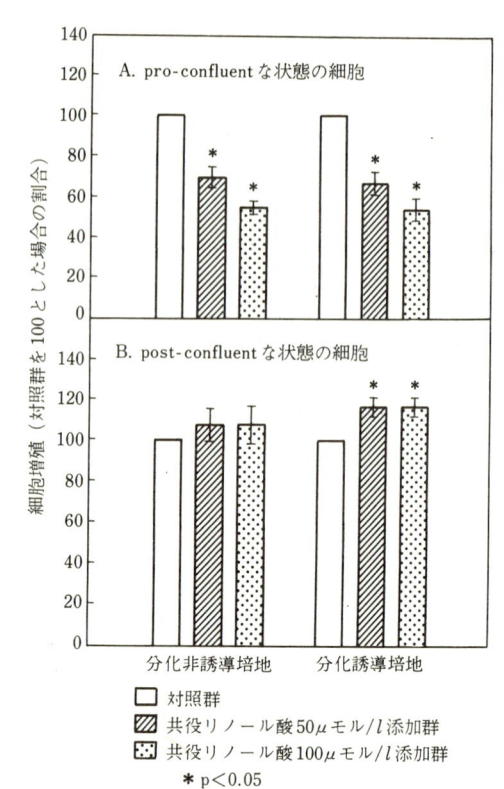

導培地で増殖が認められた(図6-43)[83]。この現象に対する共役リノール酸の作用機序は不明である。

3T3-L1細胞の分化に及ぼす共役リノール酸の影響については,グリセロール-3-リン酸デヒドロゲナーゼ(glycerol-3-phosphate dehydrogenase, EC1.1.1.8)活性を分化の指標として検討されている[81]。confluentな状態の3T3-L1細胞に分化を誘導し,共役リノール酸の影響を検討すると,共役リノール酸添加量依存的にグリセロール-3-リン酸 デヒドロゲナーゼ活性は抑制された(図6-44)[81]。同条件で50,100μモル/lのリノール酸を添加した場合は,グリセロール-3-リン酸 デヒドロゲナーゼ活性に変化は認められなかった。

3T3-L1細胞の分化を誘導すると,種々の脂質合成転写因子(adipogenic transcription factor)が誘導される[86]。分化開始1日目には,CCAAT/エンハンサー 結合タンパク質 β(CCAAT/enhancer binding protein β;C/EBPβ)が誘導され,C/EBPβは,ペルオキシソーム 増殖活性化レセプター γ2(peroxisome proliferator activated receptor γ2;PPARγ2(2日目), C/EBPα(3日目)を誘導する[87]。次いでPPARγ2とC/EBPαは共に,脂肪細胞の分化の指標であるアディポースP2(adipose P2:aP2)を誘導する。分化開始後の3T3-L1細胞培養系に50μモル/lの共役リノール酸あるいはリノール酸を添加し,2,4,7日目のaP2, PPARγ2, C/EBPαの

mRNAの発現を測定したところ,いずれも,共役リノール酸添加により,対照群に比較して抑制された(図6-45)[81]。しかし,分化開始後,2日目,4日目に共役リノール酸を添加した3T3-L1細胞培養系では,これらのmRNAの発現は抑制されなかった[81]。分化誘導後の3T3-L1細胞は共役リノール酸によりPPARγ2, C/EBPαのmRNAの発現が抑制され, PPARγ2, C/EPPαの発現の抑制がaP2のmRNAの発現を抑制したと推定された[81,87]。

また,3T3-L1細胞の培養開始時から培地に50μモル/lの共役リノール酸あるいはリノール酸を添加し,2日後post-confluentな状態になったところで,分化を誘導し,分化誘導後2日目までのグリセロール-3-リン酸 デヒドロゲナーゼ活性を測定したところ,いずれの場合も共役リノール酸添加の場合のみ酵素活性が抑制された(図6-46, A)[81]。また同じ細胞培養系で,分化誘導前の2日間あるいは,分化誘導後の2日間のみ,培養系に共役リノール酸あるいはリノール酸を添加し

図6−44 共役リノール酸の3T3-L1細胞の分化に及ぼす影響[81]

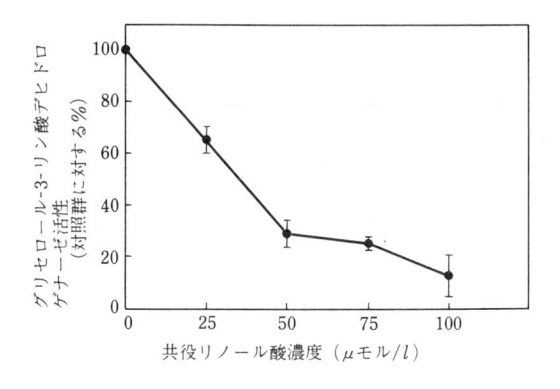

図6−45 共役リノール酸の脂質合成転写因子類mRNAの誘導に対する影響[81]

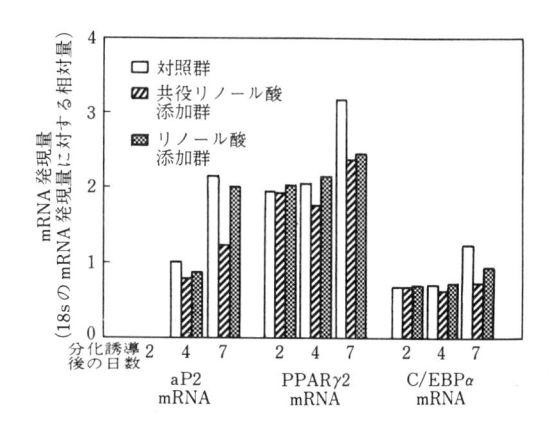

た場合でも，共役リノール酸添加の場合のみ，グリセロール-3-リン酸 デヒドロゲナーゼ活性は抑制された（図6−46, B）[81]。これらの結果は，共役リノール酸の分化抑制作用は，3T3-L1細胞がpre-confluentな状態，post-confluentな状態，いずれにもかかわらず発現されることを示している[81]。この現象は共役リノール酸により，5-ブロモ-2′-デオキシウリジン（5-bromo-2′-deoxyuridine）のDNAへの取り込まれが，抑制されることによっても証明されている[81]。

また，分化開始後6日後の3T3-L1細胞培養系に共役リノール酸を0.5, 1, 5, 10mg/l添加し，2時間の〔U-^{14}C〕グルコースの細胞内への取り込まれを測定したところ，それぞれ32.7, 33.1, 57.4, 67.0%増加し（図6−47）[83]，この時，標識グルコースは，中性脂質画分に大部分取り込まれていた[83]。この細胞をオイル レッド O（oil red O）で染色し観察すると，細胞内で油滴が増加し

ているのが認められた[83]。この結果から，共役リノール酸は分化した3T3-L1細胞に対しては，脂質蓄積促進（lipid filling）的に作用すると推定された[83]。

この時，共役リノール酸5, 10mg/l添加の培養細胞中の脂肪酸組成分析を行ったところ，共役リノール酸含量は添加量に依存して直線的に増加し，またパルミチン酸，パルミトオレイン酸，オレイン酸，ステアリン酸含量は対照群に比較して有意に上昇した（$p<0.05$）（図6−48, A）[83]。特に，対照群に比較してパルミトオレイン酸は230〜240%，パルミチン酸は約135%増加した（図6−49, A）[83]。また全脂肪酸中の各脂肪酸含量の割合から見ても，対照群と比較してパルミトオレイン酸，パルミチン酸は71, 17%増加し（$p<0.05$），ステアリン酸，オレイン酸，アラキドン酸はそれぞれ約30, 30, 50%減少した（図6−48, B）[83]。

図6−46 共役リノール酸の3T3-L1細胞分化に及ぼす培養の時間的影響[81]

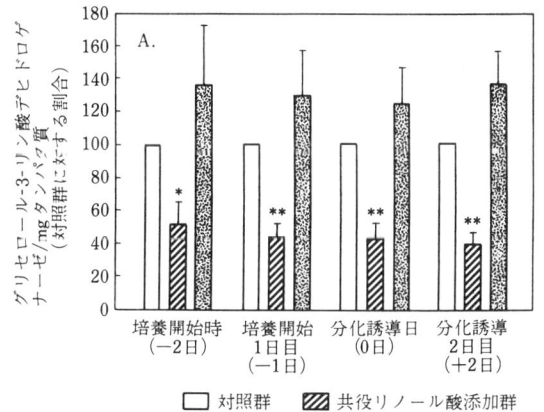

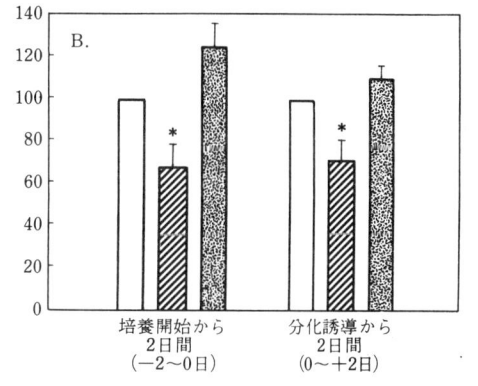

*$p<0.05$, **$p<0.01$

図6-47 共役リノール酸のグルコースの細胞脂質取り込まれに及ぼす影響[83]

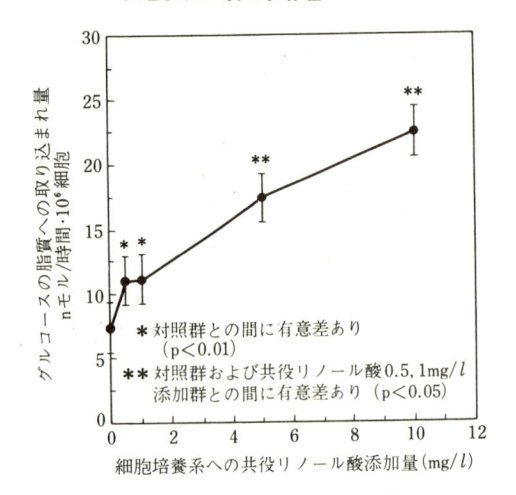

図6-48 共役リノール酸の3T3-L1細胞の脂肪酸含量,脂肪酸の割合に及ぼす影響[83]

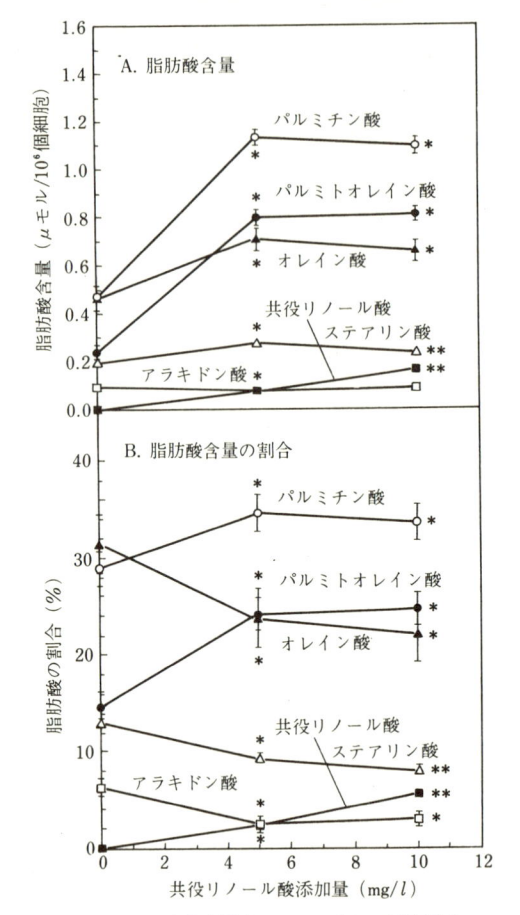

分化した3T3-L1細胞では,共役リノール酸は添加量依存的に細胞内に取り込まれ,炭素数16の脂肪酸(パルミチン酸およびパルミトオレイン酸)の含量を上昇させることから,共役リノール酸はアセチルCoA カルボキシラーゼ(acetyl CoA carboxylase)および/または脂肪酸シンセターゼ(fatty acid synthetase)活性を上昇させると推定された[23,87]。逆にステアリン酸,オレイン酸含量がわずかしか増加しないことは,共役リノール酸は,脂肪酸鎖長延長酵素(fatty acid elongase)にはあまり作用を及ぼさないと推定された[83]。

これらの結果は,共役リノール酸は3T3-L1前脂肪細胞に対して,その細胞の状態により,脂肪分解(lipolysis)的に働いたり,脂肪合成(lipogenesis)的に働いたりするが,これらに関与する酵素の発現に及ぼす影響,共役リノール酸の体脂肪減少の作用機序を含め,今後検討されなければならない課題は多い。

文　献

1) 池田郁男,臨床栄養 **87**, 137(1995)
2) 今泉勝己,化学と生物 **34**, 330(1996)
3) Lee, K. N., Kritchevsky, D., Pariza, M. W., Atherosclerosis **108**, 19(1994)
4) Nicolosi, R., Rogers, E. J., Kritchevsky, D., Scimeca, J. A., Huth, P. J., Artery **22**, 266 (1997)
5) Yamasaki, M., Mansho, K., Mishima, H., Kasai, M., Sugano, M., Tachibana, H., Yamada, K., Biosci. Biotechnol. Biochem. **63**, 1104 (1999)
6) Huang, Y.-C., Luedecke, L. D., Shultz, T. D., Nutr. Res. **14**, 373 (1994)
7) Herbel, B. K., McGuire, M. K., McGuire, M. A., Schultz, T. D., Am. J. Clin. Nutr. **67**, 332 (1998)
8) Belury, M. A., Kempa-Steczko, A., Lipids **32**, 199 (1997)
9) Belury, M. A., Moya-Camarena, S. Y., Liu, K.-L., vanden Hutvel, J. P., J. Nutr. Biochem. **8**, 579(1997)
10) Liew, C., Schut, H. A. J., Chin, S. F., Pariza,

M. W., Dashwood, R. H., Carcinogenesis **16**, 3037 (1995)
11) Ip, C., Singh, M., Thompsom, H. J., Scimeca, J. A., Cancer Res. **51**, 6118 (1991)
12) Li, Y., Watkins, B. A., Lipids **33**, 417 (1998)
13) Sakono, M., Miyanaga, F., Kawahara, S., Yamauchi, K., Fukuda, N., Watanabe, K., Iwata, T., Sugano, M., Lipids **34**, 997 (1999)
14) Cantwell, H., Devery, R., O'Shea, M., Stanton, C., Lipids **34**, 833 (1999)
15) Chin, S. F., Liu, W., Storkson, J. M., Ha, Y. L., Pariza, M.W., J. Food Compos. Anal. **5**, 185 (1992)
16) Park, Y., Albright, K. J., Liu, W., Storkson, J. M., Cook, M. E., Pariza, M. W., Lipids **32**, 853 (1997)
17) West, D. B., James, P. D., Patricia, M. C., Fawn, B., Alycia, A. T., Joseph, S., Am. J. Physiol. **275**, R667(1998)
18) Ip, C., Briggs, S. P., Haegele, A. D., Thompson, H. J., Storkson, J., Scimeca, J. A., Carcinogenesis **17**, 1045 (1996)
19) Chouinard, P. Y., Corneau, L., Barbano, D. M., Metzger, L. E., Bauman, D. E., J. Nutr. **129**, 1579 (1999)
20) DeLany, J. P., Biohm, F. Y., Truett, A. A., West, B., FASEB J. **12**, A504 (1998)
21) Ostrowska, E., Muralitharan, M., Cross, R. F., Bauman, D. E., Dunshea, F. R., J. Nutr. **129**, 2037 (1999)
22) Cook, M. E., Jerome, D. L., Crenshaw, T. D., Buege, D. R., Pariza, M. W., Albright, K. J., Schmidt, S. P., Scimeca, J. A., Lofgren, P. A., Hentges, E. J., FASEB J. **12**, A836 (1998)
23) Dugan, M. E. R., Aalhus, J. L., Schaefer, A. L., Kramer, J. K. G., Can. J. Anim. Sci. **77**, 723 (1997)
24) Takada, R., Saitoh, M., Mori, T., J. Nutr. **124**, 469(1994)
25) Pennachiotti, G. L., Rotstein, N. P., Aveldaño, M. I., Lipids **31**, 179 (1996)
26) Garg, M. L., Wierzbicki, A. A., Thomson, A. B. R., Clandinin, M. T., Lipids **24**, 334(1989)
27) Vanden Heuvel, J. P., J. Nutr. **129**, 575S (1999)
28) Delany, J. P., Blohm, F., Truett, A. A., Scimeca, J. A., West, D. B., Am. J. Physiol. **276** (Regulatory Integrative Comp. Physiol. **45**) R1172 (1999)
29) Moya-Camarena, S. Y., Vanden Heuvel, J. P., Blanchard, S. G., Leesnitzer, L. A., Belury, M.A., J. Lipid Res. **40**, 1426 (1999)
30) Moya-Camarena, S. Y., Vanden Heuvel, J. P., Blanchard, S. G., Leesnitzer, L. A., Belury, M.A., J. Lipid Res. **40**, 1426 (1999)
31) Keller, H., Dreyer, C., Medin, J., Mahfoudi, A., Ozato, K., Wahli, W., Proc. Natl. Acad. Sci. USA **90**, 2160(1993)
32) Sterchele, P. F., Sun, H., Peterson, R. E., Vanden, Heuvel, J. P., Arch. Biochem. Biophys. **326**, 281(1996)
33) Jump, D. B., Clarke, S. D., Annu. Rev. Nutr. **19**, 63 (1999)
34) 窪田直人，三木啓司，寺内康夫，門脈　孝，細胞 **31**, 478 (1999)
35) Kliewer, S. A., Sundseth, S. S., Jones, S. A., Brown, P. J., Wisely, G. B., Koble, C. S., Devchand, P., Wahli, W., Willson, T. M., Lenhard, J. M., Lehmann, J. M., Proc. Natl. Acad. Sci. USA **94**, 4318 (1997)
36) Moya-Camarena, S. Y., Vanden Heuvel, J. P., Belury, M. A., Biochim. Biophys. Acta. **1436**, 331 (1999)
37) Moya-Camarena, S.Y., Vanden Heuvel, J. P., Belury, M. A., FASEB J. **12**, A534 (1998)
38) Houseknecht, K. L., Vanden Heuvel, J. P., Moya-Camarena, S. Y., Portocarrero, C. P., Peck, L. W., Nickel, K. P., Belury, M. A., Biochem. Biophys. Res. Commun. **244**, 678 (1998)
39) Bayly, A.C., French, N.J., Dive, C., Roberts, R.A.J., Cell Sci. **104**, 307 (1993)
40) Park, Y., Storkson, J. M., Albright, K. J., Liu, W., Pariza, M. W., Lipids **34**, 235 (1999)
41) Cook, M. E., Pariza, M. W., Park, Y., U. S. Patent 5,554,646(1996)
42) Markovic, T. P., Jenkins, A. B., Campbell, L.V., Furler, S. M., Kraegen, E.W., Chisholm, D. J., Diabetes Care **21**, 687 (1998)
43) Eberhart, G. P., West, D. B., Boozer, C. N., Atkinson, R. L., Am. J. Physiol. **266** (Regulatory Integrative Comp. Physiol. **35**), R1423 (1994)
44) West, D. B., Waguespack, J., McCollister, S., Am. J. Physiol. **268** (Regulatory Integrative

Comp. Physiol. **37**), R658 (1995)
45) Park, Y., Albright, K. J., Storkson, J. M., Liu, W., Cook, M. E., Pariza, M. W., Lipids **34**, 243 (1999)
46) Ip, C., Scimeca, J. A., Thompson, H., Nutr. Cancer **24**, 241 (1995)
47) Ip, C., Singh, M., Thompson, H. J., Scimeca, J. A., Cancer Res. **54**, 1212 (1994)
48) Chin, S. F., Storkson, J. M., Liu, W., Albright, K. J., Pariza, M. W., J. Nutr. **124**, 694 (1994)
49) Cook, M. E., Pariza, M. W., U. S. Patent 5,430,066 (1995)
50) Cook, M. E., Pariza, M. W., U. S. Patent 5,428,072 (1995)
51) 奥山　齊，岩田敏夫，FOOD Style 21, **3**(5), 70 (1999)
52) Dugan, M. E. R., Aalhus, J.L., Schaefer, A. L., Kramer, J. K. G., Can. J. Anim. Sci. **77**, 723 (1997)
53) Kramer, J. K. G., Sehat, N., Dugan, M. E. R., Mossoba, M. M., Yurawecz, M. P., Roach, J. A. G., Eulitz, K., Aalhus, J. L., Schaefer, A.L., Ku, Y., Lipids **33**, 549 (1998)
54) Dugan, M. E. R., Aalhus, J. L., Jermiah, L. E., Kramer, J. K. G., Schaefer, A. L., Can. J. Anim. Sci. **79**, 45 (1999)
55) Dugan, M. E. R., Aalhus, J. L., Adv. Conjugated Linoleic Acid Research **1** (Yurawecz, M. P., Mossoba, M. M., Kramer, J. K. G., Pariza, M. W., Nelson, G. J., (Eds)), p354, AOCS Press (1999)
56) Kritchevsky, D. Adv. Conjugated Linoleic Acid Research **1** (Yurawecz, M. P., Mossoba, M. M., Kramer, J. K. G., Pariza, M. W., Nelson, G. J., (Eds)), p397, AOCS Press (1999)
57) Munday, J. S., Thompson, K. G., James, K. A. C., Br. J. Nutr. **81**, 251 (1999)
58) Crosby, A. J., Wahle, K. W. J., Duthie, G. G., Biochim. Biophys. Acto **1303**, 187 (1996)
59) Farquharson, A., Wu, H.-C., Grant, I., Graf, B., Choung, J.-J., Eremin, O., Heys, S., Wahle, K., Lipids **34**, S343 (1999)
60) Loor, J. J., Herbein, J. H., J. Nutr. **128**, 2411 (1998)
61) Wonsil, B. J., Herbein, J. H., Watkins, B. A., J. Nutr. **124**, 556 (1994)
62) Gaynor, P. J., Erdman, R. A., Teter, B. B., Sampugna, J., Capuco, A. V., Waldo, D. R., Hamosh, M., J. Dairy Sci. **77**, 157 (1994)
63) Romo, G. A., Casper, D. P., Erdman, R. A., Teter, B. B., J. Dairy Sci. **79**, 2005 (1996)
64) Jayan, G. C., Herbein, J. H., Wong, E. A., Keenan, T. W., FASEB J. **12**, A553 (1998)
65) Christensen, R. A., Drackley, J. K., La Count, D. W., Clark, J. H., J. Daily Sci. **77**, 1052 (1994)
66) Drackley, J. K., Klusmeyer, T. H., Trusk, A. M., Clark, J. H., J. Daily Sci. **75**, 1517 (1992)
67) Tocher, D. R., Leaver, M. J., Hodgson, P. A., Prog. Lipid Res. **37**, 73 (1998)
68) Yang, A., Larsen, T. W., Smith, S. B., Tume, R. K., Lipids **34**, 971 (1999)
69) Lee, K. N., Pariza, M. W., Ntambi, M., Biochem. Biophys. Res. Commun. **248**, 817 (1998)
70) Ntambi, J. M., Choi, Y., Kim, Y.-C., Adv. Conjugated Linoleic Acid Research **1** (Yurawecz, M. P., Mossoba, M. M., Kramer, J. K. G., Pariza, M. W., Nelson, G. J., (Eds)), p340, AOCS Press (1999)
71) Sessler, A. M., Ntambi, J. M., J. Nutr. **128**, 923 (1988)
72) Ntambi, J. M., J. Biol. Chem. **267**, 10925 (1992)
73) Bretillon, L., Chardigny, J. M., Grégoire, S., Berdeaux, O., Sébédio, J. L., Lipids **34**, 965 (1999)
74) Banni, S., Angioni, E., Casu, V., Melis, M. P., Carta, G., Corongiu, F. P., Thompson, H., Ip, C., Carcinogenesis **20**, 1019 (1999)
75) Banni, S., Angioni, E., Carta, G., Casu, V., Deiana, M., Dessi, M. A., Lucchi, L., Melis, M. P., Rosa, A., Vargiolu, S., Corongiu, F. P., Adv. Conjugated Linoleic Acid Research **1** (Yurawecz, M. P., Mossoba, M. M., Kramer, J. K. G., Pariza, M. W., Nelson, G. J., (Eds)), p307, AOCS Press (1999)
76) Chew, B. P., Wong, T. S., Shultz, T. D., Magnuson, N. S., Anticancer Res. **17**, 1099 (1997)
77) Miller, C. C., Park, Y., Pariza, M. W., Cook, M. E., Biochem. Biophys. Res. Commun. **198**, 1107 (1994)
78) Wong, M. W., Chew, B. P., Wong, T. S., Hosick, H. L., Boylston. T. D., Shultz, T. D., Anticancer Res. **17**, 987 (1997)

79) Pariza, M., Park, Y., Cook, M., Albright, K., Liu, W., FASEB J. **12**, A515 (1998)
80) 原 健次, 本書 第6章
81) Brodie, A. E., Manning, V. A., Ferguson, K. R., Jewell, D.E., Hu, C.Y., J. Nutr. **129**, 602 (1999)
82) Chin, S.F., Storkson, J. M., Albright, K. J., Cook, M. E., Pariza, M. W., J. Nutr. **124**, 2344 (1994)
83) Satory, D. L., Smith, S. B., J. Nutr. **129**, 92 (1999)
84) Chen, C., Brodie, A. E., Hu, C. Y., Obesity Res. **5**, 146 (1997)
85) Christy, R. J., Yang, V. W., Ntambi, J. M., Geiman, D., Landschulz, W., Freidman, A. D., Nakabeppul, Y., Kelly, T., Lane, M. D., Genes Dev. **3**, 1323 (1989)
86) Mandrup, S., Lane, M. D., J. Biol. Chem. **272**, 5367 (1997)
87) Liu, K. L., Belury, M. A., Cancer Letter **127**, 15 (1998)

第7章 共役リノール酸の免疫調節作用に及ぼす影響

7-1) はじめに

種々の脂質の摂取と免疫のかかわりについては多くの研究が行われてきており,脂質の摂取あるいは脂質の欠乏がどのように免疫反応に影響するかが分かってきている[1~7]。これまで知られている脂質と免疫に関与する因子の研究については次のものがある。

(1) 多価不飽和脂肪酸と免疫の関連——リノール酸の免疫反応に及ぼす影響[4,7],エイコサペンタエン酸の免疫系への影響[1,6,7],飽和脂肪酸と不飽和脂肪酸の摂取割合[5],ω3系脂肪酸とω6系脂肪酸の摂取割合[5]
(2) アラキドン酸の代謝産物であるプロスタグランジン,ロイコトリエン,ヒドロキシエイコサテトラエン酸などによる免疫応答の調節[8]

共役リノール酸の免疫系に及ぼす影響に関しては,現在までのところ,その作用機序は明らかになっていないが,好中球,単球,単核球,リンパ球,マクロファージ,ケラチノサイト,脾細胞,肺細胞,骨細胞などで産生されるプロスタグロジン(PG)類[9,10], PGE_2[11~13],ロイコトリエンB_4(LTB_4)[14], LTC_4[14]などのエイコサノイドおよびインターロイキン-1(IL-1)[12], IL-2[15], IL-6[12],腫瘍壊死因子(tumor necrosis factor; TNF)[12]あるいはイムノグロブリン[14]の産生量に影響を及ぼし,これらの作用を通じて免疫の場での役割を果たしていると推定されている[16~18]。

7-2) 共役リノール酸の in vitro でのエイコサノイド,サイトカインの産生に及ぼす影響

マウス HEL-30ケラチノサイト細胞培養系に共役リノール酸を添加した場合のPGE_2産生に及ぼす影響[9,13],豚リンパ球の細胞培養系に共役リノール酸を添加した場合のIL-2産生に及ぼす影響[15],リンパ球機能の変化[15],マウス末梢マクロファージの機能変化[15],乳腺上皮 MCF-7 細胞培養系に共役リノール酸を添加した場合のエイコサノイド産生に及ぼす影響が検討されている[10]。マウスHEL-30 ケラチノサイト細胞培養系に放射性同位元素で標識した共役リノール酸,リノール酸,アラキドン酸を添加し,ケラチノサイトの細胞脂質へのこれらの脂肪酸の取り込まれを検討したところ,いずれの脂肪酸も添加6~9時間後で最大値に達し,添加12時間後の細胞脂質への取り込まれは,^{14}C-共役リノール酸は添加量の約70%, ^{14}C-リノール酸,^{14}C-アラキドン酸の場合は添加量の80%以上に達した(図7-1)[9]。この時,放射性同位元素標識脂肪酸の約95%がリン脂質画分に,約5%がトリグリセリド画分に取り込まれた。リン脂質画分への取り込まれでは ^{14}C-共役リノール酸と ^{14}C-リノール酸は類似の取り込まれを示し,ホスファチジルコリン画分に約55%,ホスファチジルセリン/ホスファチジルイノシトール画分に約25%,ホスファチジルエタノールアミン画分に15~20%であった[9]。これに対して^{14}C-アラキドン酸のリン脂質画分への取り込まれは,ホスファチジルコリン画分に27%,ホスファチジルセリン/ホスファチジルイノシトール画分に30%,ホスファチジルエタノールアミン画分に38%と^{14}C-共役リノール酸,^{14}C-リノール酸とは異なる挙動を示した[9]。

また,HEL-30ケラチノサイト細胞培養系への共役リノール酸,リノール酸の添加量を5.0, 16.0 μg/mlと増加させると,添加量増加により細胞脂質中の共役リノール酸,リノール酸含量は増加するが,リノール酸添加の場合は,γ-リノレン酸($C_{18:3}$n-6),エイコサトリエン酸($C_{20:3}$n-6)およびアラキドン酸含量を有意に($p<0.05$)増加させたが,共役リノール酸添加の場合は,γ-リノレン酸,エイコサトリエン酸含量には変化を及ぼさず,アラキドン酸含量は有意に減少した(図7-2)[13]。

ホルボールエステルの一種である12-O-テトラ

図7-1 培養ケラチノサイト細胞への共役リノール酸, リノール酸, アラキドン酸の取り込まれ[9]

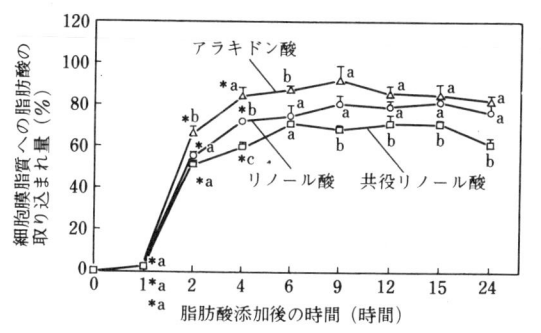

a, b, c; 異なるアルファベットは有意差のあることを示す (p<0.05)

図7-2 HEL-30ケラチノサイト細胞培養系へ共役リノール酸, リノール酸を添加した場合の細胞脂質の脂肪酸組成[13]

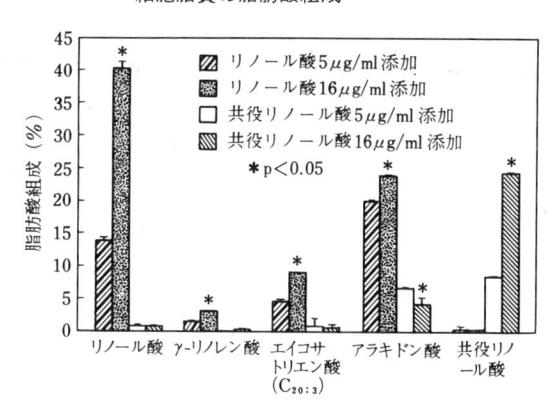

デカノイルホルボール-13-アセテート（12-O-tetradecanoyl phorbol-13-acetate；TPA）をマウスの皮膚に塗布すると表皮に組織学的，生化学的な種々の変化を引き起こす．すなわち，PG類の産生増加，オルニチン デカルボキシラーゼ（ornithine decarboxylase），ホスホリパーゼ（phospho lipase）の活性誘導，プロテイン キナーゼC（protein kinase C）との相互作用，プロテインキナーゼC依存性の遺伝子発現，およびパピローマ（papilloma，乳頭腫）の発生が認められる[18]．この時，PGE_2の生合成にはアラキドン酸がその基質となるため，リン脂質からのアラキドン酸の遊離が必須である．^{14}C-共役リノール酸，^{14}C-リノール酸，^{14}C-アラキドン酸と共にマウスHEL-30ケラチノサイトを12時間培養したのち，TPA刺激による^{14}C-脂肪酸の遊離を測定したところ，^{14}C-共役リノール酸＞^{14}C-リノール酸≅^{14}C-アラキドン酸であり（図7-3, A)[9]，この時のPGE_2の合成を測定したところ，^{14}C-共役リノール酸前処理群に比較して，^{14}C-リノール酸前処理群で約5倍，^{14}C-アラキドン酸前処理群で約10倍であった（図7-3, B)[9]．さらにこの場合のオルニチンデカルボキシラーゼ活性は，^{14}C-共役リノール酸前処理群で，^{14}C-リノール酸および^{14}C-アラキドン酸前処理群に比較して有意に抑制された（図7-3, C)[9]．

豚のリンパ球含有懸濁液に共役リノール酸を添加（1.78, 3.57, 7.14×10^{-5}モル）し，リンパ球の自発性分化（spontaneous proliferation）を検討したところ，変化は認められなかった（図7-4, A)[15]．さらにこのリンパ球含有懸濁液に種々の濃度の共役リノール酸と共にアメリカヤマゴボウの有糸分裂促進剤（pokeweed mitogen），コンカナバリンA（concanavalin A）（いずれもT-細胞の有糸分裂促進剤：T-cell mitogen），およびフィトヘムアグルチニン（phytohemagglutinin）（T-細胞依存性B-細胞有糸分裂促進剤：T-cell depend-ent B-cell mitogen）を添加し，分化に及ぼす影響を検討した[15]．その結果，アメリカヤマゴボウ有糸分裂促進剤惹起のリンパ球の分化は，共役リノール酸の用量依存的に促進された（図7-4, B)[15]．コンカナバリンA惹起の場合も同様の傾向が認められた（図7-4, C)[15]が，フィトヘムアグルチニン惹起の場合は，共役リノール酸7.14×10^{-5}モル添加の場合に，有意な分化促進が認められた（図7-4, D)[15]．これらの結果から，共役リノール酸は，T-細胞有糸分裂促進剤，T-細胞依存性B-細胞有糸分裂促進剤と共存させると豚リンパ球の分化を促進することが認められた[15]．

細胞傷害性Tリンパ球（cytotoxic T lymphocyte）は腫瘍のような新生異常細胞やウイルス感染細胞を直接攻撃する重要な細胞で，この細胞傷害性Tリンパ球が活性化されるとIL-2のレセプターが発現され，このレセプターにIL-2が結合すると分化が開始される[20]．豚のリンパ球含有懸濁液に共役リノール酸を添加して細胞傷害活性を測定したところ，共役リノール酸7.14×10^{-5}モル添加の場合に有意な細胞傷害活性が認められ（図7-5, A)[15]，この時，IL-2の産生は，共役リノール酸添加量に依存して抑制された（図7-5, B)[15]．

図7-3 ホルボールエステルのマウス塗布時の種々の生化学的変化に及ぼす共役リノール酸の影響[9]

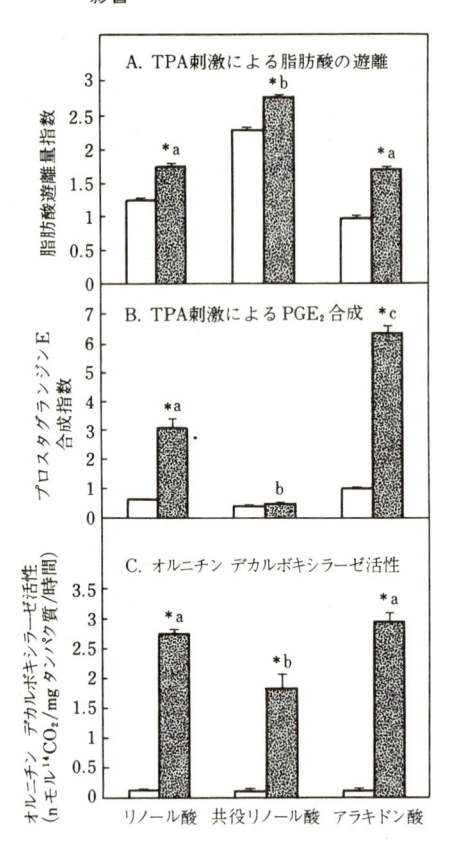

A. TPA刺激による脂肪酸の遊離
B. TPA刺激によるPGE_2合成
C. オルニチン デカルボキシラーゼ活性

図7-4 共役リノール酸と種々の有糸分裂促進剤のリンパ球の分化に及ぼす影響[15]

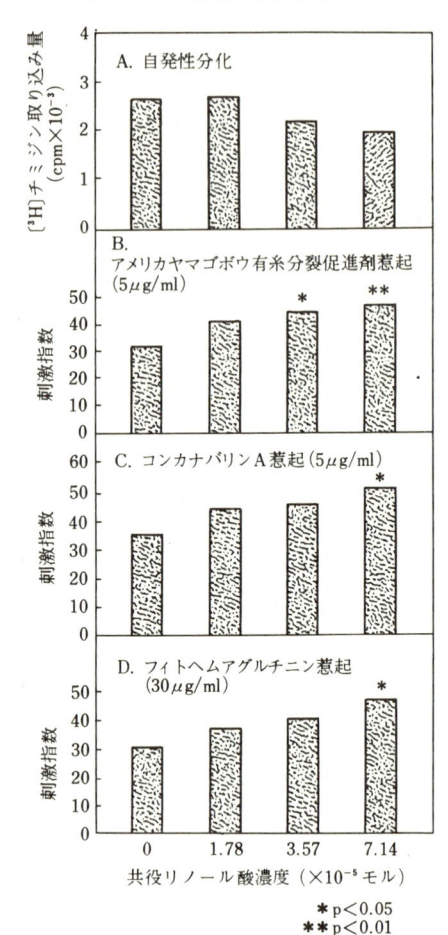

A. 自発性分化
B. アメリカヤマゴボウ有糸分裂促進剤惹起（5μg/ml）
C. コンカナバリンA惹起（5μg/ml）
D. フィトヘムアグルチニン惹起（30μg/ml）

共役リノール酸濃度（×10^{-5}モル）

＊$p<0.05$
＊＊$p<0.01$

　マクロファージは体内に侵入してきた異物や体内老廃物を貪食消化し，体外に排出すると共に，免疫反応でも重要な役割を担っている。体内に細菌が侵入した場合，単球由来のマクロファージが細胞質内に細菌を取り込み，細胞質内に形成されたファゴソームに細菌を閉じ込め，その後ファゴソームとリソゾームが融合し，リソゾームの酵素が細菌を消化する。マウス末梢マクロファージ培養系にStaphylococcus aureusおよび共役リノール酸を添加し，ファゴサイトーシス（phagocytosis；食作用）に及ぼす影響，Staphylococcus epidermidisおよび共役リノール酸を添加し，殺菌活性（bactericidal activity）に及ぼす影響，さらにマクロファージのスーパーオキシド産生に及ぼす共役リノール酸の影響が検討されている[15]。マウス末梢マクロファージのファゴサイトーシスは，共役リノール酸添加により添加濃度に依存して抑制された（図7-6，A）[15]。また，殺菌活性は共役リノール酸1.78×10^{-5}モル添加で，大幅に増加したが7.14×10^{-5}モル添加では，無添加群とほぼ同程度であった（図7-6，B）[15]。チトクロームCの還元で測定されたマクロファージのスーパーオキシド産生に対しては共役リノール酸の影響は認められなかった（図7-6，C）[15]。

　ラットに共役リノール酸1％含有する飼料を42日間投与したのち，脛骨（tibia）および大腿骨（femur）の骨細胞を採取し，その細胞培養系でのPGE_2産生量を測定したところ，共役リノール酸無添加飼料投与群のラットから得られた骨細胞に対して，約2倍のPGE_2産生量が認められた[11]。これらin vitroの結果は，共役リノール酸が免疫系に対して何らかの働きを示していることは認められるが，それらの働きが系統立って説明できるまでには至っていない。

図7-5 共役リノール酸のリンパ球での細胞毒性活性発現とインターロイキン-2産生に及ぼす影響[15]

A. 細胞毒性活性
B. インターロイキン-2産生量

共役リノール酸濃度（×10^{-5}モル）

* $p<0.1$
** $p<0.05$
*** $p<0.01$

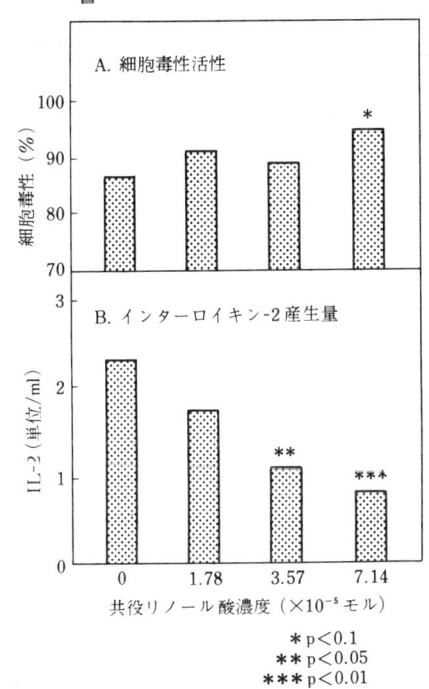

図7-6 共役リノール酸のマクロファージでのファゴサイトーシス，殺菌活性，スーパーオキシド産生に及ぼす影響[15]

A. ファゴサイトーシス
B. 殺菌活性
C. スーパーオキシド産生量

共役リノール酸濃度（×10^{-5}モル）

** $p<0.05$
*** $p<0.01$

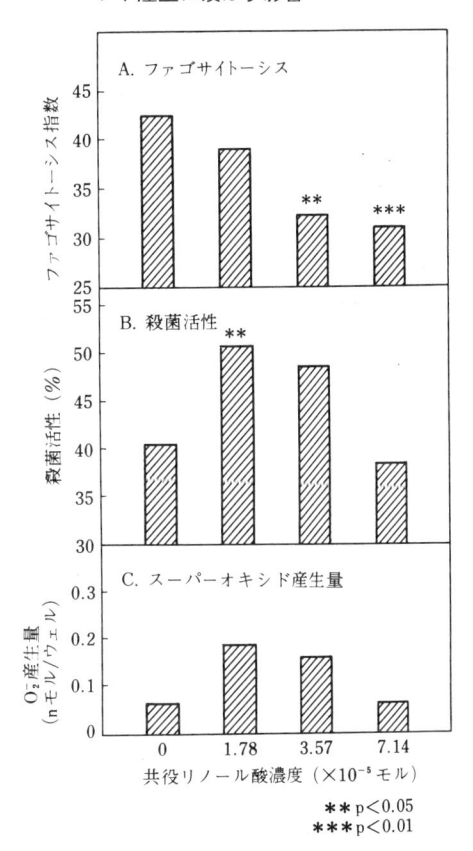

7-3) 共役リノール酸の in vivo でのイムノグロブリンおよびケミカルメディエーター産生に及ぼす影響

ラットに大豆油あるいはサフラワー油とメンハーデン油の混合油を含有する飼料，あるいはそれぞれの脂質を含有する飼料に0.1％の共役リノール酸を添加した飼料を42日間投与し，肝臓でのPGE$_2$産生，末梢マクロファージのTNF，IL-1，IL-6活性の変化を検討した[12]。0.1％の共役リノール酸の投与により，脾臓の共役リノール酸含量は上昇し，$C_{16:1}$ n-7，$C_{18:1}$ n-3，$C_{20:3}$ n-3含量は低下した[12]。投与42日後の肝臓でのPGE$_2$産生量を検討したところ，サフラワー油とメンハーデン油の混合油投与群で大豆油投与群に比較して有意に($p=0.0002$)に産生量が抑制された（図7-7)[12]。また，共役リノール酸投与により，いずれの脂質投与群でも肝臓でのPGE$_2$産生量は低下したが有意な低下ではなかった（図7-7)[12]。

また，末梢マクロファージを採取し，PGE$_2$およびLTB$_4$刺激によるTNF，IL-1，IL-6活性の変化を検討したところ，共役リノール酸投与により，TNF産生は大豆油投与群で42％（$p=0.01$)，サフラワー油とメンハーデン油の混合油投与群で54％（$p=0.01$)抑制された（図7-8，A)[12]。PGE$_2$，LTB$_4$刺激によっても，この傾向は維持されたが，PGE$_2$刺激により，TNF産生量は全体として抑制され，LTB$_4$惹起により，全体としてTNF産生量は上昇した（図7-8，A)[12]。また，末梢マクロファージのIL-6産生は，共役リノール酸投与により大豆油投与群で大幅に（79.6％，$p=0.02$)抑制された（図7-8，B)[12]。また，サフラワー油とメンハーデン油の混合油投与群では大豆油投与群に比較して88.8％（$p=0.003$)と大幅に抑制されたが，共役リノール酸投与は影響を及ぼさず，またPGE$_2$，LTB$_4$刺激によっても，IL-6活性は，ほとんど影響を受けなかった（図7-8，B)[12]。一方，IL-1産生は，大豆油投与群で，サフラワー油とメンハーデン油の混合油投与群に比較して53.1％抑制（$p=0.04$)され，同じ傾向が，PGE$_2$，LTB$_4$刺激でも認められた（図7-8，C)[12]。

ラットに共役リノール酸を，0，0.5，1.0％含

図7-7 共役リノール酸の肝臓でのプロスタグランジンE$_2$産生に及ぼす影響[12]

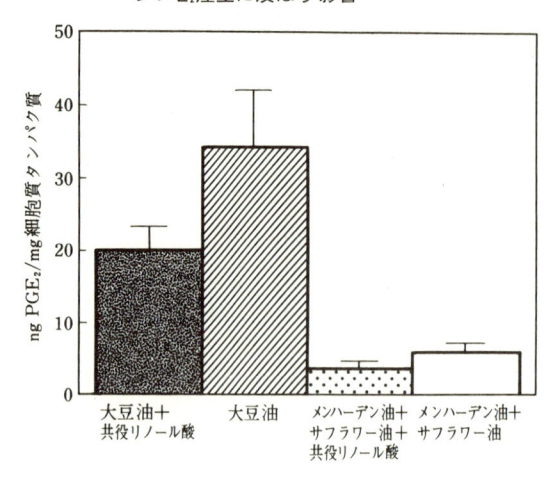

有する飼料を3週間投与し, 腹膜滲出細胞（peritoneal exudate cell）, 脾臓, 肺でのケミカルメディエーターの産生, 血漿, リンパ液, 脾臓リンパ球での免疫グロブリン量の変化が検討されている[14, 21]。共役リノール酸投与後, 腹膜滲出細胞を採取し, カルシウムイオノホアA23187添加系および無添加系でヒスタミンおよびLTB$_4$の産生量を測定したところ, 共役リノール酸投与量に比例してヒスタミン, LTB$_4$産生量は抑制される傾向が認められたが, 有意な抑制ではなかった（図7-9, A, B）[14]。脾臓でのLTB$_4$産生量, 肺でのLTC$_4$産生量は共役リノール酸投与量に比例して有意に抑制された（図7-9, C,F）[14]が, 脾臓でのLTC$_4$産生は, 共役リノール酸投与量との間に相関は認められなかった（図7-9, D）[14]が, 肺でのLTB$_4$産生は, 共役リノール酸投与量に比例して抑制される傾向が認められたが有意ではなかった（図7-9, E）[14]。また, 血漿中PGE$_2$濃度は, 共役リノール酸投与量に比例して低下した（図7-9, G）[14]が, 脾臓PGE$_2$濃度にはこれらの相関は認められなかった（図7-9, H）[14]。

この時, 血漿, 脾臓, リンパ液中のイムノグロブリン（immunoglobulin ; Ig）濃度を測定したところ, 血漿 Ig A, Ig G, Ig M 濃度は1.0％共役リノール酸投与により上昇したが, Ig E 濃度は低下した（図7-10）[14]。また, 脾臓 Ig 濃度は, 共役リノール酸投与で変化は認められず, リンパ液中の Ig A, Ig M 濃度は, 1.0％共役リノール酸投与により, 共役リノール酸非投与の場合に比較して, それぞれ約3, 52倍増加したが, Ig E 濃度に変化は認められなかった[14]。Ig Gについては, 対照群では検出されなかったが0.5％共役リノール酸投与群では 3.08 ± 0.69 ng/ml, 1 ％共役リノール酸投与群では 28.1 ± 4.38 ng/ml と大幅に増加した[14]。

さらに共役リノール酸の脾臓リンパ球および腸管膜リンパ節リンパ球（mesenteric lymph node lymphocyte）でのイムノグロブリンの産生に及ぼす影響を検討する目的で, ラットに共役リノール酸を, 0, 0.05, 0.1, 0.25, 0.5, 1.0, 2.0％含有する飼料を3週間投与し, これらリンパ球でのイムノグロブリンA, G, Mの産生量を検討した[1]。脾臓リンパ球のイムノグロブリンA, G, Mの産

図7-8 共役リノール酸のマクロファージでのエイコサノイド産生に及ぼす影響[12]

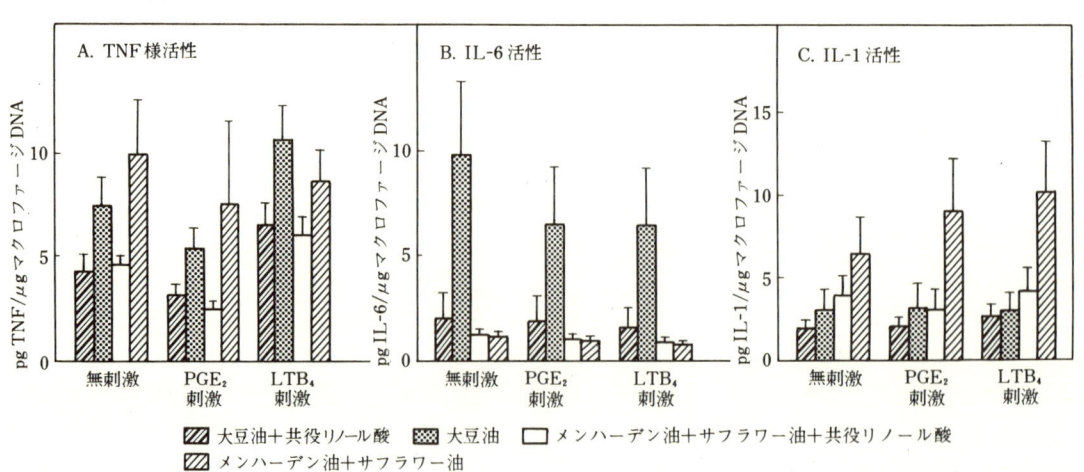

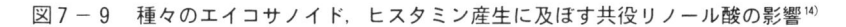

図7-9 種々のエイコサノイド,ヒスタミン産生に及ぼす共役リノール酸の影響[14]

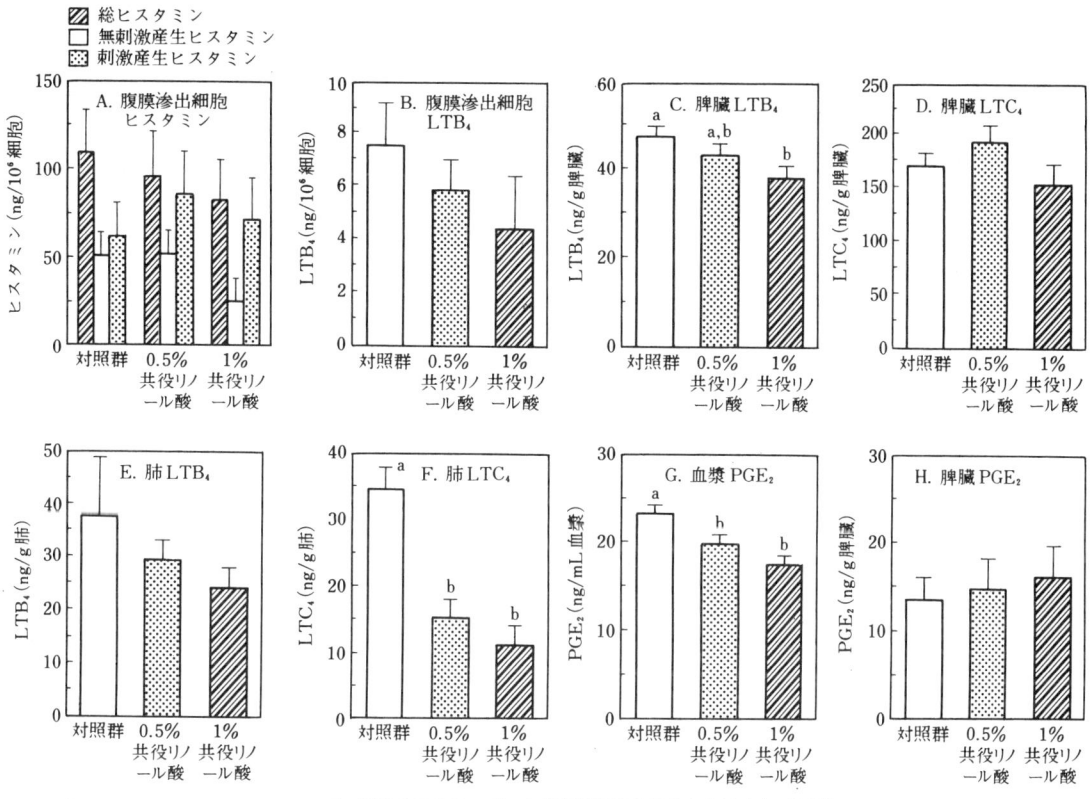

A. 腹膜滲出細胞ヒスタミン / B. 腹膜滲出細胞 LTB$_4$ / C. 脾臓 LTB$_4$ / D. 脾臓 LTC$_4$ / E. 肺 LTB$_4$ / F. 肺 LTC$_4$ / G. 血漿 PGE$_2$ / H. 脾臓 PGE$_2$

a,b;異なるアルファベットは有意差のあることを示す($p<0.05$)

生量はいずれも,飼料中への共役リノール酸添加量に比例して増加した(表7-1)[21]。腸管膜リンパ節リンパ球でのイムノグロブリンA,G,Mの産生量は飼料中への共役リノール酸0.25%添加以下の濃度では,ほとんど変化は認められず,共役リノール酸0.5%添加飼料投与群でのみ,これらイムノグロブリン産生量の増加が認められた(表7-1)[21]。これらの結果は,組織が異なると,そのリンパ球の共役リノール酸の感受性が異なることを示している。腸管膜リンパ節リンパ球の方が脾臓リンパ球に比較して,共役リノール酸に対して抵抗性が高いと推定される[21]。また,この in vitro でのイムノグロブリン産生は,in vivo でのイムノグロブリン産生と異なっていた[22,23]。

これらの結果は共役リノール酸がLTB$_4$,LTC$_4$,PGE$_2$などのエイコサノイドの産生を調節していることを示しているが,肺でのLTC$_4$の産生は有意に抑制するものの,脾臓での産生には影響を及

図7-10 共役リノール酸の血漿イムノグロブリン濃度に及ぼす影響[14]

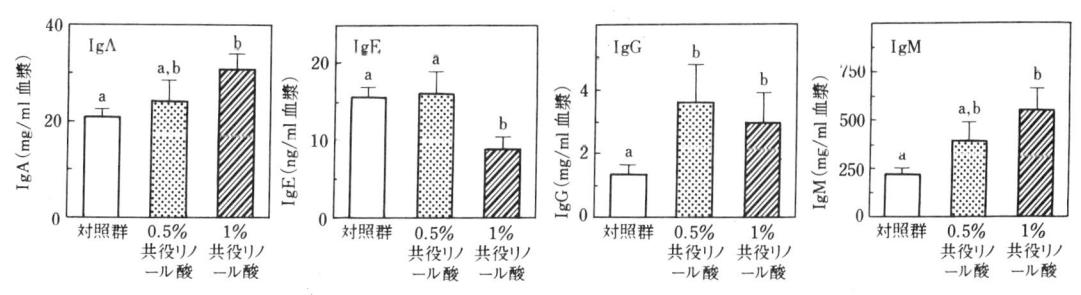

IgA / IgE / IgG / IgM

a,b;異なるアルファベットは有意差のあることを示す($p<0.05$)

表7-1 共役リノール酸のリンパ球でのイムノグロブリン産生に及ぼす影響[21]

脾臓リンパ球

イムノグロブリン	飼料中の共役リノール酸含量（％）						
	0	0.05	0.1	0.25	0.5	1.0	2.0
	ng/ml						
IgA	ND	9.8±0.7[b]	14.3±1.1[c]	17.3±1.6[c, d]	18.6±1.1[d]	16.5±0.6[c, d]	26.8±1.0[e]
IgG	18.5±1.0[a]	38.9±1.5[b]	48.5±3.1[c]	57.2±0.6[c]	50.3±0.4[c]	49.3±0.9[c]	74.4±6.3[d]
IgM	30.2±1.4[a]	52.7±1.2[b]	62.9±1.6[c, d]	65.6±0.3[c]	64.5±0.3[c, d]	62.0±0.7[d]	75.1±0.9[e]

腸管膜リンパ節リンパ球

イムノグロブリン	飼料中の共役リノール酸含量（％）						
	0	0.05	0.1	0.25	0.5	1.0	2.0
	ng/ml						
IgA	6.6±0.2[a]	2.6±0.3[b]	1.6±0.2[b]	2.0±0.3[b]	8.7±0.6[c]	1.8±0.3[b]	7.6±0.4[d]
IgG	25.1±0.6[a]	20.0±0.3[b]	24.6±0.7[a]	24.4±0.4[a]	42.2±0.7[c]	12.6±2.1[d]	33.4±0.7[e]
IgM	9.8±0.3[a, e]	8.0±0.3[b]	9.3±0.2[a, e]	9.1±0.2[a]	14.2±0.3[c]	1.7±0.6[d]	10.4±0.4[e]

異なるアルファベット間では有意差を有することを示す（p＜0.05）

ぼさないという臓器による差も認められる。同様の臓器によるLTC₄産生の抑制は，ラットに，セサミン（sesamin）あるいはα-トコフェロールを投与した場合にも認められ，この時も肺のLTC₄産生は抑制されたが，脾臓でのLTC₄は影響を受けなかった[24, 25]。これらの結果は，食餌性脂質と抗酸化物質のラットへの投与がロイコトリエンの産生に影響を及ぼしているのではないかとも推定されるが，共役リノール酸には，α-トコフェロール，ブチルヒドロキシトルエン（butylated hydroxytoluene；BHT）に比較して，共役リノール酸の抗酸化物質（antioxidant）あるいは抗酸化物質前駆体（antioxidant precursor）としての作用は有していないと推定されていることから[26, 27]，その因果関係については不明な点も多い。

また，共役リノール酸を投与すると免疫担当細胞や肝臓細胞などのアラキドン酸を含むn-6系多価不飽和脂肪酸含有量が低下する[28, 29]。この変化はこれらの細胞でのロイコトリエンやプロスタグランジンの産生を抑制すると推定されるが，これらの変化が共役リノール酸を投与することによる細胞の脂肪酸組成変化の結果誘導されるものか[29]，あるいは共役リノール酸の直接作用[30, 31]によるものかは定かではない。共役リノール酸の投与はエイコサノイドの産生量の変化のみならず，イムノグロブリン量も変化させることから，食物により引き起こされるアレルギー反応を制御する可能性

があると推定される[14]。エイコサノイドの産生量，イムノグロブリン量に変化を及ぼしたラットへの0.5，1.0％共役リノール酸含有飼料の投与は，それぞれ約30，60mg/100g体重に相当し，ヒトが摂取した場合に換算すると，体重60kgのヒトが1日当たり18，36gの共役リノール酸を摂取した量に相当する[14]。しかし，ヒトが1日当たり3g，2〜3カ月摂取すると体重の減少が認められることから，短期間の多量摂取と長期間の少量摂取の影響については今後検討する必要がある[14]。

加齢と共に免疫機能が変化することは良く知られているが，その変化は細胞性免疫において顕著である[32]。細胞性免疫に関与する細胞には，幹細胞（stem cells），マクロファージ（macrophage），T細胞（T cells），B細胞（B cells）であるが，このうち加齢の影響を最も受けるのはT細胞である。また，in vivoでT細胞が関与する機能で加齢と共に遅延型過敏症（delayed-type hypersensitivity），腫瘍，寄生虫への抵抗性，移植組織との反応性が低下することが知られている。若齢（4カ月令）あるいは老齢（22カ月令）のC57BL/6NCr1BRマウスに，共役リノール酸を1％含有する飼料を8週間投与し，共役リノール酸の免疫系への影響が検討されている[31]。

若齢および老齢のC57BL/6NCr1BRマウスに高純度共役リノール酸（9c,11t-，9t,11c-C₁₈:₂；43％，10t,12c-C₁₈:₂；45％，9c,11c-，10c,12c-，

10t,12t-$C_{18:2}$；6％)を1％含有する飼料を8週間投与し,投与後4週目までの体重を測定したところ,若齢マウスで,投与3,4週目で,老齢マウスで投与3週目で対照群(共役リノール酸非含有飼料投与群)と比較して6～7％の有意な体重増加抑制が認められた[33]。また,共役リノール酸含有飼料8週間投与後の肝臓トリグリセリド,リン脂質画分の脂肪酸組成を検討したところ,いずれの画分でも,投与された共役リノール酸すべてが見出され,対照群に比較して有意に増加していた($p<0.01$)[33]。特に投与量に比例して,9c,11t-,9t,11c-$C_{18:2}$,10t,12c-$C_{18:2}$および総t,t-$C_{18:2}$が多く見出された[33]。

共役リノール酸を若齢および加齢マウスに8週間投与後,脾臓より脾臓細胞(splenocyte)を調製し,T細胞のマイトジェン(mitogen；有糸分裂促進剤)であるコンカナバリンA(concanavalin A),フィトヘムアグルチニン(phytohemagglutinin),B細胞のマイトジェンであるリポポリサッカライド(lipopolysaccharide)による芽球化応答性(blastogenic responsiveness),およびインターロイキン-1,-2,プロスタグランジンE_2産生に及ぼす影響,遅延型過敏症への影響が検討されている[33]。その結果,脾臓細胞のすべてのマイトジェンに対する増殖能は若齢マウスに対して老齢マウスで有意に低下した(コンカナバリンA,フィトヘムアグルチニンで$p<0.002$,リポポリサッカライドで$p<0.05$)(図7-11)[33]。共役リノール酸含有飼料投与の若齢マウスから得られた脾臓細胞では,対照群マウスから得られた脾臓細胞に比較して,コンカナバリンA 0.5mg/l,5.0mg/l惹起で有意(それぞれ$p<0.001$,$p<0.05$)な増殖促進作用を示した(図7-11,A)[33]。フィトヘムアグルチニン惹起の場合も,ほぼ同様の傾向であった(図7-11,B)[33]。リポポリサッカライド惹起の場合,若齢,老齢マウスの共役リノール酸含有飼料投与群と対照群では老齢マウスのリポポリサッカライド5mg/l以外では有意差は認められなかった(図7-11,C)[33]。

共役リノール酸の投与は,若齢マウスでは低濃度および高濃度コンカナバリンA惹起,高濃度フィトヘムアグルチニン惹起でT細胞応答性を上昇させたが,老齢ラットの場合は,コンカナバリンAの最適濃度でのみT細胞応答性の上昇

図7-11 共役リノール酸のマイトジェン惹起の脾臓細胞反応に及ぼす影響[33]

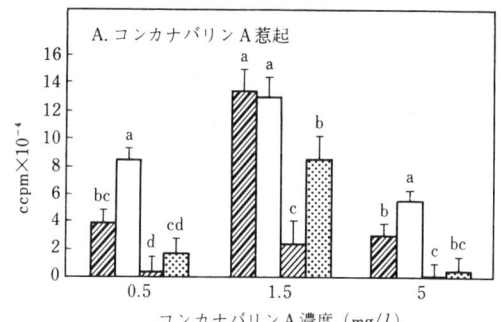

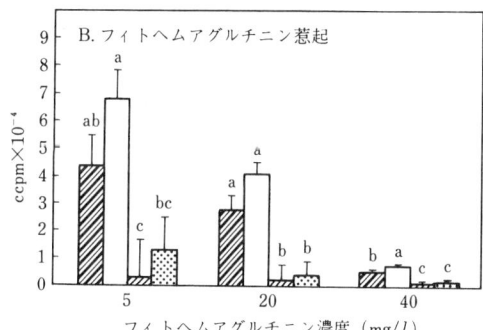

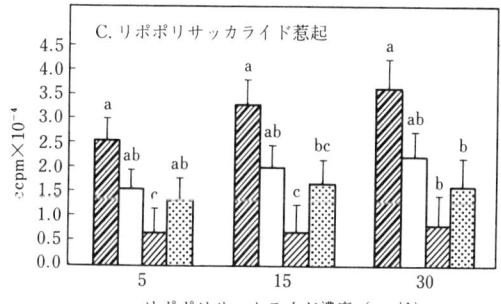

A. コンカナバリンA惹起
B. フィトヘムアグルチニン惹起
C. リポポリサッカライド惹起

▨ 若齢ラット,対照群
□ 若齢ラット,1％共役リノール酸含有飼料投与群
▨ 老齢ラット,対照群
▨ 老齢ラット,1％共役リノール酸含有飼料投与群

異なるアルファベット間では有意差があることを示す($p<0.05$)

が認められた(図7-11,A,B)[33]。この結果は*in vitro*でリンパ球含有懸濁液に共役リノール酸と共にコンカナバリンA,フィトヘムアグルチニンを添加した場合,リンパ球の自発性分化が認められる結果と一致している[15,33～35]。

IL-2産生は老齢マウスから得られた脾臓細胞で,無惹起,コンカナバリンA惹起とも,若齢マウスから得られた脾臓細胞に比較して低かった

（表7-2）[33]。IL-2産生は，共役リノール酸含有飼料投与の若齢マウスからの脾臓細胞で最も高かったが，IL-1産生量，PGE$_2$産生量（無惹起およびコンカナバリンA惹起）については，加齢，共役リノール酸投与の影響は認められなかった（表7-2）[33]。IL-2産生が，共役リノール酸含有飼料投与群の場合，若齢マウスの方が老齢マウスより高い理由については不明であるが，老齢マウスに比較して，若齢マウスの肝臓トリグリセリド画分により，多くの共役リノール酸が取り込まれていることの関与があるのではないかと推定されている[33,36]。（脾臓トリグリセリド画分の脂肪酸組成が，肝臓のトリグリセリド画分脂肪酸組成と同等の傾向と仮定した上で）。

またT細胞のin vivo反応である遅延型過敏症に対する加齢および共役リノール酸含有飼料投与の影響も同じ実験系で検討されている。8週間の共役リノール酸含有飼料投与後，2,4-ジニトロフロロベンゼン（2,4-dinitrofluorobenzene）で感作し，遅延型皮膚反応を測定した結果，加齢および共役リノール酸の影響は見出されなかった。

これらの結果から，共役リノール酸のマウスへの投与は，in vitroでのT細胞機能を上昇させたが，遅延型過敏症の皮膚反応のようなin vivoでのT細胞の関与する機能，B細胞やナチュラルキラー活性には影響を及ぼさなかった[33]。また老齢マウスより若齢マウスの方が免疫作用が上昇したのは，PGE$_2$あるいはIL-1の産生によるものでないことも判明した[33]。共役リノール酸含有飼料投与によりIL-2産生，T細胞増殖が促進される作用機序については今後の検討が期待される。

7-4）共役リノール酸の免疫系に及ぼす影響

共役リノール酸を投与したマウス，ラット，家鶏に大腸菌由来のエンドトキシン（endotoxin，主成分リポポリサッカライド（lipopolysaccharide））を腹腔内投与し，体重減少に及ぼす影響が検討されている[37,38]。実験動物にエンドトキシンを投与すると飼料の摂取量に依存しない体重の減少，腓腹筋（gastrocnemius）でのタンパク質合成速度の低下，骨格筋の分解促進が認められ，この時，IL-1産生の増加が認められる[38]。また，IL-1の投与でも体重減少が認められることから，エンドトキシン投与による体重減少にはIL-1が関与しているのではないかと推定されている[38]。

マウスに0.5％の共役リノール酸あるいは魚油を含有する飼料を15日間投与したのち，腹腔内に E. Coli 055：B5由来のリポポリサッカライドを1mg/kg体重を注入し，注入72時間後までの体重変化，24時間後までの飼料摂取量を測定した[37]。エンドトキシン注入12時間後までは，共役リノール酸含有飼料投与群，魚油含有飼料投与群いずれも体重減少は同程度であったが，注入24時間後では，魚油含有飼料投与群および対照群の方が共役リノール酸含有飼料投与群に比較して，2倍体重が減少した（図7-12）[37]。また，エンドトキシン投与前の体重への回復も，共役リノール酸含有飼料投与群の方が，魚油含有飼料投与群および対照群に比較して速かった（図7-12）[37]。この時，エンドトキシン投与後24時間の飼料摂取量を測定したところ，エンドトキシン投与の魚油含有飼料投与群および対照群では飼料の摂取は認められなかったが，共役リノール酸含有飼料投与群では認められた（図7-13）[37]。

同様の共役リノール酸の効果は，ラット，家鶏でも認められ[37,38]，ラットの場合，エンドトキシン投与24時間の体重減少は，15gであったが，共役リノール酸含有飼料投与群では，8gの体重減少に抑えられ，家鶏の場合は，エンドトキシン投与24時間後の体重は6g減少したのに対し，共役

表7-2 共役リノール酸の若齢，老齢マウスの脾臓細胞のIL-1，IL-2，PGE$_2$産生に及ぼす影響[33]

マウス	共役リノール酸投与量	IL-1産生	PGE$_2$産生		IL-2産生	
			無惹起	コンカナバリンA惹起	無惹起	コンカナバリンA惹起
	g/100g			μg/l		
若齢マウス	0	60.9±38.2	119.4±15.6	1,246.8±293.4	22.2±6.5^b	366.6±69.9^b
	1	68.2±31.9	80.5±13.8	1,137.9±245.5	46.2±5.7^a	711.9±58.3^a
老齢マウス	0	70.2±38.2	100.5±14.6	840.6±274.5	10.4±5.7^b	182.8±61.4^c
	1	132.3±33.7	153.7±13.8	1,648.8±258.8	18.9±5.7^b	242.0±61.4^{b,c}

異なるアルファベット間では有意差を有することを示す（p<0.05）

図7-12 エンドトキシン投与後のマウス体重変化[37]

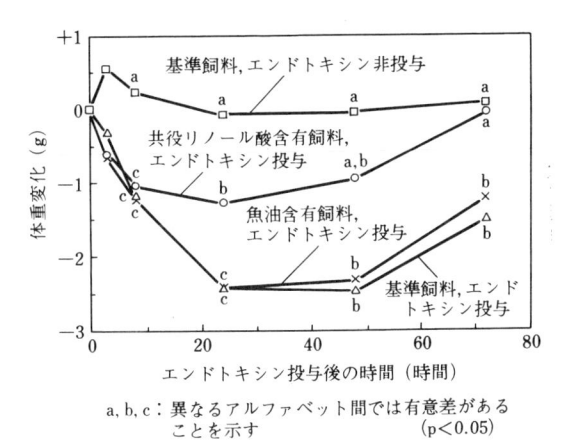

a, b, c：異なるアルファベット間では有意差があることを示す (p<0.05)

図7-13 エンドトキシン投与後のマウスでの飼料摂取量変化[37]

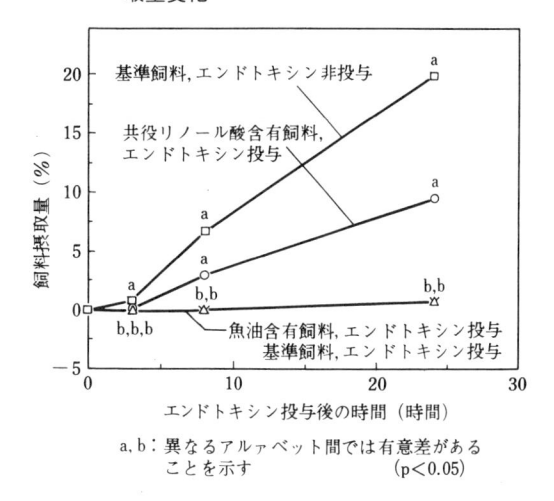

a, b：異なるアルファベット間では有意差があることを示す (p<0.05)

リノール酸含有飼料投与群では1g増加した[37]。

共役リノール酸投与により，ラット，家鶏の筋肉中の共役リノール酸含量は有意に増加（ラットの場合，共役リノール酸含有飼料投与群で6.25mg/g脂質，対照群で0.94mg/g脂質，$p<0.05$）が，アラキドン酸含量の有意な減少（共役リノール酸含有飼料投与群ラットで39.9mg/g脂質，対照群ラットで60.8mg/g脂質）が認められた[37]。また，魚油の投与で，IL-1投与により引き起こされる体重減少が抑制されることが認められている[40]。魚油の実験動物への投与は細胞膜中のエイコサペンタエン酸含量を増加させ，アラキドン酸含量を減少させる。この細胞膜の脂肪酸組成の変化は，プロスタグランジン産生量を抑制することにより，IL-1投与により引き起こされる体重減少を抑制すると推定される[40]。共役リノール酸投与は魚油投与の場合と同様な細胞膜脂肪酸組成の変化が認められることから，共役リノール酸投与は魚油投与の場合と同様により，PGE_2産生を抑制し，エンドトキシン投与による免疫機能の低下を抑制していると推定される[37]。

文　献

1) 渡辺志朗，小野寺菊夫，The Lipid **3**, 79 (1992)
2) Maki, P. A., Newberne, P. M., J. Nutr. **122**, 610 (1992)
3) 鳥居新平，山田政功，菊池　哲，伊藤浩明，臨床栄養 **83**, 625 (1993)
4) Mertin, J., Hunt, R., Proc. Natl. Acad. Sci. USA **73**, 928 (1976)
5) 奥山治美，The Lipid **3**, 53 (1992)
6) 原　健次，生理活性脂質 EPA・DHA の生化学と応用，p65，幸書房(1996)
7) 池田郁男，脂肪酸栄養の現代的視点（五十嵐脩，菅野道廣　責任編集），p51 光生館 (1998)
8) 岩本逸夫，冨岡玖夫，日本臨床 **48**, 1193 (1990)
9) Liu, K.-L., Belury, M. A., Lipids **32**, 725 (1997)
10) Cunningham, D. C., Harrison, L. Y., Shultz, T. D., Anticancer Res. **17**, 197 (1997)
11) Li, Y., Watkins, B. A., Lipids **33**, 417 (1998)
12) Turek, J. J., Li, Y., Schoenlein, I. A., Allen, K. G. D., Watkins, B. A., Nutr. Biochem. **9**, 258 (1998)
13) Liu, K.-L., Belury, M. A., Cancer Letters **127**, 15 (1998)
14) Sugano, M., Tsujita, A., Yamasaki, M., Noguchi, M., Yamada, K., Lipids **33**, 521 (1998)
15) Chew, B. P., Wong, T. S., Shultz, T. D., Magnuson, N. S., Anticancer. Res. **17**, 1099 (1997)
16) Fowler, K. H., Chapkin, R. S., McMurray, D. N., J. Immunol. **151**, 5186 (1993)
17) Fritsche, K. L., Alexander, D. W., Cassity, N. A., Huang, S.-C., Lipids **28**, 677 (1993)
18) Cook, M. E., DeVoney, D., Drake, B., Pariza, M. W., Whigham, L., Yang, M., Adv. Conjugated Linoleic Acid Research **1** (Yurawecz, M. P., Mossoba, M. M., Kramer, J. K. G., Pariza, M.W., Nelson, G.J., (Eds)), p226,

AOCS Press (1999)

19) Verma, A. K., Ashendel, C. L., Boutwell, R. K., Cancer Res. **40**, 308 (1980)

20) Ferrari, M., Fornasiero, M. C., Isetta, A. M., J. Immunol. Meth. **131**, 165 (1990)

21) Sugano, M., Yamasaki, M., Yamada, K., Huang, Y.-S., Adv. Conjugated Linoleic Acid Research **1** (Yurawecz, M. P., Mossoba, M. M., Kramer, J. K. G., Pariza, M. W., Nelson, G.J., (Eds)), p327, AOCS Press (1999)

22) Yamada, K., Hung, P., Yoshimura, K., Taniguchi, S., Lim, B. O., Sugano, M., J. Biochem. **120**, 138 (1996)

23) Hung, P., Yamada, K., Lim, B. O., Mori, M., Yuki, T., Sugano, M., J. Biochem. **121**, 1054 (1997)

24) Gu, J.-Y., Nonaka, M., Yamada, K., Yoshimura, K., Takasugi, M., Ito, Y., Sugano, M., Biosci. Biotech. Biochem. **58**, 1855 (1994)

25) Gu, J.-Y., Wakizono, Y., Tsujita, A., Lim, B. O., Nonaka, M., Yamada, K., Sugano, M., Biosci. Biotech. Biochem. **59**, 2198 (1995)

26) Van den Berg, J. J. M., Cook, N. E., Tribble, D. L., Lipids **30**, 599 (1995)

27) Banni, S., Angioni, E., Contini, M. S., Carta, G., Casu, V., Iengo, G. A., Melis, M. P., Deiana, M., Dessì, M. A., Corongiu, F. P., J. Am. Oil Chem. Soc. **75**, 261 (1998)

28) Sugano, M., Tsujita, A., Yamasaki, M., Yamada, K., Ikeda, I., Kritchevsky, D., J. Nutr. Biochem. **8**, 38(1997)

29) Belury, M. A., Kempa-Steczko, A., Lipids **32**, 199 (1997)

30) Sebedio, J. L., Juaneda, P., Dobson, G., Ramilison, I., Martin, J. D., Chardigny, J. M., Biochim. Biophys. Acta **1345**, 5 (1997)

31) Ip, C., Briggs, S. P., Haegele, A. D., Thompson, H. J., Storkson, J., Scimeca, J. A., Carcinogenesis **17**, 1045 (1996)

32) Miller, R. A., Exp. Gerontol. **29**, 21 (1994)

33) Hayek, M. G., Han, S. N., Wu, D., Watkins, B. A., Meydani, M., Dorsey, J. L., Smith, D. E., Meydani, S. N., J. Nutr. **129**, 32 (1999)

34) Michael, J. J., Chew, B. P., Schultz, T. D., Wong, T. S., Magnuson, N.S., FASEB J. **6**, A1102 (1992)

35) Chew, B.P., J. Dairy Sci. **76**, 2804 (1993)

36) Wong, M. W., Chew, B. P., Wong, Y. S., Hosick, H. L., Boylston, T. D., Schultz, T. D., Anticancer Res. **17**, 987 (1997)

37) Miller, C. C., Park, Y., Pariza, N. W., Cook, M. E., Biochem. Biophys. Res. Comm. **198**, 1107 (1994)

38) Cook, M. E., Miller, C. C., Park, Y., Pariza, M., Poultry Sci. **72**, 1301 (1993)

39) Klasing, K. C., Laurin, D. E., Peng, P. K., Fry, D. M., J. Nutr. **117**, 1629 (1987)

40) Hellerstein, M. K., Meydani, S. N., Meydani, M., Wu, K., Dinarello, C. A., J. Clin. Invest. **84**, 228 (1989)

第8章　共役リノール酸の骨代謝に及ぼす影響

8-1）骨細胞と骨代謝

骨はコラーゲン線維とこの線維間に沈着する骨塩（bone salt）から成り立っており，骨塩はカルシウム，リン酸，炭酸，クエン酸イオンから成り立ち，主としてヒドロキシアパタイト（hydroxyapatite；$Ca_{10}(PO_4)_6(OH)_2$の結晶の形で存在する。しかし，骨は不活性な構造体ではなく，生涯にわたって骨は種々の運動，姿勢，体重およびその他の多くのストレスにさらされ，常に骨吸収と骨形成のカップリングによる再構成（リモデリング）が行われている[1〜3]。骨を構成する細胞には主として，骨を分解し骨吸収にかかわる破骨細胞（osteoclast），骨を組み立てる骨形成にかかわる骨芽細胞（osteoblast），および自ら形成した骨基質に埋め込まれた骨細胞（osteocyte）の3種がある（図8-1）[1]。

破骨細胞は造血幹細胞（mononuclear hemopoietic precursors）から分化し，骨の表面に接着すると水素イオンやフリーラジカルプロテアーゼを分泌し，骨を溶解し，骨芽細胞に骨形成の場を提供する[1]。骨芽細胞は間葉系幹細胞（mesenchymal stem cell）に由来し，破骨細胞により骨形成の場が提供され骨形成が刺激された状態では，骨の溶解部位近傍で，前駆細胞（preosteoblast）から分化成熟し，骨基質を分泌する[1]。骨形成に係っていない静止状態の骨芽細胞は，bone lining cellと呼ばれ骨表面をおおっているが，bone lining cellが活性化されると立方状に形態を変え，骨基質の形成に係ると推定されている（図8-1）[1]。骨細胞の起源は骨芽細胞で，骨形成中に骨芽細胞が自ら，あるいは近接する骨芽細胞の産生した骨基質に埋もれた細胞で，成熟した骨細胞は星型あるいは樹枝状の突起を持っている[2]。

骨組織は破骨細胞，骨芽細胞，骨細胞の他にも軟骨細胞（chondrocyte），内皮細胞（endothelial cell），単球（モノサイト），マクロファージ，リンパ球などの細胞が存在し，これらの細胞は　副甲状腺ホルモン（parathyroid hormone；PTH），エストロゲン，$1.25(OH)_2$ビタミンD，カルシトニンなどの全身性ホルモン類により制御を受けると共に，自らもプロスタグランジン，インターロイキンなどのサイトカイン，生長因子など骨代謝を制御する種々の生理活性物質を産生する[4〜6]。骨のリモデリングにおいて骨吸収と骨形成とは互いに緊密な連携を保ちながら進行するが，これは骨吸収と骨形成のカップリングと呼ばれ，破骨細胞と骨芽細胞の分化の制御とこれらの細胞間あるいは細胞と基質間の情報伝達にかかわる全身性のホルモン，局所性のサイトカインにより微妙に制御されている[1,7]。このカップリングの過程は次の様に進行すると推定されている[1]。

(1) 破骨細胞が骨吸収部位に到達し，骨表面に接着する。
(2) 骨表面に接着した破骨細胞が接着部位の骨を吸収する。
(3) 破骨細胞は一定量の骨を吸収すると骨吸収を停止する。
(4) 吸収された部位に活性化した骨芽細胞が集まり，骨基質を分泌する。
(5) 吸収された骨と等量の骨基質が形成されたら骨芽細胞は活動を停止する。

しかし，これらのカップリングの過程が in vivo でどのような機序で制御されているかについては不明の点が多い[1,2]。また骨は，体を支える役割と共に，カルシウムやリンの貯蔵庫としても重要な役割を果たしており，骨のリモデリングで摂取したカルシウムを体内に貯蔵し，必要に応じて放出し，血中カルシウム濃度を一定に保ち，細胞の恒常性を維持し，神経系，脈管系を制御している[8]。

8-2）骨代謝に影響を及ぼす因子

骨吸収と骨形成のカップリングは全身性ホルモンと骨により産生される局所性サイトカインによ

図8-1 骨を形成する細胞とその相互作用[1]

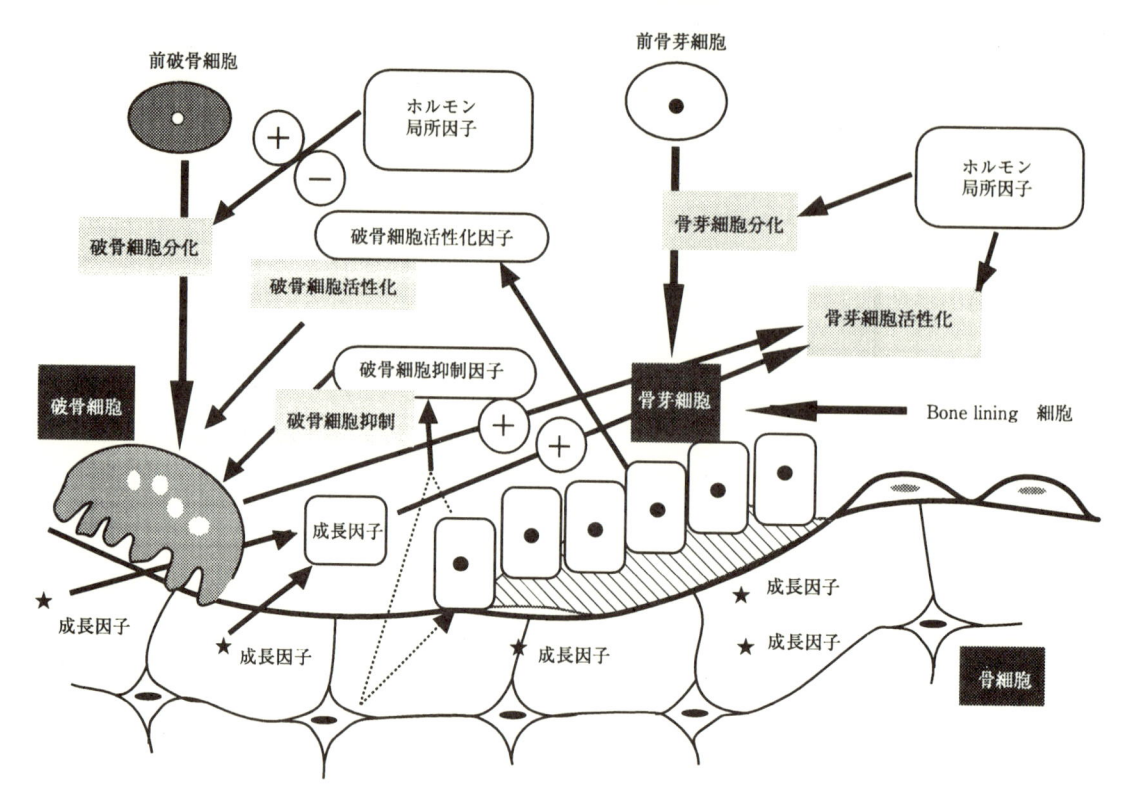

り制御されている[4~6, 9]。全身性ホルモンとしては骨形成を促進するインスリン，生長ホルモン[10]，エストロゲン[11]，骨吸収を促進する1.25-(OH)$_2$ビタミンD$_3$[12]，PTH[13]，甲状腺ホルモン[14]，グルココルチコイド[15]，カルシトニン[16]などが挙げられる。局所性のサイトカインとしては骨形成を促進するインスリン様成長因子-I，-II（insulin-like growth factor-I，II，；IGF-I，IGF-II）[17, 18]，トランスフォーミング成長因子-β（transforming growth factor-β；TGF-β）[19]，骨吸収を促進するインターロイキン-1（interleukin-1；IL-1）[20]，IL-6[21]，腫瘍壊死因子（tumor necrosis factor；TNF）[9]，上皮成長因子（epidermal growth factor；EGF）[22]，線維芽細胞成長因子（fibroblast growth factor；FGF）[23]，血小板由来成長因子（platelet-derived growth factor；PDEF）[24]が挙げられ，これらのサイトカインのうち，FGF，IGF，TGF-βは，コラーゲン合成担当細胞の分化，増殖を促進する[8]。

一方，プロスタグランジンE$_2$（PGE$_2$）は低濃度では骨形成を促進するが，高濃度では抑制する結果が得られている[6, 24~28]。例えばPGE$_2$は低濃度では骨芽細胞培養系で増殖を促進したり[29]，ラット頭蓋冠（calvariae；眼窩上縁から後頭骨頂上部に達する平面の上部の部分）培養系[26]，骨芽細胞培養系[30]でコラーゲンの生合成を促進する。一方，高濃度で，ラット胎児の頭蓋冠の骨形成を抑制する[6]。また，PGE$_3$もPGE$_2$とほぼ同程度の活性を有し，ラット胎児の長骨培養系で骨の吸収を促進するし，PGE$_2$は1.25-(OH)$_2$ビタミンD$_3$[32]，TNF-α[33]やIL-3[32]などのサイトカイン，TGF-β[34]，PDGF[35]，bFGF[36]などの生長因子の骨吸収作用をさらに促進する。ロイコトリエン類もプロスタグランジン類と同様に骨代謝に影響を及ぼす[37~39]。LTB$_4$はラット頭蓋冠より単離された骨芽細胞の培養系で，添加量に依存して増殖を抑制し[37]，LTC$_4$，LTD$_4$，5-ヒドロキシエイコサテトラエン酸（5-hydroxyeicosatetraenoic acid；5-HETE）は鳥より単離された破骨細胞の再吸収骨（resorb bone）化を促進する[38]。さらにLTB$_4$，LTC$_4$，LTD$_4$，5-HETE，12-HETEはマウス頭蓋冠の骨吸収をピコモルの濃度で促進した[39]。同様

第8章　共役リノール酸の骨代謝に及ぼす影響

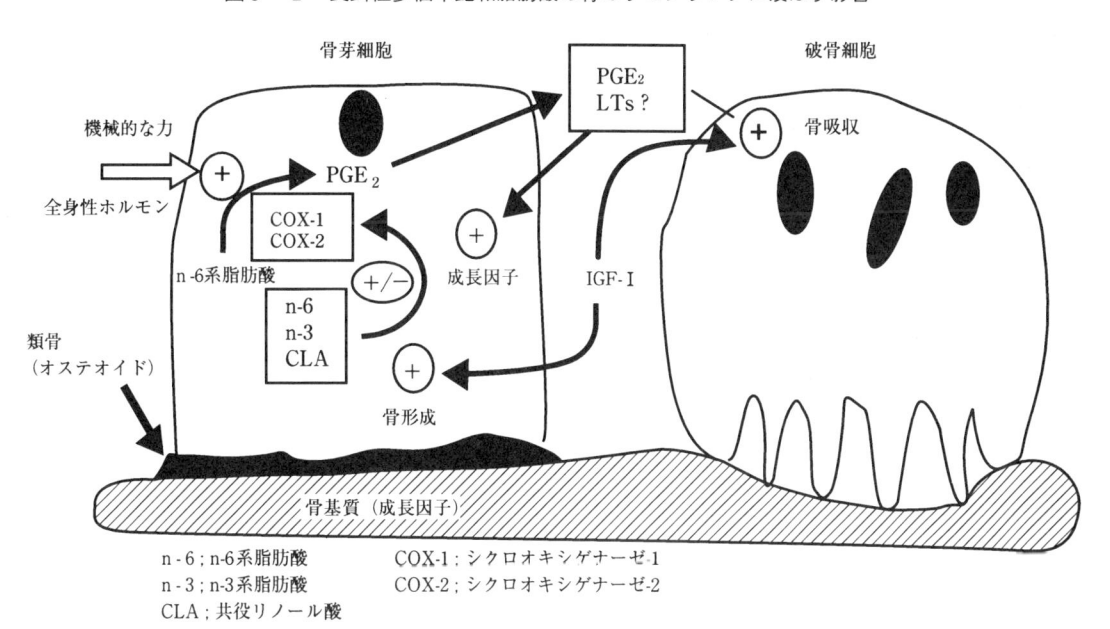

図8-2　食餌性多価不飽和脂肪酸の骨のリモデリングに及ぼす影響[8]

n-6；n-6系脂肪酸　　　COX-1；シクロオキシゲナーゼ-1
n-3；n-3系脂肪酸　　　COX-2；シクロオキシゲナーゼ-2
CLA；共役リノール酸

な促進はPGE$_2$の場合は10nモルで認められた[39]。

8-3）脂質と骨代謝

脂質は骨形成と骨吸収に重要な役割を果たしており[5,25,40]，例えば飽和脂肪酸の摂取は子供の骨密度を増加させるし[41]，多価不飽和脂肪酸や共役リノール酸は家鶏やラットの骨のリモデリングを促進することが組織学的にも認められている[27,28,42]。食餌性多価不飽和脂肪酸は骨のリモデリングにプロスタグランジン生合成を通じて直接的に，またインスリン様成長因子を通じて間接的に関与している[28,42]。PGE$_2$のタンパク質同化作用は，破骨細胞でのIGF-I産生により発現される[6,43]。PGE$_2$の過剰な産生は骨形成を抑制し，骨吸収を促進させ，また，プロスタグランジン類やロイコトリエン類はIGF-I産生を制御し，産生されたIGF-Iの作用により，骨の吸収と形成のカップリングは制御されている[44,45]（図8-2）[8]。

鳥類骨端の（avian epiphyseal）軟骨細胞培養系にリノール酸，共役リノール酸，アラキドン酸，エイコサペンタエン酸（EPA）を添加して，コラーゲンおよびPGE$_2$の生合成に及ぼす影響が検討されている[8]。その結果，リノール酸およびア

ラキドン酸の添加はコラーゲンの生合成を抑制し，この時，PGE$_2$の産生は促進された[8]。これとは逆にEPAおよび共役リノール酸の添加は，コラーゲンの生合成を促進し，この時，PGE$_2$の産生は抑制された[8]。これら多価不飽和脂肪酸のコラーゲン生合成に及ぼす影響は図8-3のようにまとめられている[8]。

8-4）共役リノール酸の骨代謝に及ぼす影響

n-6系脂肪酸を多く含有する大豆油あるいはn-3系脂肪酸を多く含有するメンヘーデン油とサフラワー油の混合油（56：44）を7％含有する飼料に1％の共役リノール酸混合物を添加し，ラットに42日間投与し，大腿骨およびその他の臓器の脂肪酸組成，ex vivoでの骨組織培養系でのプロスタグランジンE$_2$産生に及ぼす影響について検討した[46]。共役リノール酸混合物の主成分は9c,11t/9t,11c-C$_{18:2}$（41.9％），10t,12c-C$_{18:2}$（44.3％），9t,11t/10t,12t-C$_{18:2}$（13.6％）であった。42日間の共役リノール酸混合物含有飼料の投与で，体重の増加量は対照の共役リノール酸混合物非含有飼料投与群に比較して差は認められなかったが，飼料効率（総体重増加量／総飼料摂取量）は，共役リノール酸混合物含有飼料投与群で有意（p＜

125

図8-3 軟骨細胞でのコラーゲン合成に及ぼす多価不飽和脂肪酸及び抗酸化剤の影響[8]

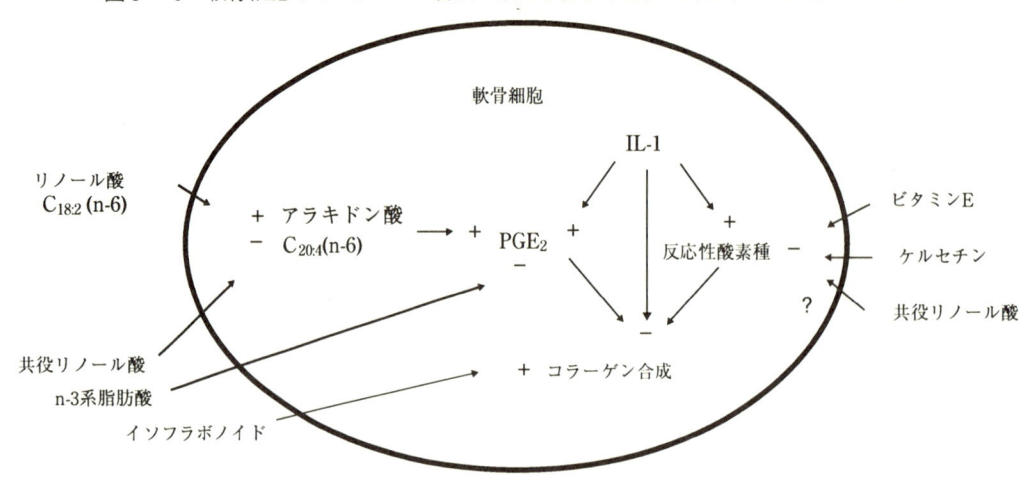

```
                          軟骨細胞
                             IL-1
   リノール酸                  ↓ ↓ ↓
   C_{18:2} (n-6)
         ↘  + アラキドン酸  → + PGE_2 + → + 反応性酸素種 −    ビタミンE
            − C_{20:4}(n-6)         −                        ケルセチン
                                                          ?  共役リノール酸
         ↗                            ↓
   共役リノール酸                   + コラーゲン合成
   n-3系脂肪酸
   イソフラボノイド
```

0.01)に上昇した[46]。また，共役リノール酸混合物含有飼料投与ラットの大腿骨（femur），脳，心臓，肝臓，筋肉，血漿，脾臓の共役リノール酸含量を測定したところ，大腿骨で最も高い含量が見出され，脳ではごくわずかしか見出されなかった（表8-1）[46]。大腿骨の中でも骨膜（periosteum）の含量が最も高く，総共役リノール酸含量は5.46％（総脂肪酸に対する割合）に達した[46]。

また，投与した脂質（n-6系，n-3系）の種類にかかわらず，共役リノール酸混合物含有飼料投与群の測定したすべての組織で9c, 11t/9t, 11c-$C_{18:2}$と10t, 12c-$C_{18:2}$が取り込まれていたが，9t, 11t/10t, 12t-$C_{18:2}$は大腿骨の髄質（marrow）と骨膜でのみ見出された（表8-1）[46]。大腿骨の皮質骨（cortical bone），髄質，骨膜，肝臓，血漿では9c, 11t/9t, 11c-$C_{18:2}$含量が10t, 12c-$C_{18:2}$含量より高かったが，心臓，筋肉，脾臓では10t, 12c-$C_{18:2}$含量の方が高かった（表8-1）[46]。共役リノール酸混合物非含有飼料投与群の大腿骨の皮質骨，髄質，骨膜，肝臓，大腿二頭筋（biceps femoris）では共役リノール酸はまったく検出されず，共役リノール酸は，メンハーデン油とサフラワー油の混合油投与群の骨髄でのみ9c, 11t/9t, 11c-$C_{18:2}$が0.10％，10t, 12c-$C_{18:2}$が0.08％検出されただけであった[46]。これらの事から共役リノール酸混合物含有飼料投与群の大腿骨，臓器で見出された共役リノール酸は，投与された共役リノール酸混合物に由来するものと推定された[46]。

共役リノール酸混合物を42日間投与したのち，脛骨（tibia）および大腿骨を採取し，37℃で2時間培養し，プロスタグランジンE_2（PGE_2）産生量を測定した[46]。その結果，共役リノール酸混合物投与群，n-3系脂肪酸投与群でPGE_2の産生は抑制された（表8-2）[46]。n-3系脂肪酸投与群（メンハーデン油＋サフラワー油投与群およびメンハーデン油＋サフラワー油＋共役リノール酸混合物投与群）の骨組織培養で，n-6系脂肪酸投与群（大豆油投与群および大豆油＋共役リノール酸混合物投与群）に比較してex vivoでのPGE_2産生が抑制され，共役リノール酸混合物投与群で，n-3系，n-6系脂肪酸投与群にかかわらず，脛骨，大腿骨いずれでも，共役リノール酸混合物非投与群に比較してPGE_2産生を抑制した（表8-2）[46]。共役リノール酸混合物の投与で脛骨，大腿骨のPGE_2産生量が減少するのは，共役リノール酸が膜リン脂質画分に取り込まれ，PGE_2前駆体であるアラキドン酸の切り出しを抑制し，その結果PGE_2産生が抑制されると推定されている[46〜48]。

初代骨芽細胞（primarily osteoblast）はインスリン様生長因子-I（insulin-like growth factor-I；IGF-I），IGF-IIおよび，これまで知られている7種のインスリン様生長因子結合タンパク質（insulin-like growth factor binding protein；IGFBP）の6種を生合成する[49,50]。IGFBPは，IGFに作用し，骨細胞の生長と分化に直接関

第8章 共役リノール酸の骨代謝に及ぼす影響

表8-1 共役リノール酸混合物投与が組織中共役リノール酸含量に及ぼす影響[46]

組織	大豆油（n-6系多価不飽和脂肪酸）+共役リノール酸混合物			メンハーデン油+サフラワー油（n-3系）多価不飽和脂肪酸混合物		
	9c, 11t/9t, 11c -$C_{18:2}$	10t, 12c -$C_{18:2}$	9t, 11t/10t, 12t -$C_{18:2}$	9c, 11t/9t, 11c -$C_{18:2}$	10t, 12c -$C_{18:2}$	9t, 11t/10t, 12t -$C_{18:2}$
大腿骨皮質骨	1.03±0.20	0.81±0.13	n.d.[1]	0.95±0.13	0.86±0.12	n.d.
大腿骨髄質	2.02±0.03	1.34±0.05	0.16±0.01	2.13±0.20	1.46±0.20	0.19±0.01
大腿骨骨膜	2.31±0.06	1.98±0.08	0.12±0.04	2.86±0.13	2.42±0.13	0.18±0.04
脳	Trace[2]	Trace	n.d.	Trace	Trace	n.d.
心臓	0.31±0.02	1.42±0.05	n.d.	0.32±0.02	1.34±0.03	n.d.
肝臓	0.95±0.05	0.69±0.03	n.d.	1.45±0.15	0.70±0.09	n.d.
筋肉	0.68±0.15	1.32±0.12	n.d.	0.56±0.10	1.19±0.06	n.d.
血漿	1.06±0.13	0.78±0.09	n.d.	1.08±0.10	0.53±0.10	n.d.
脾臓	0.67±0.04	1.30±0.03	n.d.	0.76±0.07	1.24±0.04	n.d.

1）非検出　2）総脂肪酸含量の0.01%以下

表8-2 共役リノール酸投与の骨組織培養でのプロスタグランジンE_2産生に及ぼす影響[46]

組織	投与群				分散分析P値		
	大豆油含有飼料		メンハーデン油/サフラワー油含有飼料		共役リノール酸	メンハーデン油	共役リノール酸×メンハーデン油
	共役リノール酸 +	共役リノール酸 -	共役リノール酸 +	共役リノール酸 -			
脛骨, ng/g（乾燥組織重量）	19.1±2.1 m,y	42.9±11.6 m,x	6.6±2.6 n,y	15.8±2.0 n,x	0.02	0.007	0.25
脛骨, ng/g（湿組織重量）	17.6±1.5 m,y	34.5±8.8 m,x	5.0±1.7 n,y	12.8±1.3 n,x	0.02	0.003	0.35
大腿骨, ng/g（乾燥組織重量）	21.2±3.6 m,y	30.8±4.7 m,x	6.6±0.8 n,y	16.0±4.3 n,x	0.02	0.002	0.98
大腿骨, ng/g（湿組織重量）	19.8±3.6 m	25.7±4.2 m	5.6±1.1 n	14.5±4.3 n	0.06	0.004	0.69

m,nはメンハーデン油/サフラワー油に対し，x,yは共役リノール酸に対して有意差のあることを示す（p<0.05）

わっているのではないかと推定されている[51]。また，ラット胎児の骨から得られた初代骨芽細胞培養系ではPGE$_2$によりIGF-IやIGFBP-5の生合成が促進され[52,53]，ラット頭蓋冠（calvaria）細胞ではIGF-IやIGFBP-3含量がPGE$_2$で増加し[53,54]，ヒト関節軟骨細胞（articular chondrocyte）では，PGE$_2$によりIGFBP-3のmRNA発現量[54,55]，IGFBP-4含量[56]が増加するなど，PGE$_2$によりIGFおよびIGFBPが影響を受けることが知られている。これらのことからPGE$_2$は，骨の局所において，その形成（formation）と吸収（resorption）に重要な役割を果たしていると推定されること[25]，また，生長過程の家鶏に脂質源として乳脂を投与したところ，骨の形成率が促進され，骨中のアラキドン酸含量が低下し，PGE$_2$産生量が低下したことが報告され[28]，これは乳脂中に含有されている共役リノール酸によるものではないかと推定されていることから[28]，ラットに共役リノール酸を投与し，血漿IGF-I，IGFBP濃度，骨の性状に及ぼす影響が検討されている[42]。

雄性ラットに7%の大豆油あるいはメンハーデン油とサフラワー油の混合油（56：44）を7%含有する飼料を対照飼料とし，これら対照飼料に1%の共役リノール酸混合物（主成分は9c, 11t/9t, 11c-$C_{18:2}$；41.9%，9t, 11t/10t, 12t-$C_{18:2}$；44.3%，9t, 11t/10t, 12t-$C_{18:2}$；13.6%）を添加し，42日間投与したのち，血漿IGF-IおよびIGFBP濃度に及ぼす影響，骨の性状に及ぼす影響を検討した[42]。その結果，血漿IGF-I濃度は，共役リノール酸混合物投与群で，投与脂質の種類にかかわら

図8-4 共役リノール酸の血漿IGF-I濃度に及ぼす影響[42]

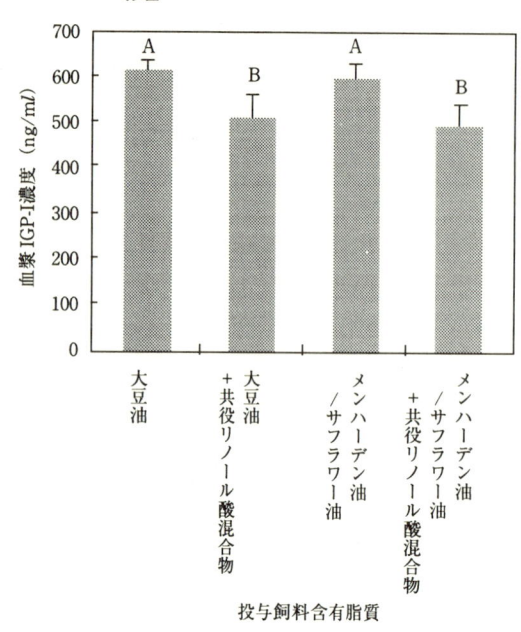

図8-5 共役リノール酸の血漿IGFBP発現量に及ぼす影響[42]

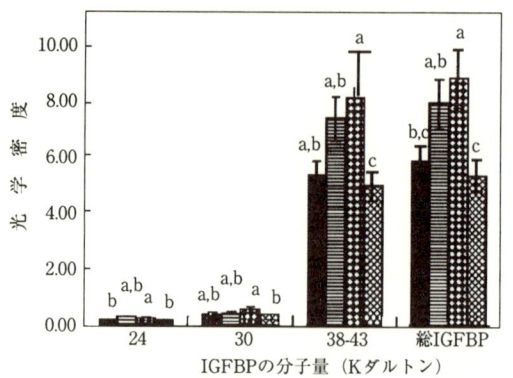

Aに対してBは有意差を有することを示す(p=0.02)

異なるアルファベット間には有意差が存在することを示す（p≤0.05）

ず有意（p＜0.02）に低下した（図-4）[42]。また，投与した多価不飽和脂肪酸の種類には影響を受けなかった（図8-4）[42]。一方，血漿IGFBP濃度は投与した多価不飽和脂肪酸の種類と共役リノール酸混合物添加の有無に大きく影響を受けると共に，血漿中に見出されたIGFBPは大部分が，分子量38～43kダルトンのIGFBP-3[57]であった（図8-5）[57]。対照群，共役リノール酸混合物添加群を含めて，n-3系脂肪酸を多く含むメンハーデン油＋サフラワー油投与群が最も高い血漿IGFBP-3および総IGFBP濃度を示した（図8-5）[57]。この時，共役リノール酸混合物添加により，血漿IGFBP濃度は減少したが，n-6系脂肪酸を多く含む大豆油投与群では，逆に共役リノール酸混合物添加により増加した（図8-5）[57]。

脛骨の組織形態学的な分析では，骨梁骨容積（trabecular bone volume），骨梁の厚さ（trabecular thickness）は，投与した多価不飽和脂肪酸の種類，共役リノール酸混合物添加の有無では影響を受けなかった（表8-3）[42]。一方，無機質付着速度（mineral apposition rate）および骨形成速度（bone formation rate）は共役リノール酸混合物添加により有意（p≤0.05）に抑制さ

れた（表8-2）[42]。また，骨乾燥重量，灰分量，無機質密度は，メンハーデン油＋サフラワー油投与群に比較して，大豆油投与群で低下した（表8-4）[42]。また，カルシウム，マグネシウム，リン濃度には，投与した多価不飽和脂肪酸の種類，共役リノール酸混合物添加の有無は影響を与えなかった（表8-4）[42]。また，この時，脛骨および大腿骨を採取し，ex vivoでのプロスタグランジンE_2（PGE_2）の産生量を測定したところ，共役リノール酸混合物添加飼料投与群で，共役リノール酸混合物非添加飼料投与群に比較して低下した（表8-2）[42,46]。

これらの結果から，共役リノール酸の骨代謝に及ぼす影響を総括すると，共役リノール酸混合物のラットへの投与により血漿IGF-I濃度が低下する。IGF-Iは，骨の中に最も多く存在する成長因子で，全身的あるいは局所的な骨の成長に大きく関わっており，骨の縦方向への成長（longitudinal growth）や，骨容量（bone mass）を増加させる[18,19]と共に，骨細胞での情報伝達物質としても働いていると推定されている[60]。共役リノール酸混合物の血漿IGF-I濃度の低下の機構は，PGE_2生合成の制御（シクロオキシゲナーゼ-2（cyclooxygenase-2）の共役リノール酸あるいは共役リノール酸の代謝産物による酵素活性の抑制によると推定される）を通じて行われていると

表8-3 共役リノール酸の脛骨組織形態学的性質に及ぼす影響[42]

測定項目	投与群				分散分析P値		
	大豆油含有飼料		メンハーデン油/サフラワー油含有飼料		共役リノール酸	メンハーデン油	共役リノール酸×メンハーデン油
	共役リノール酸		共役リノール酸				
	+	−	+	−			
骨梁・骨容積（％）	30.35±1.61	32.40±1.04	35.16±2.61	31.70±1.22	0.22	0.68	0.15
骨梁の厚さ（μm）	35.05±2.01	36.63±1.22	36.98±2.20	33.64±0.62	0.83	0.60	0.18
無機質付着速度（μm/日）	2.93[b]±0.28	3.33[a]±0.28	2.62[b]±0.28	3.98[a]±0.60	0.59	0.04	0.24
骨形成速度（μm^3/μm^2/日）	0.73[b]±0.09	0.90[a]±0.11	0.55[b]±0.09	1.00[a]±0.24	0.89	0.05	0.38

異なるアルファベットは有意差を有することを示す（$p \leq 0.05$）

表8-4 共役リノール酸の骨，骨中の無機質含量に及ぼす影響[42]

測定項目	投与群				分散分析P値		
	大豆油含有飼料		メンハーデン油/サフラワー油含有飼料		共役リノール酸	メンハーデン油	共役リノール酸×メンハーデン油
	共役リノール酸		共役リノール酸				
	+	−	+	−			
骨の長さ（mm）	24.27	24.20	24.21	24.55	0.39	0.42	0.22
骨乾燥重量（g）	0.18[ab]	0.17[b]	0.18[ab]	0.19[a]	0.14	0.42	0.11
灰分重量（g）	0.11[ab]	0.11[b]	0.11[ab]	0.12[a]	0.09	0.25	0.08
灰分％（灰分重量/骨乾燥重量）	61.32	61.59	61.37	61.54	0.99	0.65	0.92
骨無機質密度（灰分重量mg/骨の長さmm）	4.49[ab]	4.45[b]	4.50[ab]	4.68[a]	0.07	0.27	0.08
カルシウム（mモル/g骨乾燥重量）	9.46	9.53	9.40	9.40	0.17	0.65	0.63
マグネシウム（mg/g骨乾燥重量）	0.21	0.24	0.23	0.22	0.89	0.34	0.10
リン（mg/g骨乾燥重量）	6.06	6.09	6.02	6.12	0.90	0.11	0.35

異なるアルファベットは有意差を有することを示す（$p \leq 0.05$）

図8-6 共役リノール酸のPGE$_2$産生および骨代謝に及ぼす影響の作用機作推定図[42]

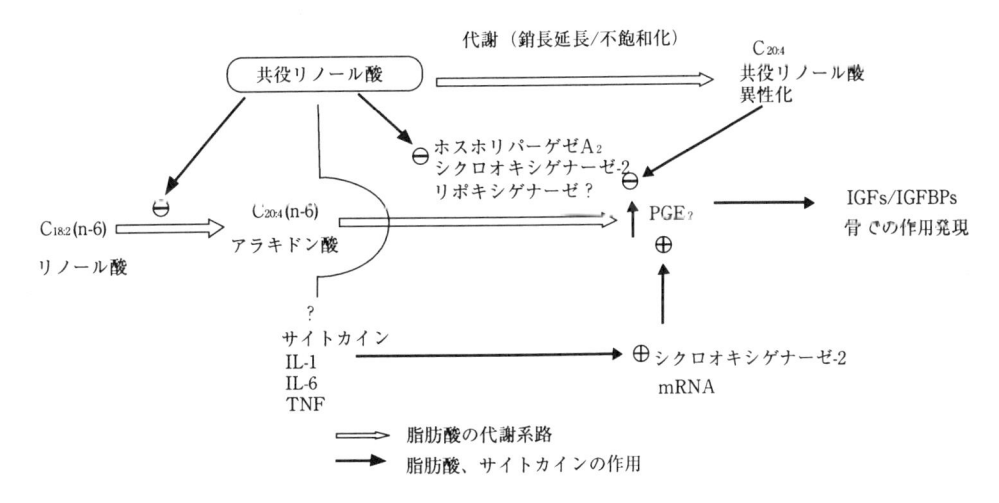

推定される．また，シクロオキシゲナーゼ-2の他にもインターロイキン-1（interleukin-1；IL-1），IL-6，腫瘍壊死因子（tumor necrosis factor；TNF），リポキシゲナーゼ（lipoxygenase）の代謝産物であるロイコトリエンB_4（leukotriene B_4）などのサイトカイン類もPGE_2生合成の制御に関与していると推定されている（図8-6）[42]．ラットに共役リノール酸を投与すると，腹膜マクロファージでの無惹起あるいは，リポポリサッカライド（lipopolysaccharide）惹起のIL-6産生が抑制され，TNFの産生も抑制されることが報告されているし[61]，骨吸収活性の高いロイコトリエンB_4の産生が腹膜浸出液で抑制されていること[62]と関連付けられるかも知れない[42]．

文　献

1) 川島博行，実験医学 **13**, 401（1995）
2) 上岡　寛，久米川正好，実験医学 **13**, 420（1995）
3) 保田尚孝，生化学 **72**, 507（2000）
4) Baylink, D. J., Finkelman, R. D., Mohan, S., J. Bone Miner. Res. **8**, S565（1993）
5) Mundy, G. R., J. Bone Miner. Res. **8**, S505（1993）
6) Raisz, L. G., J. Bone Miner. Res. **8**, S457（1993）
7) 禹　済泰，永井和夫，バイオサイエンスとインダストリー **56**, 731（1998）
8) Watkins, B. A., Li, Y., Seifert, M. F., Adv. Conjugated Linoleic Acid Research **1**（Yurawecz, M. P., Mossoba, M. M. Kramer, J. K. G., Pariza, M. W., Nelson, G. J., (Eds)）, p253, AOCS Press（1999）
9) Watrous, D. A., Andrews, B. S., Semin. Arthritis Rheum. **19**, 45（1989）
10) Nilsson, A., Ohlsson, C., Isaksson, O. G., Lindahl, A., Isgaard, J., Eur. J. Clin. Nutr. **48**, S150（1994）
11) Chow, J., Tobias, J. H., Colston, K. W., Chambers, T. J., J. Clin. Invest. **89**, 74（1992）
12) Raisz, L. G., J. Bone Miner. Res. **9**, 191（1990）
13) Kream, B. E., Petersen, D. N., Raisz, L. G., Bone **11**, 411（1990）
14) Klaushofer, K., Hoffmann, O., Gleispach, H., Leis, H.-J., Czerwenka, E., Koller, K., Peterlik, M., J. Bone Miner. Res. **4**, 305（1989）
15) Lukert, B. P., Raisz, L. G., Ann. Intern. Med. **112**, 352（1990）
16) Lin, H. Y., Harris, T. L., Flannery, M. S., Aruffo, A., Kaji, E. H., Gorn, A., Kolakowski, L. F., Jr., Lodish, H. F., Goldring, S. R., Science **254**, 1022（1991）
17) McCarthy, T. L., Centrella, M., Canalis, E., Endocrinology **124**, 301（1989）
18) Canalis, E., Centrella, M., McCarthy, T. L., Endocrinology **129**, 2457（1991）
19) Centrella, M., McCarthy, T. L., Canalis, E., J. Biol. Chem. **262**, 2869（1987）
20) Marusic, A., Raisz, L. G., Endocrinology **129**, 2699（1991）
21) Ishimi, Y., Miyaura, C., Jin, C. H., Akatsu, T., Abe, T., Nakamura, Y., Yamaguchi, A., Yoshiki, S., Matsuda, T., Hirano, T., Kishimoto, T., Suda, T., J. Immunol. **145**, 3297（1990）
22) Lorenzo, J. A., Quinton, J., Sousa, S., Raisz, L. G., J. Clin. Invest. **77**, 1897（1986）
23) Simmons, H. A., Raisz, L. G., J. Bone Miner. Res. **6**, 1301（1991）
24) Norrdin, R. W., Jee, W. S., High, W. B., Prostaglandins Leukot. Essent. Fatty Acids **41**, 139（1990）
25) Marks, S. C., Miller, S. C., Endocr. J., **1**, 337（1993）
26) Raisz, L. G., Fall, P. M., Endocrinol. **126**, 1654（1990）
27) Watkins, B. A., Shen, C.-L., Allen, K. G. D., Seift, M. F., J. Bone Miner. Res. **11**, 1321（1996）
28) Watkins, B. A., Shen, C.-L., McMurtry, J. P., Xu, H., Bain, S. D., Allen, K. G. D., Seifert, M. F., J. Nutr. **127**, 1084（1997）
29) Igarashi, K., Hirafuji, M., Adachi, H., Shinoda, H., Mitani, H., Prostaglandins Leukot. Essent. Fatty Acids **50**, 169（1994）
30) Hakeda, Y., Nakatani, Y., Kurihara, N., Ikeda, E., Maeda, N., Kumegawa, M., Biochem. Biophys. Res. Commun. **126**, 340（1985）
31) Raisz, L. G., Alander, C. B., Simmons, H. A., Prostaglandins **37**, 615（1989）
32) Collins, D. A., Chambers, T. J., J. Bone Miner. Res. **5**, 555（1992）
33) Tashjian, A. H., Jr., Voelkel, E. F., Lazzaro, M., Good, D., Bosma, T., Levine, L., End

ocrinol. **120**, 2029 (1987)
34) Tashjian, A. H., Jr., Voelkel, E. F., Lazzaro, M., Singer, F. R., Roberts, A. B., Derynck, R., Winkler, M. E., Levine, L., Proc. Natl. Acad. Sci. USA **82**, 4535 (1985)
35) Tashjian, A. H., Jr., Hohmann, E. L., Antoniades, H. N., Levine, L., Endocrinol. **111**, 118 (1982)
36) Hurley, M. M., Lee, S. K., Raisz, L. G., Bernecker, P., Lorenzo, J., Bone **22**, 309 (1998)
37) Ren, W., Dziak, R., Calcif. Tissue Int. **49**, 197 (1991)
38) Gallwitz, W. E., Mundy, G. R., Lee, C. H., Qiao, M., Roodman, G. D., Raftery, M., Gaskell, S. J., Bonewald, L. F., J. Biol. Chem. **268**, 10087 (1993)
39) Meghji, S., Sandy, J. R., Scutt, A. M., Harvey, W., Harris, M., Prostaglandins **36**, 139 (1988)
40) Wuthier, R. E., J. Nutr. **121**, 301 (1993)
41) Gunnes, M., Lehmann, E. H., Acta Paediatr. **84**, 388 (1995)
42) Li, Y., Seifert, M. F., Ney, D. M., Grahn, M., Grant, A. L., Allen, K. D. G., Watkins, B. A., J. Bone Miner. Res. **14**, 1153 (1999)
43) Hakeda, H. Z., Li, X. J., Jee, W. S., Bone **12**, 173 (1991)
44) Watkins, B. A., World Rev. Nutr. Diet. **83**, 38 (1998)
45) McCarthy, T. L., Ji, C., Casinghino, S., Centrella, M., J. Cell Biochem. **68**, 446 (1998)
46) Li, Y., Watkins, B. A., Lipids **33**, 417 (1998)
47) Abou-El-Ela, S. H., Prasse, K. W., Farrell, R. L., Carroll, R. W., Wade, A. E., Bunce, O. R., Cancer Res. **49**, 1434 (1989)
48) Sébédio, J. L., Juaneda, P., Dobson, G., Ramilison, I., Martin, J. C., Chardigny, J. M., Christie, W. W., Biochim. Biophys. Acta **1345**, 5 (1997)
49) Rosen, C. J., Donahue, L. R., Hunter, S. J., Proc. Soc. Exp. Biol. Med. **206**, 83 (1994)
50) Oh, Y., Nagolla, S. R., Yamanaka, Y., Kim, H. S., Wilson, E., Rosenfeld, R. G., J. Biol. Chem. **271**, 30322 (1996)
51) Pash, J. M., Canalis, E., Endocrinology **137**, 2375 (1996)
52) McCarthy, T. L., Casinghino, S., Centrella, M., Canalis, E., J. Cell Physiol. **160**, 163 (1994)
53) McCarthy, T. L., Casinghino, S., Mittanck, D. W., Ji, C. H., Centrella, M., Rotwein, P., J. Biol. Chem. **271**, 6666 (1996)
54) Schmid, C., Schläpfer, I., Waldvogel, M., Zapf, J., Froesch, E. R., J. Bone Miner. Res. **7**, 1157 (1992)
55) Di Battista, J. A., Dore, S., Morin, N., Abribat, T., J. Cell Biochem. **63**, 320 (1996)
56) Di Battista, J. A., Dore, S., Morin, N., He, Y., Pelletier, J. P., Martel-Pelletier, J., J. Cell Biochem. **65**, 408 (1997)
57) Ney, D. M., Yang, H., Smith, S. M., Unterman, T. G., Metabolism **44**, 152 (1995)
58) Delany, A. M., Pash, J. M., Canalis, E., J. Cell Biochem. **55**, 328 (1994)
59) Tanaka, H., Quarto, R., Williams, S., Barnes, J., Liang, C. T., Bone **15**, 647 (1994)
60) Margolis, R. N., Canalis, E., Partridge, N. C., J. Cin. Endocrinol. Metab. **81**, 872 (1996)
61) Turek, J. J., Li, Y., Schoenlein, I. A., Allen, K. G. D., Watkins, B. A., J. Nutr. Biochem. **9**, 258 (1998)
62) Garcia, C., Boyce, B. F., Gilles, J., Dallas, M., Qiao, M., Mundy, G. R., Bonewald, L. F., J. Bone Miner. Res. **11**, 1619 (1996)

第9章　共役リノール酸の成長因子様作用

ラットでは共役リノール酸が成長因子（growth factor）様作用を示すことが認められている[1]。共役リノール酸を0.5%含有する飼料を受胎直後の雌性ラットに受胎直後から20日間投与し、飼料摂取量、体重、乳腺組織重量、肝臓重量、肝臓RNA含量、肝臓DNA含量を測定したところ、対照群と0.5%共役リノール酸含有飼料投与群との間には有意差は認められなかった[1]。この時、母獣の肝臓、筋肉、乳腺組織および胎児肝臓の共役リノール酸含量を測定したところ、対照群でもそれぞれにごくわずか見出されたが、共役リノール酸含有飼料投与群では大幅に上昇した（表9-1）[1]。この母獣が出産後、引き続き同じ飼料で飼育し、出産後10日目の仔ラットの体重を測定したところ、対照群で9.61±0.4g、0.5%共役リノール酸含有飼料投与群で10.7±0.5gと有意（$p<0.036$）に増加していた（表9-1）[1]。この時の母乳中の共役リノール酸含量は、対照群で1.68±0.21μモル/g母乳脂肪であり、0.5%共役リノール酸含有飼料投与群では、46.7±3.0μモル/g母乳脂肪であった（表9-1）[1]。

同じ飼料を分娩後3週間母獣に投与、授乳させたのち、仔ラットを離乳させ、引き続き0.5%共役リノール酸含有飼料で5週間飼育したのち、体重、飼料摂取量、飼料効率を測定したところ、体重は、雄性ラットの場合、対照群で126.8±1.34g、0.5%共役リノール酸含有飼料投与群で134.9±0.81gと有意（$p<0.05$）に増加した（図9-1）[1]。同じ実験系で0.25%共役リノール酸含有飼料を投与した場合でも、雄性ラット体重は132.4±1.79gと有意（$p<0.05$）に増加した（図9-1）[1]。この場合、いずれの群も飼料摂取量に有意差は認められなかったので、飼料効率（feed efficiency；体重増加量/飼料摂取量）は、0.5%共役リノール酸含有飼料投与群＞0.25%共役リノール酸含有飼料投与群＞対照群（共役リノール酸非投与群）であった。また雌性仔ラットでも同じ結果が得られている（図9-1）[1]。

共役リノール酸が仔ラットに対し、成長因子様作用を示す機序についてはまったく不明である。免疫系に何らかの影響を及ぼした結果ではないかとの推察もあるが定かではない[32]。

仔ラットへの共役リノール酸投与の場合とは逆に、成獣マウスへの共役リノール酸投与はマウスの体重増加が抑制されることが報告されている[2~6]。雄性マウスに高脂肪（44.9カロリー%）飼料に共役リノール酸を1.2%添加した飼料を6週間投与し、体重、臓器重量、脂肪組織重量、組織組成、飼料摂取量、エネルギー消費量などを測定した[4]。6週間の共役リノール酸含有飼料投与で対照群に比較して5.7gの体重減少が認められた（$p<0.0001$）[4]。体重減少の要因は体組織の脂

表9-1　0.5%共役リノール酸含有飼料の妊娠期、分娩後ラットへの投与の影響[1]

	対照群	0.5%共役リノール酸含有飼料投与群
組織中共役リノール酸含量（μモル共役リノール酸/g組織脂質）		
母獣　肝臓	0.53 ± 0.18	12.0 ± 1.03
母獣　筋肉	0.78 ± 0.11	15.9 ± 1.36
母獣　乳腺組織	1.21 ± 0.11	29.7 ± 1.43
仔ラット　肝臓	0.21 ± 0.03	4.96 ± 0.64
仔ラット体重（g）（出生10日後）	9.61 ± 0.4	10.7 ± 0.5*
母乳中共役リノール酸含量（μモル/g乳脂肪）	1.68 ± 0.21	46.7 ± 3.0

* $p<0.036$

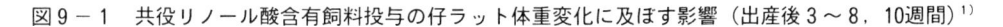

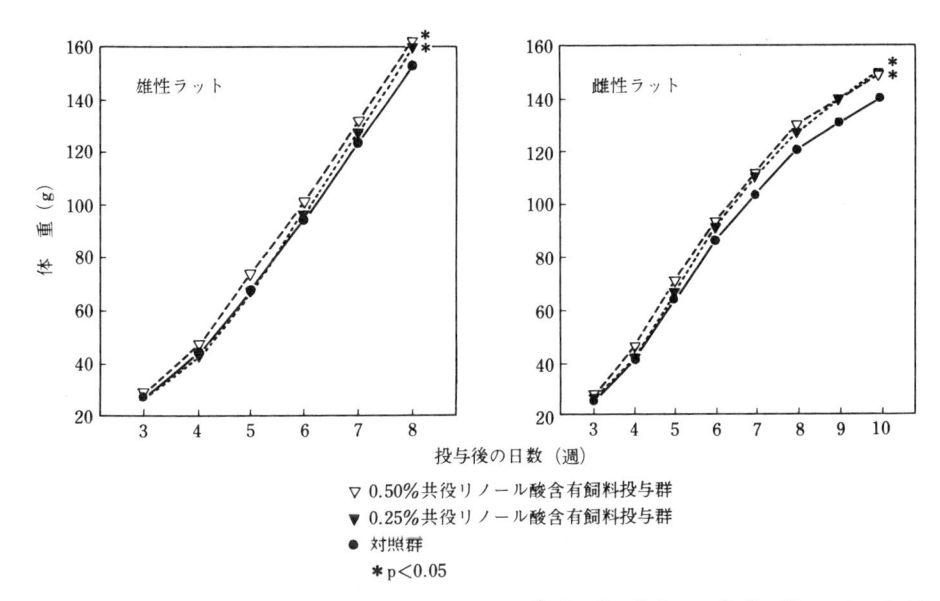

図9-1 共役リノール酸含有飼料投与の仔ラット体重変化に及ぼす影響（出産後3〜8，10週間）[1]

▽ 0.50％共役リノール酸含有飼料投与群
▼ 0.25％共役リノール酸含有飼料投与群
● 対照群
＊ $p<0.05$

質画分の減少によるものと推定され，対照群の体重に占める脂肪画分の割合が約32％であったが，共役リノール酸投与群では約14％であった[4]。この時腎臓，精巣には共役リノール酸投与による重量変化は認められなかったが，肝臓，脾臓重量の有意な増加が認められた[4]。マウスで認められているこの共役リノール酸の体重増加抑制作用[2〜6]も，ラットでは認められないこと[7〜10]から，仔ラットでの生長因子様作用の作用機序同様，共役リノール酸の体重増加抑制作用の機序も不明である。

文献

1) Chin, S. F., Storkson, J. M., Albright, K. J., Cook, M. E., Pariza, M. W., J. Nutr. **124**, 2344 (1994)
2) Ip, C., Briggs, S. P., Haegele, A. D., Thompson, H. J., Storkson, J., Scimeca, J. A., Carcinogenesis **17**, 1045 (1996)
3) Park, Y., Albright, K. J., Liu, W., Storkson, J. M., Cook, M. E., Pariza, M. W., Lipids **32**, 853 (1997)
4) West, D. B., James, P. D., Patricia, M. C., Fawn, B., Alycia, A. T., Joseph, S., Am. J. Physiol. **275**, R667 (1998)
5) Cook, M. E., Pariza, M. W., Park, Y., U.S. Patent 5,554,646 (1996)
6) Ip, C., Singh, M., Thompson, H. J., Scimeca, J. A., Cancer Res. **51**, 6118 (1991)
7) Ip, C., Briggs, S. P., Haegele, A. D., Thompson, H. J., Storkson, J., Scimeca, J. A., Carcinogenesis **17**, 1045 (1996)
8) Ip, C., Scimeca, J. A., Thompson, H., Nutr. Cancer **24**, 241 (1995)
9) Ip, C., Singh, M., Thompson, H. J., Scimeca, J. A., Cancer Res. **54**, 1212 (1994)
10) Chin, S. F., Storkson, J. M., Liu, W., Albright, K. J., Pariza, M. W., J. Nutr. **124**, 694 (1994)

第10章　共役リノール酸のⅡ型糖尿病予防作用

10-1）はじめに

わが国の高齢化が進むなかで糖尿病患者は増加の一途をたどっている[1~3]。最近の糖尿病実態調査では，日本国民で糖尿病が強く疑われる人は約690万人。さらに糖尿病の可能性を否定できない人約680万人を加えると，合計約1,370万人に達し，国民の約5％が糖尿病に罹患し，約10％が糖尿病および糖尿病の可能性を否定できない人々であると推定される[1]。世界各国の糖尿病患者数は，診断基準，調査基準などに若干の相違があり[4]，正確には分からないが，世界地域別の糖尿病有病率は北アメリカ5.3％，太洋州とヨーロッパ3.6％，南アメリカと旧ソ連2.6％，アジア1.5％，アフリカ0.8％である[3]。これら糖尿病患者のうち，インスリン投与が必須なインスリン依存型糖尿病 (insulin dependent diabetes mellitus；IDDM, Ⅰ型糖尿病) 患者は，約86~91％であり，非インスリン依存型糖尿病 (non insulin dependent diabetes mellitus；NIDDM，Ⅱ型糖尿病) 患者は約9~14％である[3]。

糖尿病の原因は，膵臓からのインスリン分泌の低下と筋肉・肝臓・脂肪組織などでのインスリン感受性の低下（インスリン抵抗性）の2つに大別されるが，患者数の多い非インスリン依存型糖尿病の多くの患者では，後者のインスリン抵抗性が糖尿病の重要な成因と推察されている[5]。最近，肥満した糖耐性のないZucker糖尿病・脂肪質ラット（Zucker diabetic fatty rat）に共役リノール酸を2週間投与したところ，糖尿病の進行を抑制し，その抑制の程度がインスリン抵抗性に対する治療薬として最近注目を浴びているチアゾリジン（thiazolidine）系薬剤であるチアゾリジンジオン（thiazolidinediones）と同程度の作用が認められている[6]ので次に詳述する。

10-2）共役リノール酸のⅡ型糖尿病予防作用

Zucker糖尿病・脂肪質ラット（Zucker diabetic fatty rat (fa/fa；ZDF/GMI) は，非インスリン依存型糖尿病（Ⅱ型糖尿病）のモデル動物であるが，このラットに5％コーン油+1.5％ラード含有飼料（対照群），5％コーン油+1.5％共役リノール酸含有飼料（共役リノール酸投与群），および5％コーン油+1.5％ラード+0.2％チアゾリジンジオン（thiazolidinediones；TZD）含有飼料(TZD投与群)を14日間投与し，血糖値，血中インスリン濃度変化の測定，グルコース耐性試験 (glucose tolerance test) を行った[6]。この試験に用いられた1.5％共役リノール酸投与量は，1.5％共役リノール酸含有リノール酸をラットに投与した場合，肝臓ペルオキシゾーム増殖活性化受容体(peroxisome proliferator-activated receptor；PPAR) 関連酵素の遺伝子発現が認められること[7]，マウス皮膚癌発生を抑制すること[8]から決定されている[6]。

Zucker diabetic fatty (fa/fa；ZDF/GMI) ラットに，対照飼料，共役リノール酸あるいは，TZD含有飼料を14日間投与した場合，糖尿病を発症しないZucker系のラット（Zucker leanラット）に対照飼料を14日間投与した場合の血糖値の変化を測定したところ，投与14日後の血糖値は，Zucker diabetic fattyラットへの対照飼料投与群でZucker leanラットへの対照飼料投与群に比較して有意（$p<0.05$）な上昇が認められたが，共役リノール酸含有飼料投与群，TZD含有飼料投与群では変化は認められなかった（図10-1，A）[6]。この投与試験期間中，試験飼料投与12日目，飼料投与後14時間絶食したのちの血糖値については，Zucker diabetic fattyラットへの共役リノール酸含有飼料投与群，TZD含有飼料投与群，対照飼料投与群，Zucker leanラットへの対照飼料投与群の間で有意差は認められなかった（図10-1，A）[6]。血中インスリン濃度については，Zucker diabetic fattyラットの対照飼料投与群で，Zucker leanラットの対照飼料投与群に比較して約17倍と大幅に上昇した（図10-1，B）[6]。共役リノール酸含有飼料のZucker diabetic

図10-1 血糖値，血漿インスリン，遊離脂肪酸濃度に及ぼす共役リノール酸，チアゾリジンジオンの影響[6]

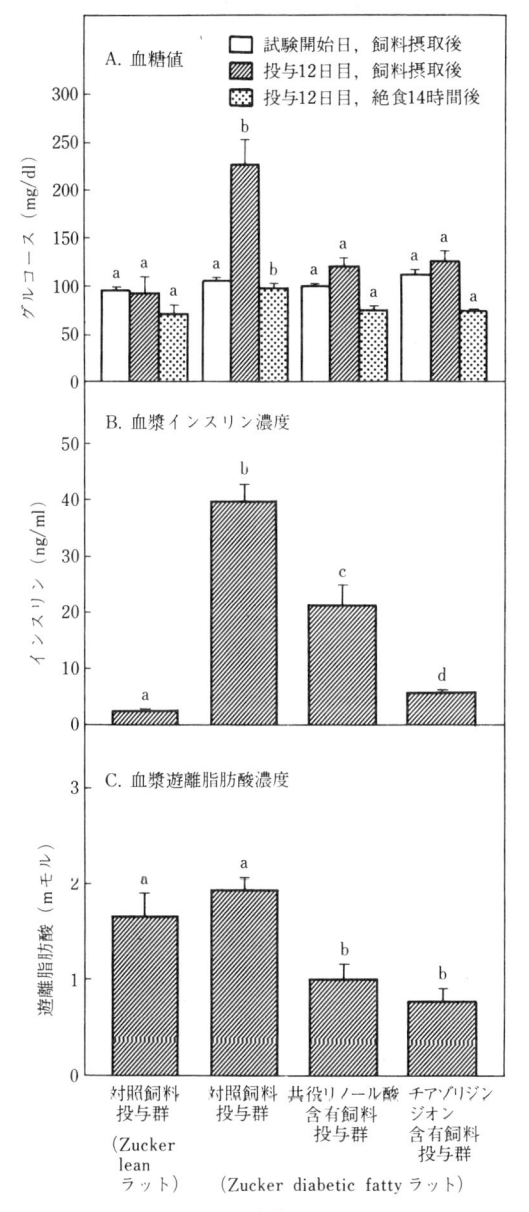

異なるアルファベットは有意差があることを示す(p<0.05)

fattyラットへの投与は，対照飼料投与群の血中インスリン濃度に比較すると有意（p<0.001）に上昇を抑制したが，対照飼料投与のZucker leanラットに比較すると，約10.5倍高い血中インスリン濃度であった（図10-1，B）[6]。TZD含有飼料投与群では，Zucker leanラットの対照飼料投与群とほぼ同等の血中インスリン濃度まで低下させ た（図10-1，B）[6]。また，血中遊離脂肪酸濃度は，Zucker diabetic fattyラットでの共役リノール酸含有飼料投与群，TZD含有飼料投与群でこのラットの対照飼料投与群，Zucker leanラット対照飼料投与群に比較して有意（p<0.05）な低下が認められている（図10-1，C）[6]。

Zucker diabetic fattyラットに共役リノール酸含有飼料，TZD含有飼料を14日間投与したのち，16時間絶食後，D-グルコースを1g/kg体重腹腔内に投与し，血糖値の変化を測定し，グルコース耐性（glucose tolerance）に対する影響を検討した[6]。その結果，Zucker diabetic fattyラットの対照飼料投与群で大幅な血糖値の上昇が認められたが，Zucker diabetic fattyラットへの共役リノール酸含有飼料投与群，TZD含有飼料投与群，およびZucker leanラットへの対照飼料投与群では，血糖値の上昇の程度も低く，投与前血糖値への回復もすみやかであった（図10-2）[6]。

10-3）共役リノール酸のⅡ型糖尿病予防作用の作用機序

TDZは前駆脂肪細胞を脂肪細胞に分化させることが認められ[5]，脂肪細胞の分化には核内転写因子のペルオキシゾーム増殖活性化受容体（peroxisome proliferator activated receptor ; PPAR）の1つであるPPARγが重要な転写因子であることが分かっており[9,10]，TDZは高い親和性でPPARγ2に結合することが見出されている[11]。

脂肪細胞への分化を司る核内転写因子（核内受容体であるPPAR）はレチノイン酸（retinoic acid）の核内受容体の1つであるレチノイン酸X受容体（retinoic X receptor）[12]と協同して主に脂肪酸代謝酵素の転写調節に関与していると推定されている[13]。PPARはペルオキシゾームを誘導し，高脂血症の治療薬であるクロフィブレートをリガンドとすることで注目された[14]。その後，PPARには，PPARα，PPARβ，PPARγの3つのサブタイプが存在し，いずれもペルオキシゾームの脂肪酸のβ-酸化の鍵酵素であるアシル コエンザイム A オキシダーゼ（acyl coenzyme A oxidase）遺伝子のプロモーターを活性化すること[15]，またPPARγ2を線維芽細胞に発現させると脂肪細胞への分化を促進すること[16]，さらにTDZが高い親和性でPPARγ2に結合することが見出され[11]，

図10-2 グルコース耐性試験での共役リノール酸，チアゾリジンジオンの影響[6]

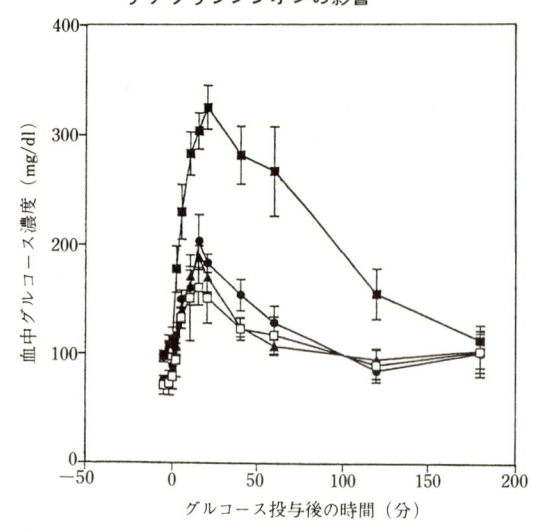

凡例：
- ─○─ Zucker lean ラット；対照飼料投与群
- ─■─ Zucker diabetic fatty ラット；対照飼料投与群
- ─●─ Zucker diabetic fatty ラット；共役リノール酸含有飼料投与群
- ─▲─ Zucker diabetic fatty ラット；チアゾリジオン含有飼料投与群

図10-3 共役リノール酸およびチアゾリジオンのPPARγ発現量に及ぼす影響[6]

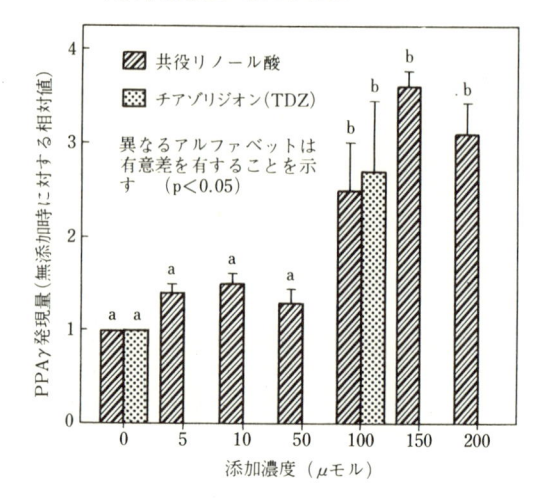

図10-4 共役リノール酸およびチアゾリジオンのaP2のmRNA発現量に及ぼす影響[6]（Zucker diabetic fatty ラット）

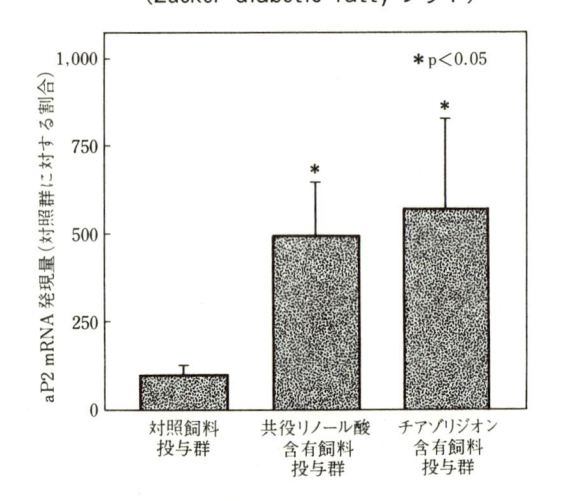

基礎研究および臨床研究の両面から注目を集めている[5,17]。

TDZがPPARγと結合し，活性化することから[11,18]，PPARγには内因性のリガンドの存在が示唆され，その結果，15-デオキシ-$\Delta^{12,14}$-プロスタグランジンJ_2（15-deoxy-$\Delta^{12,14}$-prostaglandin J_2）が内因性リガンドであることが判明し[19,20]，TDZはプロスタグランジンJ_2の代謝産物と共通の核内受容体の情報伝達系を介して，脂肪細胞の分化に重要な核内転写を開始していると推定されている[5]。すでに，共役リノール酸は，マウス肝臓のPPARαのmRNAの発現を促進することが知られており[7]，共役リノール酸も，PPARαの活性化のみならず，TZDと同様に，PPARγを活性化することにより，インスリン感受性を上昇させるのではないかと推定された[6]。

PPARγがその生理作用を発現するのは脂肪細胞であり[21]，PPARγの活性化は，脂肪細胞分化過程の最も重要な現象で，PPARγの活性化は，aP2やレプチン（leptin）などの多くの脂肪細胞遺伝子の制御を行っている[22～25]。CV-1細胞培養系に共役リノール酸あるいはTZDを6時間添加し，PPARγの発現量を測定したところ，共役リノール酸150μモル添加で，無添加群に比較して，約3.6倍増加し，これは，TZDによるPPARγの発現量とほぼ同等であった（図10-3）[6]。また，Zucker diabetic fatty ラットに，共役リノール酸，TZDを含有する飼料を14日間投与したのちの，副睾丸脂肪組織でのaP2のmRNAの発現量を測定したところ，有意に増加した（図10-4）[6]。

TZDを齧歯類動物に投与すると脂肪細胞の大きさは減少し，小さい脂肪細胞の数が増加するが，これは脂肪細胞が分化した結果と考えられている[26,27]。また共役リノール酸を経口投与した場合は有意ではないが，脂肪細胞平均粒径は減少した[6]。また，肥満あるいは糖尿病の齧歯類動物にTZDを投与すると，血漿中のトリグリセリド含

量,遊離脂肪酸含量は低下するが[28],これは,TZDが肝臓PPARαを活性化した結果と推定されている[9,10]。

これらの結果から,共役リノール酸のII型糖尿病の予防作用は,TZDと同様にプロスタグランジンJ_2代謝産物と共通の核内受容体情報伝達系を介して発現されるのではないかと推定された[5,6,29~31]。

文　献

1) 日経バイオ年鑑99, p99, 日経BP社 (1998)
2) 掘越大能, ファインケミカル **27** (1), 53 (1998)
3) 馬場茂明, 綜合臨床 **47**, 1812 (1998)
4) 高志昌宏, 友吉由紀子, 藤井省吾, 日経メディカル **27** (5), 50 (1998)
5) 荻原健英, 穴井元暢, 浅野知一郎, ファルマシア **33**, 1314 (1997)
6) Houseknecht, K. L., Vanden Heuvel, J. P., Moya-Camarena, S. Y., Portocarrero, C. P., Peck, L. W., Nickel, K. P., Belury, M. A., Biochem. Biophys. Res. Commun. **244**, 678 (1998)
7) Belury, M. A., Moya-Camarena, S. Y., Liu, K.-L., Vanden Heuvel, J. P., J. Nutr. Biochem. **8**, 579 (1997)
8) Belury, M. A., Nickel, K. P., Bird, C. E., Wu, Y., Nutr. Cancer **26**, 149 (1996)
9) Schoonjans, K., Staels, B., Auwerx, J., Biochim. Biophys. Acta **1302**, 93 (1996)
10) Schoonjans, K., Staels, B., Auwerx, J., J. Lipid Res. **37**, 907 (1996)
11) Lehmann, J. M., Moore, L. B., SmithOliver, T. A., Wilkinson, W. O., Willson, T. M., Kliewer, S. A., J. Biol. Chem. **270**, 12953 (1995)
12) Gearing, K. L., Göttlicher, M., Teboul, M., Widmark, E., Gustafsson, J.-Å., Proc. Natl. Acad. Sci. USA **90**, 1440 (1993)
13) 横溝岳彦, 細胞工学 **17**, 722 (1998)
14) Issemann, I., Green, S., Nature **347**, 645 (1990)
15) Dreyer, C., Krey, G., Keller, H., Givel, F., Helftenbein, G., Wahli, W., Cell **68**, 879 (1992)
16) Tontonoz, P., Hu, E., Spiegelman, B. M., Cell **79**, 1147 (1994)
17) 川島博行, 実験医学 **14**, 1987 (1996)
18) Kato, K., Satoh, H., Endo, Y., Yamada, D., Midorikawa, S., Sato, W., Mizuno, K., Fujita, T., Tsukamoto, K., Watanabe, T., Biochem. Biophys. Res. Commun. **258**, 431 (1999)
19) Forman, B. M., Tontonoz, P., Chen, J., Brun, R. P., Spiegelman, B. M., Evans, R. M., Cell **83**, 803 (1995)
20) Kliewer, S. A., Lenhard, J. M., Willson, T. M., Pafel, I., Morris, D. C., Lehmann, J. M., Cell **83**, 813 (1995)
21) Vidal-Puig, A., Jimenez-Liñan, M., Lowell, B. B., Hamann, A., Hu, E., Spiegelman, B., Flier, J. S., Moller, D. E., J. Clin. Invest. **97**, 2553 (1996)
22) Tontonoz, P., Hu, E., Spiegelman, B. M., Cell **79**, 1147 (1994)
23) Hollenberg, A. N., Susulic, V. S., Madura, J. P., Zhang, B., Moller, D. E., Tontonoz, P., Sarraf, P., Spiegelman, B. M., Lowell, B. B., J. Biol. Chem. **272**, 5283 (1997)
24) Willson, T. M., Cobb, J.E., Cowan, D. J., Wiethe, R. W., Correa, I. D., Prakash, S. R., Beck, K. D., Moore, L. B., Kliewer, S. A., Lehmann, J. M., J. Med. Chem. **39**, 665 (1996)
25) Lehmann, J. M., Lenhard, J. M., Oliver, B. B., Ringold, G. M., Kliewer, S. A., J. Biol. Chem. **272**, 3406 (1997)
26) Okuno, A., Tamemoto, H., Tobe, K., Ueki, K., Akanuma, Y., Horikoshi, H., Yazaki, Y., Kadowaki, T., Diabetes, **46**, 76A (1997)
27) Hallakou, S., Doare, L., Foufelle, F., Kergoat, M., Guerre-Millo, M., Berthault, M., Dugail, I., Morin, J., Auwerx, J., Ferre, P., Diabetes **46**, 1393 (1997)
28) Saltiel, A., Olefsky, J. M., Diabetes **45**, 1661 (1996)
29) Belury, M. A., Vanden Heuvel, J. P., Adv. Conjugated Linoleic Acid Research 1 (Yurawecz, M. P., Mossoba, M. M., Kramer, J. K. G., Pariza, M. W., Nelson, G. J., (Eds)), p404, AOCS Press (1999)
30) Rudel, L. L., Br. J. Nutr. **81**, 177 (1999)
31) Moya-Camarena, S. Y., Belury, M. A., J. Nutr. **129**, 2106 (1999)

第11章 共役リノール酸の抗血小板作用

11-1) 脂質と血液凝固

脂質と血液凝固については, 最近, アラキドン酸, EPA, DHAからのプロスタノイド類の産生と血小板凝集活性の観点から論じられることが多いが, 脂質と血液凝固の関係は古くから論じられてきた[1]。健常者, 脳血栓症患者, 虚血性心疾患患者の血漿遊離脂肪酸分画中のパルミチン酸, ステアリン酸などの長鎖飽和脂肪酸の総和と, シリコン惹起凝固時間, すなわち, 接触因子の活性化作用との間には相関があることが知られている[1]。各種の脂肪酸ナトリウム塩を用いてSpeer-Ridgway法で接触因子活性を測定すると, ステアリン酸に最も高い接触因子活性が観察され, 同じ炭素数の不飽和脂肪酸のオレイン酸, リノール酸には弱い接触因子活性しか認められず, 中鎖脂肪酸であるカプリル酸にはまったく認められなかった (図11-1)[1]。

また, 脂質源として中鎖脂肪酸トリグリセリド (medium chain triglyceride ; MCT) のみを長期間投与すると, 血液凝固時間が大幅に延長されることも認められている。家兎に脂肪源としてMCTのみを20%含有する飼料を32週間投与すると, 採血後の血液は通常のようには遠心分離管内では凝固せず, カルシウム再添加による凝固時間測定では, 凝固時間は約1.5～2倍に延長し, トロンボプラスチン時間も延長した[2]。その際, 家兎血液中の血小板, フィブリノーゲン含量が減少し, ウロキナーゼ阻害活性がやや減少した[2]。

その機序は不明であるが, 血小板数, フィブリノーゲン含量, ウロキナーゼ阻害活性の減少は, ヒト肝硬変時の変化と類似しており, 実際, 脂質源としてMCTのみを32週間投与した家兎の肝臓では線維組織増殖, 炎症状態の進行などの肝障害が観察されていることから, 高濃度に肝臓に取り込まれた中鎖脂肪酸の肝臓に対する直接の毒性による肝障害により生じるものではないかと推定されている[2]。しかし, 家兎に脂質源としてMCTのみを32週間投与したのち, 脂質源をコーン油に変更し, 18週間投与すると血液凝固に関する種々のパラメーターが正常値に復することから, 中鎖脂肪酸の肝臓に対する直接作用に加えて, 必須脂肪酸欠乏によることも関与しているのではないかと推定される。

またエイコサペンタエン酸 (EPA), EPA誘導体を実験動物に投与したり, ヒトが摂取すると, 血小板の凝集能抑制作用が認められる[3,4]。血小板凝集能抑制作用の他に出血時間の延長[5], 血管損傷部位への血小板の粘着, 凝集の抑制[6], エライジン酸誘発血栓モデル家兎での血栓形成抑制および血栓部位の短縮化[7,8], 血小板凝集惹起剤による血小板活性化, 凝集の抑制[9,10]が認められている。さらにドコサヘキサエン酸 (DHA) でも同様の血小板凝集抑制作用が認められている[11]。

EPAの血小板凝集抑制作用 (抗血小板作用) の作用機序としては, 次の4つの作用機序が推定されている[12～14]。すなわち,

図11-1 脂肪酸ナトリウムと接触因子活性 (Speer-Ridgway法)[1]

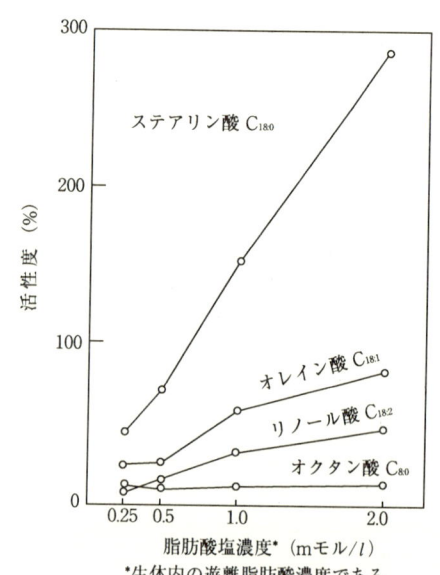

*生体内の遊離脂肪酸濃度である。

表11-1 共役リノール酸およびその他の脂肪酸のヒト血小板に対する比抗凝集活性 (I_{50})[22]

脂肪酸	I_{50} (μモル)	
	コラーゲン惹起	アラキドン酸惹起
9c,11t-$C_{18:2}$	5.5±1.0	7.5±2.0*
10t,12c-$C_{18:2}$	5.6±1.6	6.3±1.9*
共役リノール酸混合物	5.1±1.0*	6.1±1.8*
13-HODE	3.4±0.6*	6.1±1.2*
リノール酸（9c,12c-$C_{18:2}$）	8.6±1.2	17.3±2.1
ステアリン酸	>30	>50

＊リノール酸に対して有意差あり（$p<0.05$）

(1) 血小板膜中のアラキドン酸がEPA摂取によりEPAと置換され，膜中のアラキドン酸含量が低下し，その結果，トロンボキサンA_2合成基質であるアラキドン酸が減少するので，血小板凝集作用を有するトロンボキサンA_2産生が抑制される[15]。

(2) 血小板膜中に取り込まれたEPAからは血小板凝集作用を有さないトロンボキサンA_3が産生される[16]。

(3) EPAがアラキドン酸代謝を抑制し，トロンボキサンA_2の産生を抑制する[16]。

(4) EPAが血小板膜中に取り込まれ，その含量が増加することにより，血小板膜の性状が変化し，血小板が活性化した際のリン脂質からのアラキドン酸の切り出し，遊離を抑制する[17]。

DHAの血小板凝集抑制作用の作用機序については不明な点も多いが，DHAを血小板懸濁液に比較的長時間添加した場合[18]，DHAエチルエステルをヒトが摂取した場合[19]，DHAは血小板のリン脂質画分，特にホスファチジルエタノール画分に最も多く取り込まれる[18,20,21]。この血小板ホスファチジルエタノールアミン画分に取り込まれたDHAが，血小板膜の性状を変化させ，膜の受容体活性や酵素活性を変化させたり，血小板膜に取り込まれたDHAあるいはDHA代謝産物が，トロンボキシン受容体に拮抗作用を示すことにより，その作用発現に関与しているのではないかと推定されている[11]。

11-2）共役リノール酸の抗血小板作用

ヒトの血小板を用いて種々の凝集素（コラーゲン，トロンビン，A23187，アラキドン酸）に対する9c,11t-$C_{18:2}$, 10t,12c-$C_{18:2}$および9c,11t-$C_{18:2}$の13-ヒドロキシ体（13-ヒドロキシ 9c,11t-オクタデカジエン酸，13-hydroxy 9c,11t-octadecadienoic acid；13-HODE），10t,12c-$C_{18:2}$の9-ヒドロキシ体（9-HODE）（図11-2）[22]，共役リノール酸混合物[22]（9c,11t-$C_{18:2}$；44%，10t,12c-$C_{18:2}$；46%，その他の共役リノール酸；4%，リノール酸；2%，オレイン酸；2%）の影響が検討されている[22]。ヒト血小板懸濁液に最終濃度0.2%になるように調製された種々の脂肪酸のエタノール溶液を添加し，1.5分後に種々の濃度のコラーゲンおよびアラキドン酸（1mモル塩化カルシウム含有）を添加し，種々の脂肪酸の比抗凝集活性（relative antiaggregatory potency；I_{50}）の測定を行った。コラーゲン惹起の血小板凝集に対しては，共役リノール酸混合物および13-HODEが，アラキドン酸惹起の血小板凝集に対しては，9c,11t-$C_{18:2}$, 10t,12c-$C_{18:2}$，共役リノール酸混合物，13-HODEが，リノール酸に比較して，有意に抑制した（表11-1）[22]。この時，ステアリン酸は血小板凝集抑制活性を示さなかった（表11-1）[22]。

9c,11t-$C_{18:2}$の抗血小板作用が，ヒト血小板懸濁液添加後，どの時点で発現されるかを検討する目的で，30μモルの9c,11t-$C_{18:2}$をヒト血小板懸濁液に添加直後，1, 2, 6, 10分後にコラーゲン（2μg/ml）を添加し，血小板凝集抑制活性を測定したところ，9c,11t-$C_{18:2}$添加直後でコラーゲンによる血小板凝集が61.3±3.9%抑制され，添

図11－2　共役リノール酸異性体，9-,13-HODE，リノール酸の構造式[22]

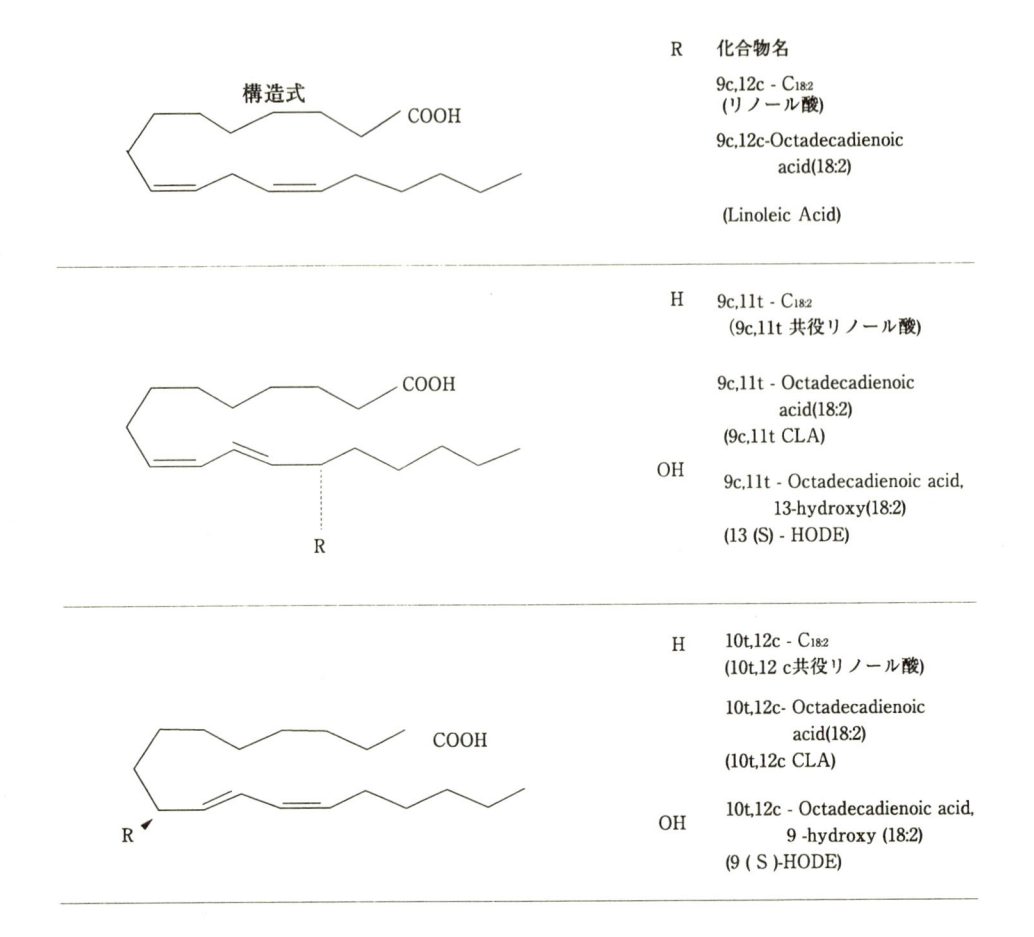

R	化合物名
	9c,12c - $C_{18:2}$ (リノール酸) 9c,12c-Octadecadienoic acid(18:2) (Linoleic Acid)
H	9c,11t - $C_{18:2}$ (9c,11t 共役リノール酸) 9c,11t - Octadecadienoic acid(18:2) (9c,11t CLA)
OH	9c,11t - Octadecadienoic acid, 13-hydroxy(18:2) (13 (S) - HODE)
H	10t,12c - $C_{18:2}$ (10t,12 c共役リノール酸) 10t,12c- Octadecadienoic acid(18:2) (10t,12c CLA)
OH	10t,12c - Octadecadienoic acid, 9 -hydroxy (18:2) (9 (S)-HODE)

加時間の延長と共にその抑制は強まった（図11－3）[22]。しかし，コラーゲン添加後に，9c,11t-$C_{18:2}$を添加しても，血小板凝集抑制活性は認められなかった[22]。

ヒト血小板懸濁液にA23187共存下，アラキドン酸を添加すると，シクロオキシゲナーゼの作用により，血小板凝集作用を有するトロンボキサンA_2（thromboxane A_2；TXA_2）とリポキシゲナーゼの作用により12-ヒドロキシエイコサテトラエン酸（12-hydroxyeicosatetraenoic acid；12-HETE）を生じる。16μモルの[^{14}C]アラキドン酸と20μモルのA23187をヒト血小板懸濁液に添加すると，添加した[^{14}C]アラキドン酸の9.9±1.1%はTXA_2の代謝産物である[^{14}C]TXB_2に，57±2.7%は[^{14}C]12-HETEに変換される[22]。この系に共役リノール酸あるいはその他の脂肪酸

を添加して，[^{14}C]TXB_2，[^{14}C]12-HETE産生に及ぼす影響を検討したところ，[^{14}C]TXB_2産生に対しては，9c,11t-$C_{18:2}$，10t,12c-$C_{18:2}$，共

図11－3　コラーゲンによるヒト血小板凝集に及ぼす共役リノール酸添加後の時間の影響[22]

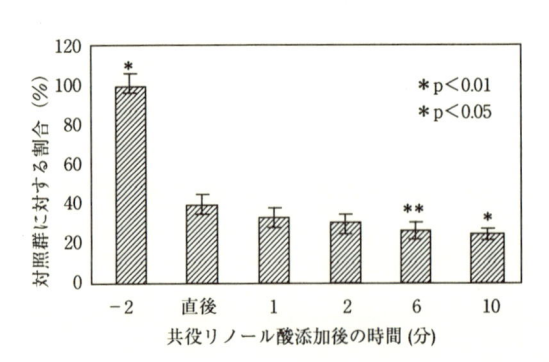

*p<0.01
*p<0.05

縦軸：対照群に対する割合(%)
横軸：共役リノール酸添加後の時間(分)
-2, 直後, 1, 2, 6, 10

表11-2 共役リノール酸およびその他の脂肪酸のトロンボキサンB_2産生抑制作用[22]

脂肪酸	[^{14}C]トロンボキサンB_2産生抑制, I_{50}(μモル)
9c, 11t-$C_{18:2}$	15.6±1.8
10t, 12c-$C_{18:2}$	13.3±4.1
共役リノール酸混合物	9.1±2.6
9-HODE	33.7±6.5*
13-HODE	3.0±0.7*
オレイン酸	>60

* 9c, 11t-$C_{18:2}$, 10t, 12c-$C_{18:2}$に対して有意差あり($p<0.05$)

表11-3 共役リノール酸,アラキドン酸の血小板脂質への取り込まれ[22]

共役リノール酸添加	アラキドン酸添加	共役リノール酸含量			アラキドン酸含量(%)		
		トリグリセリド画分	リン脂質画分	遊離脂肪酸画分	トリグリセリド画分	リン脂質画分	遊離脂肪酸画分
−	−	n.d.	n.d.	2.7±2.7	2.4±2.4	26.2±4.2	13.1±5.8
＋	−	3.9±1.3	n.d.	11.0±5.8	0.2±0.2	31.7±2.3	11.8±5.0
−	＋	n.d.	n.d.	2.3±2.3	n.d.	31.1±0.7	22.1±1.4
＋	＋	9.2±4.0	n.d.	16.8±1.3	2.1±1.5	33.6±3.3	22.9±3.3

役リノール酸混合物,13-HODEは強い産生抑制作用を示し,9-HODEは弱い産生抑制作用を示したが,オレイン酸には産生抑制作用は認められなかった(表11-2)[22]。リノール酸については,血小板提供者間で差異が認められ,血小板提供者13名中9名ではI_{50}が30μモル以上,4名がI_{50}=4μモルであった。この理由については不明である[22]。

ヒト血小板懸濁液に10μモルの共役リノール酸を添加,無添加の条件下,16μモルのアラキドン酸を添加あるいは無添加の状態で37℃,10分間インキュベートし,ヒト血小板への共役リノール酸,アラキドン酸の取り込まれを検討したところ,共役リノール酸は遊離脂肪酸画分に,アラキドン酸は,リン脂質,遊離脂肪酸画分に多く取り込まれ,トリグリセリド画分には,わずかしか取り込まれなかった(表11-3)[22]。

共役リノール酸の血小板凝集抑制作用の機序については,炭素数18のモノ不飽和脂肪酸,非共役の多価不飽和脂肪酸が,血小板TXB_2(TXA_2の代謝産物で,血小板凝集活性を有しない)産生を抑制し,これは,シクロオキシゲナーゼに対するアラキドン酸との競争的阻害によるものと推定されていることから[22],共役リノール酸の血小板凝集作用抑制の機序も同様のものであろうと推定される[22,23]。しかし,共役リノール酸,13-HODEのヒト血小板凝集抑制作用が,リノール酸のそれよりも1.5％～5倍強いのは,脂肪酸の構造的な差異によるものではないかと推定されているが定かではない[22]。

文献

1) 福武勝博,畔柳武雄,前川 正(編),脂質と止血,新宿書房(1975)
2) Malmros, H., Nilsson, I. M., Sternby, N. H., Arvidson, G., Kockum, I., Acta Med. Scand. 192, 201 (1972)
3) 田村 泰,平山愛山,寺野 隆,吉田 尚,熊谷 朗,感染・炎症・免疫 15, 379 (1985)
4) Zucker, M. L., Bilyeu, D. S., Helmkamp, G. M., Harris, W. S., Dujovne, C. A., Atherosclerosis 73, 13 (1988)
5) Wojenski, C. M., Silver, M. J., Walker, J., Biochim. Biophys. Acta 1081, 33 (1991)
6) Umemura, K., Toshima, Y., Asai, F., Nakashima, M., Thromb. Res. 78, 379 (1995)
7) 小林紀夫,高田雅史,田中 広,権守日出海,前川 正,血管と脈管 11, 164 (1980)
8) 溝田雅洋,甲木由紀夫,水口 清,遠藤彰二,宮

田治男,小島正裕,兼広秀生,岡田美智子,高瀬あつ子,芹澤公子,石黒淳三,福武勝彦,日薬理誌 **91**, 81 (1988)

9) Silverman, D. J., Ware, J. A., Sacks, F. M., Pasternak, R. C., Am. J. Clin. Nutr. **53**, 1165 (1991)

10) 森尾比呂志,斎藤博幸,田村　泰,治療学 **25**, 39 (1991)

11) Gaudette, D. C., Holub, B. J., J. Nutr. Biochem. **2**, 116 (1991)

12) 寺野　隆,田村　泰,治療学 **28**, 626 (1994)

13) 平山愛山,寺野　隆,田村　泰,治療学 **28**, 631 (1994)

14) Meydani, S. N., Proc. Soc. Exp. Biol. Med. **200**, 189 (1992)

15) Seiss, W., Roth, P., Scherer, B., Kurzmann, I., Bohling, B., Weber, P. C., Lancet **1**, 441 (1980)

16) Needleman, P., Raz, A., Minkes, M. S., Ferrendel, J. A., Sprecher, H., Proc. Natl. Acad. Sci. USA **76**, 944 (1979)

17) Hirai, A., Terano, T., Hamazaki, T., Sajiki, J., Kondo, S., Ozawa, A., Fujita, T., Miyamoto, T., Tamura, Y., Kumagai, A., Thrombo. Res. **28**, 285 (1982)

18) Weiner, T.W., Sprecher, H., J. Biol. Chem. **260**, 6032 (1985)

19) Von Schacky, C., Weber, P. C., J. Clin. Invest. **76**, 244 (1985)

20) Aukema, H. M., Holub, B. J., J. Lipid Res. **30**, 59 (1989)

21) Umemura, K., Toshima, Y., Asai, F., Nakashima, M., Thrombosis Res. **78**, 379 (1995)

22) Truitt, A., McNeill, G., Vanderhoek, J. Y., Biochim. Biophys. Acta **1438**, 239 (1999)

23) Liu, K. L., Belury, M. A., Lipids **32**, 725 (1997)

第12章　共役リノール酸の毒性

　共役リノール酸を1.5％含有する飼料をラットに36週間投与した場合の毒性評価試験が行われている[20]。雄性Fischer 344ラット40匹を2群に分け，対照群には半精製AIN-76A飼料を，共役リノール酸投与群には，半精製AIN-76A飼料に，1.5％共役リノール酸を配合した飼料（W/W）を36週間投与し，飼料摂取量，体重増加量，臓器重量，臓器の組織学的変化，血液性状などを測定した[1]。試験に用いた共役リノール酸の組成は，9c,11t/9t,11c-$C_{18:2}$が42.5±3.2％，10t,12c-$C_{18:2}$が43.0±3.3％，9c,11c-$C_{18:2}$が1.3±0.2％，10c,12c-$C_{18:2}$が1.2±0.2％，9t,11t/10t,12t-$C_{18:2}$が1.8±0.7％，リノール酸7.1±5.8％である。36週間の投与期間中の共役リノール酸の摂取量は1,970±11～467±52mg/kg体重であり，投与期間中を通じて毒性発現を示すような行動変化は認められなかった[1]。投与後の平均体重増加量は1.5％共役リノール酸含有飼料投与群で258±46.5g，対照群で270.5±31.8gで有意差は認められなかった[1]。

　36週間1.5％共役リノール酸含有飼料投与後の各臓器重量は，胸腺と副腎で臓器重量が有意に低下した以外には，対照群に対して差は認められなかった（図12-1）[1]。また，体重に対する臓器重量割合，脳重量に対する各臓器重量の割合も胸腺と副腎で有意な低下が認められたのみであった[20]。しかし，胸腺，副腎を含め，すべての臓器の顕微鏡下での組織学的な検討では，1.5％共役リノール酸含有飼料投与群と，対照群との間で差は見出されなかった[1]。

　1.5％共役リノール酸36週間投与後の心臓血液の血液検査では，対照群との間に差は認められなかった（表12-1）[1]。しかし，対照群で，1.5％共役リノール酸含有飼料投与群に対し，血小板，顆粒球数がやや高く，赤血球数，ヘマトクリット

表12-1　1.5％共役リノール酸含有飼料36週間投与後の心臓血液の性状[1]

血液検査項目	共役リノール酸 含有飼料投与群	対照群
WBC（$10^3/\mu l$）	6.5±2.6	6.0±2.2
LYM（$10^3/\mu l$）	4.1±1.7	3.9±1.5
％LYM	63.6±3.3	65.3±8.0
MID（$10^3/\mu l$）	0.5±0.2	0.4±0.2
％MID	7.6±0.7	7.1±1.3
GRAN（$10^3/\mu l$）	1.9±0.8	1.6±0.7
％GRAN	28.7±3.0	27.7±7.3
RBC（$10^6/\mu l$）	8.1±0.3	8.1±0.6
HGB（g/dl）	14.9±0.3	14.7±1.3
HCT（％）	39.2±1.4	38.1±5.2
MCV（fl）	48.5±0.4	47.0±4.1
MCH（pg）	18.4±0.4	18.2±0.9
MCHC（g/dl）	38.0±0.7	38.9±3.6
RDW（％）	15.3±0.4	15.8±0.8
PLT（$10^3/\mu l$）	669.8±88.5	750.8±191.7
MPV（fl）	6.7±0.2	7.2±0.7
PCT（％）	0.5±0.1	0.6±0.2
PDW（10[GSD]）	16.8±0.2	17.2±0.7

図12-1　1.5%共役リノール酸含有飼料36週間投与後の各臓器重量[1]

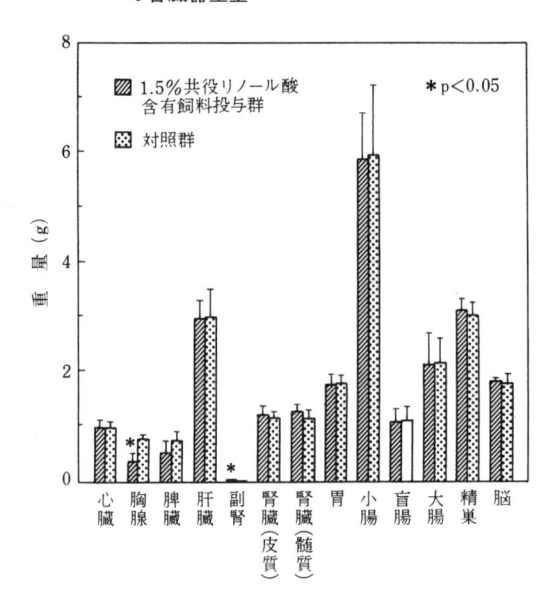

値，ヘモグロビン濃度がやや低いのは，対照群に，貧血と推定されるラットが存在していたためと推定された[1]。

アメリカ人10代男性は共役リノール酸を1日当たり0.9～1.5g摂取していると推定されている[1]。これは，体重60kgのヒトに換算すると，15～25 mg/kg体重・日であり，今回ラットへの投与量は1,970±11～467±52 mg/kg体重・日と数十倍量に相当することから，共役リノール酸の毒性はほとんど認められないと結論付けられている[1]。

文　献

1) Scimeca, J. A., Food Chem. Toxicol. **36**, 391 (1998)

第13章　共役リノール酸関連商品

　米国では共役リノール酸は「Tonalin™」「Lipaen」あるいは「CLA」という商品名で，体脂肪を減少させ，筋肉を増加させ，免疫力を高め，バランスの良い健康な体を作る目的の栄養補助食品として販売されている[1]（図13-1）[2]。従って米国での愛用者はボディビルダーとエアロビクスで，次にフィットネスやスポーツクラブに通っている人である[1]。これまでは，カプセルに充填されたものが多かったが，最近では，タンパク質素材や炭水化物素材に共役リノール酸をブレンドし，スポーツ強化食品，機能性食品として，または，生活習慣病，特に糖尿病や乳癌，子宮癌，胃癌などの癌再発予防食品などが開発されている[1]。さらに小動物用としてペット用の治療薬に共役リノール酸を添加したものもある[1]。市販13種の共役リノール酸製品中の共役リノール酸含量を測定した結果，9c,11t-$C_{18:2}$と10c,12t-$C_{18:2}$をほぼ等量含有している製品が多かった（表13-1）[3]。

図13-1　Tonalin™パンフレット

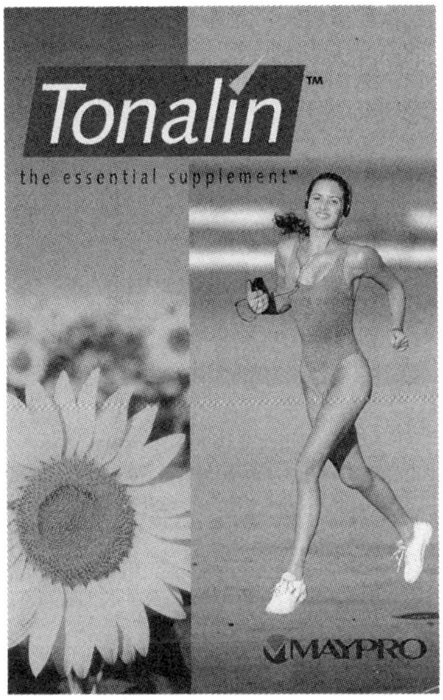

文　献

1) 奥山　齊，岩田敏夫，FOOD Style 21, **3** (5), 70 (1999)
2) Tonalin™パンフレット，Pharmanutrients, Maypro Ind. Inc.
3) Yurawecz, M., Sehat, N., Mossoba, M. M., Roach. J. A. G., Kramer, J. K. G., Ku, Y., Fett/Lipid **101**, S.277 (1999)

表13-1　市販共役リノール酸製品中の共役リノール酸含量[3]

製品・形態	トランス，トランス				シス，トランス				シス，シス			
	11t,13t	10t,12t	9t,11t	8t,10t	11c,13t	10c,12t	9c,11t	8c,10t	11c,13c	10c,12c	9c,11c	8c,10c
1　乳化液	0*	0	0	0	0	0	0	0	0	0	0	0
2　油	0	1.1	1.0	tr**	0	47.1	50.8	tr	0	tr	tr	0
3　油	0	0.5	0.5	0	1.1	50.2	47.6	tr	0	tr	tr	0
4　油	0	1.1	1.3	0	0	45.8	50.7	tr	0	1.1	0.1	tr
5　油	0	0.6	0.6	0	0	54.0	43.5	0	0	0.7	0.6	0
6　油	1.5	5.4	11.9	7.1	2.2	38.3	21.7	tr	0	2.3	6.2	3.5
7　カプセル	0.7	2.7	2.8	0.5	19.0	32.1	25.6	15.6	0.7	0.4	tr	tr
8　カプセル	0.8	2.7	2.5	0.4	16.8	33.9	27.1	14.2	tr	1.7	tr	tr
9　カプセル	1.0	3.1	2.8	0.5	16.9	33.7	26.9	14.0	0.6	0.5	tr	tr
10　カプセル	0.7	2.5	2.5	0.6	15.5	31.0	27.7	14.2	0.8	2.2	1.8	0.6
11　カプセル	0.4	2.8	2.9	0.5	14.4	29.1	30.0	15.9	0.5	1.5	2.1	tr
12　カプセル	1.3	3.3	3.4	1.1	19.8	25.9	21.6	16.5	1.2	2.7	2.4	1.0
13　油	4.0	5.4	5.4	1.7	19.7	26.8	25.6	10.5	0.2	0.1	0.6	0.1

* 0；非検出，　** tr；＜0.05%

第14章　共役リノレン酸（α-エレオステアリン酸）

共役リノール酸の研究に加え，共役リノレン酸（conjugated linolenic acid（α-エレオステアリン酸：α-eleostearic acid, 9c,11t,13t-$C_{18:3}$））（図14-1）[1]の生理作用に関する研究も開始されている[2,3]。共役リノレン酸は桐油（tung oil, *Aleurites fordii* 由来）に多く含有され，その構成成分の約80％が共役リノレン酸である[4]。桐油以外にも，ヘビウリ（snake gourd, *Tricosanthes diocia*）種子油，ツルレイシ（ニガウリ）（Karela, *Momordica charantia*）種子油に約30〜50％含まれている[2]。

20％のツルレイシ種子油（構成脂肪酸の51.1％が共役リノレン酸）あるいはアマニ油（構成脂肪酸の55.5％がリノレン酸）を6週間ラットに投与し，体重増加，飼料摂取効率，血漿および臓器脂質変化に及ぼす影響を検討されている[2]。その結果，体重増加は投与後2，5，6週目でツルレイシ種子油含有飼料投与群の方が，アマニ油含有飼料投与群より有意に高く（図14-2，A）[2]，飼料摂取効率は投与全期間を通じて，ツルレイシ種子油含有飼料投与群の方が，アマニ油含有飼料投与群より有意に高かった（図14-2，B）[2]。

血漿総コレステロール濃度，トリグリセリド濃度はいずれもツルレイシ種子油含有飼料投与群でアマニ油含有飼料投与群に比較して有意に高かった（血漿コレステロール濃度はそれぞれ80.88±7.54mg/dl vs. 56.49±2.59mg/dl，血漿トリグリセリド濃度はそれぞれ75.60±5.47mg/dl vs. 48.36±3.31mg/dl）[2]。また，血漿VLDLコレステロール，LDLコレステロール濃度も同様の結果であった[2]。肝臓総脂質含量はツルレイシ種子油含有飼料投与群で53.82±1.18mg/g組織とアマニ油含有飼料投与群の64.07±6.69mg/g組織に比較して有意（$p<0.01$）に抑制された[2]。

さらに，共役リノレン酸投与時の血漿過酸化脂質濃度，*in vitro* でのリポタンパク質酸化感受性（lipoprotein oxidation susceptibility），赤

図14-1　共役リノレン酸（α-エレオステアリン酸）の構造式[1]

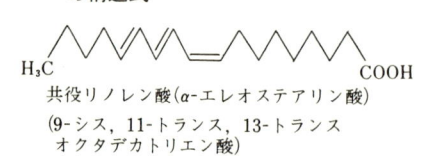

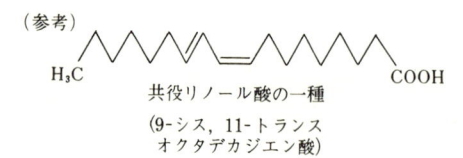

共役リノレン酸（α-エレオステアリン酸）
（9-シス，11-トランス，13-トランスオクタデカトリエン酸）

（参考）

共役リノール酸の一種
（9-シス，11-トランスオクタデカジエン酸）

図14-2　ツルレイシ種子油，アマニ油含有飼料投与ラットの体重変化，飼料摂取効率[2]

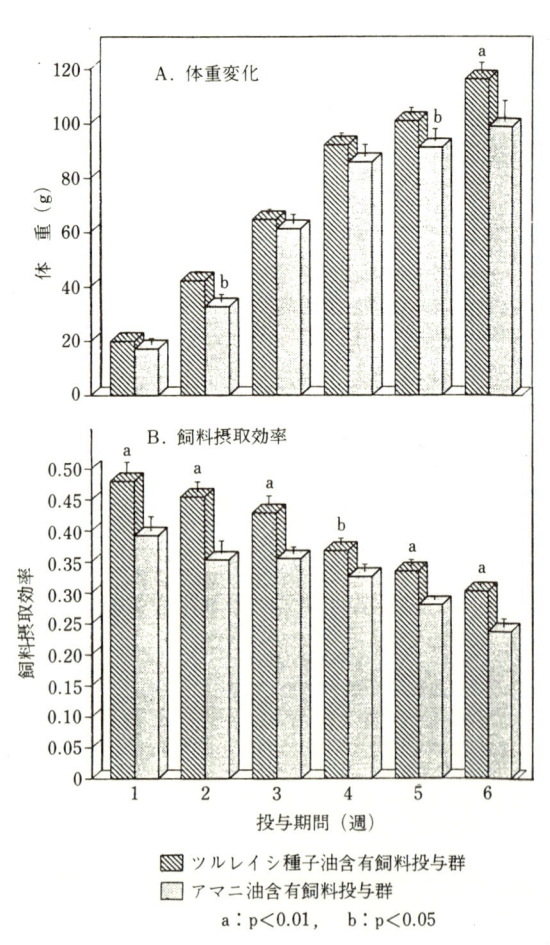

A. 体重変化
B. 飼料摂取効率

ツルレイシ種子油含有飼料投与群
アマニ油含有飼料投与群
a：$p<0.01$，　b：$p<0.05$

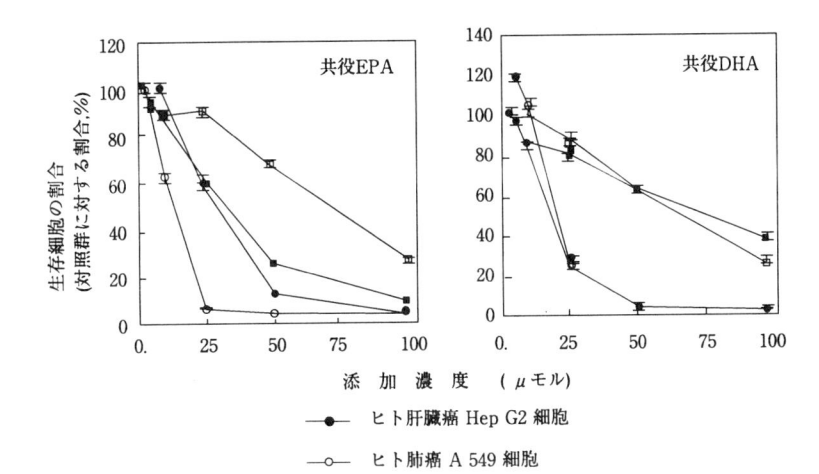

図14-3 共役 EPA, 共役 DHA のヒト癌細胞への影響[7]

（グラフ：共役EPA、共役DHA の添加濃度（μモル）に対する生存細胞の割合（対照群に対する割合,%））

- ● ヒト肝臓癌 Hep G2 細胞
- ○ ヒト肺癌 A 549 細胞
- ■ ヒト乳癌 MCF-7 細胞
- □ ヒト胃癌 MKN-7 細胞

血球膜および肝臓脂質の過酸化に及ぼす影響が検討されている[3]。ヒマワリ油（その構成脂肪酸の58％がリノール酸）20％含有する飼料のヒマワリ油の1，4，20％をツルレイシ種子油に置換した飼料（共役リノレン酸としてそれぞれ0.5，2，10％含有）をラットに4週間投与し，血漿総コレステロール濃度，HDLコレステロール濃度，非HDLコレステロール濃度を測定したところ，対照のヒマワリ油含有飼料投与群との間に差は見出されなかった[3]。血漿過酸化脂質濃度は，0.5％共役リノレン酸含有飼料投与群でのみ有意に抑制された[3]。リポタンパク質酸化感受性および赤血球膜の膜脂質過酸化は，すべての共役リノレン酸含有飼料投与群で有意に抑制されたが，肝臓脂質の過酸化は0.5％共役リノレン酸含有飼料投与群でのみ有意に抑制された[3]。これらの作用機序は共役リノレン酸が，赤血球膜脂質中に取り込まれたためとも推定されるが，定かではない[3]。

また，α-リノレン酸を共役化した共役脂肪酸で，加熱調理した魚肉や獣肉中から見出される環境発癌物質である2-アミノ-1-メチル-6-フェニルイミダゾ〔4，5-b〕ピリジン（2-amino-1-methyl-6-phenylimidazo〔4,5-b〕pyri-dine）誘発乳腺発癌に対する影響が検討されている[5]。その結果，α-リノレン酸を共役化した共役脂肪酸には弱い乳腺発癌抑制作用が認められた[5]。

また，最近，アルカリ異性化で調製された共役リノレン酸，共役エイコサペンタエン酸（共役EPA），共役ドコサヘキサエン酸（共役DHA）の癌細胞に対する影響が検討されている[6〜8]。ヒト大腸癌 DLD-1 細胞，ヒト肝臓癌 HepG2 細胞，ヒト肺癌 A549 細胞，ヒト乳癌 MCF-7 細胞，ヒト胃癌 MKN-7 細胞の培養系に共役EPAあるいは共役DHAを24時間添加すると濃度依存的に殺癌細胞作用を示した（図14-3）[7]。しかし，胎児肺，老人皮膚，胚由来のヒト正常繊維芽細胞に対しては殺細胞作用は示さず癌細胞に対する特異的な作用であった[7]。この時，共役EPA，共役DHAのヒト癌細胞培養系への添加により癌細胞の細胞膜リン脂質の過酸化と，アポトーシスの特徴である核の凝集と DNA の断片化が認められた[7]。これらの結果から癌細胞内で選択的にプロオキシダントとして働き，これがアポトーシスを誘導するのではないかと推定された[7]。

文　献

1) Husain, S., Devi, K. S., Lipids **28**, 1037 (1993)
2) Dhar, P., Bhattacharyya, D. K., Ann. Nutr. Metab. **42**, 290(1998)・
3) Dhar, P., Ghosh, S., Bhattacharyya, D. K., Lipids **34**, 109 (1999)
4) 化学大辞典 2，p889（桐油の項），共立出版 (1960)

5) 二口　充，広瀬雅雄，朝元誠人，渡辺和昌，笠井正章，白井智之，脂質栄養学 **8**, 86（1999）
6) 五十嵐美樹，宮澤陽夫，化学と生物 **38**, 529（2000）
7) Igarashi, M., Miyazawa, T., Biochem. Biophys. Commun. **270**, 649（2000）
8) Igarashi, M., Miyazawa, T., Cancer Letl. **148**, 173（2000）

共役リノール酸関連文献リスト (1950－2000.8.)

1950

Reiser,R., Conjugated linoleic acid in rat tissue lipids after ingestion as free acids and triglyceride. Proc. Soc. Exp. Biol. Med. 74,666-669(1950)

Shorland,F.B., Effect of the dietary fat on the composition of the depot fats of animals. Nature 165, 766 (1950)

1951

Nichols,P.L., Herb,S.F., Riemenschneider,R.W., Isomers of conjugated fatty acids. I. Alkali-isomerized linoleic acid. J. Am. Chem. Soc. 73,247-252(1951)

Reiser,R., Hydrogenation of polyunsaturated fatty acids by the ruminant. Fed. Proc. 10,236 (1951)

1952

Jackson,J.E., Paschke,R.F., Tolberg,W., Boyd,H.M., Wheeler,D.H., Isomers of linoleic acid, infrared and ultraviolet properties of methyl esters. J. Am. Oil Chem. Soc. 29,229-234(1952)

1953

McDowell,A.K.R., The properties of New Zealand butter and butterfats. III. Seasonal variations in the nature of the unsaturated acids as estimated by spectrophotometric methods. J. Dairy Sci. 20,101-107 (1953)

1954

Smith,L.M., Jack,E.L., The unsaturated fatty acid of milk fat. II. Conjugated and nonconjugated constituents. J. Dairy Sci. 37,390-398 (1954)

Smith,L.M., Freeman,N.K., Jack,E.L., The unsaturated fatty acid of milk fat. III. Geometrical isomerism, J. Dairy Sci. 37,399-406 (1954)

1955

Shorland,F.B., Weenink,R.O., Johns,A.T., Effect of the rumen on dietary fat. Nature 175,1129-1130(1955)

Stadhouders,J., Mulder,H., The composition of Dutch butterfat. I. Seasonal variations in unsaturated fatty acid composition of butter fat. Neth. Milk Dairy J. 9,182-193 (1955)

1957

Shorland,F.B., Weenink,R.O., Johns,A.T., McDonald,I.R.C., The effect of sheep-rumen contents on unsaturated fatty acids. Biochem. J. 67, 328-333 (1957)

Wood,F.W., Haab,W., Seasonal and regional variationsin the unsaturated acids of Alberta butterfat. Can.J. Anim. Sci. 37,1-7 (1957)

1959

Scott,W.E., Herb,S.F., Magidman,P., Riemenschneider,R.W., Unsaturated fatty acid of butterfat. J.Agric. Food Chem. 7,125-129 (1959)

Smith,L.M., Jack,E.L., Isolation of milk phospholpids and determination of their polyunsaturated fatty acids. J. Dairy Sci. 42, 767-778 (1959)

1961

Bartlet,J.C., Chapman,D.G., Detection of hydrogenated fat by measurement of cis-trans conjugated unsaturation. J.Agric. Food Chem. 9,50-53 (1961)

1962

Herb,S.F., Magidman,P., Luddy,F.E., Riemenschneider,R.W., Fatty acids of cows' milk. B. Composition of gas-liquid chromatography aided by other methods of fractionation. J. Am. Oil Chem. Soc. 39,142-146 (1962)

Magidman,P., Herb,S.F., Barford,R.A. Riemenschneider,R.W., Fatty acids of cows milk. A. Techniques employed in supplementing gas-liquid chromatography for identification of fatty acids. J. Am. Oil Chem. Soc. 39,137-142 (1962)

1963

Riel,R.R., Physico-chemical characteristics of Canadian milk fat. Unsaturated fatty acid. J. Dairy Sci. 46,102-106 (1963)

Polan,C.E., McNeil,J.J., Tove,S.B., Biohydrogenation of unsaturated fatty acids by rumen bacteria. J. Bacteriol. 88, 1056-1064 (1964)

1964

Ward,P.F.V., Scott,T.W., Dawson,R.M.C., The hydrogenation of unsaturated fatty acids in the ovine digestive tract. Biochem. J. 92, 60-68 (1964)

1966

Kepler,C.R., Hirons,K.P., McNeill,J.J., Tove,S.B., Intermediates and products of the biohydrogenation of linoleic acid by Butyrivibrio fibrisolvens. J. Biol. Chem. 241,1350-1354 (1966)

Wilde,P.F., Dawson,R.M.C., The biohydrogenation of α-linoleic acid and oleic acid by rumen-organisms. Biochem. J. 98, 469-475 (1966)

1967

Emken,E.A., Scholfield,C.R., Davison,V.L., Frankel,E.N., Separation of conjugated methyl octadecadienoate and trienoate geometric isomers by silver-resin column and preparative gas-liquid chromatograhy. J. Am. Oil Chem. Soc. 44,373-375 (1967)

Kepler,C.R., Tove,S.B., Biohydrogenation of unsaturated fatty acids. III, Purification and properties of a linolate 12-cis, 11-trans-isomerase from Butyrivibrio fibrisolvens. J. Biol. Chem. 242,5686-5692 (1967)

Privett,O.S., Stearns,E.M., Nickell,E.C., Metabolism of the geometric isomers of linoleic acid in the rat.

J. Nutr. 92, 303-310 (1967)

1968

Hopkins,C.Y., Chisholm,M.J., A survey of the conjugated fatty acids of seed oils. J. Am. Oil Chem. Soc. 45,176-182 (1968)

1970

Kepler,C.R., Tucker,W.P., Tove,S.B., Biohydrogenation of unsaturated fatty acids. IV. Substrate and inhibition of linoieate 12-cis, 11-trans isomerase from Butyrivibrio fibrisolvens. J. Biol. Chem. 245,3612-3620 (1970)

Mounts,T.L., Dutton,H.J., Conjugation of polyunsaturated fatty acids. Lipids 5, 997-1005 (1970)

Wilde,P.F., Kemp,P., Dawson,R.M.C., Isolation of a rumen bacterium that hydrogenates of oleic acid as well as linoleic acid and linolenic acid. Biochem. J. 116, 767-768 (1970)

1971

Gunstone,F.D., Said,A.I., Metyl 12-mesyloxyoleate as a sourse of cyclopropane esters and of conjugated octadecadienoates. Chem. Phys. Lipids 7, 121-134 (1971)

Hay,J.D., Morrison,W.R., Polar lipids in bovine milk. III. Isomeric cis and trans monoenoic and dienoic fatty acid alkyl and alkenyl ethers in phosphatidyl choline and phosphatidyl ethanolamine. Biochem. Biophys. Acta 248, 71-79 (1971)

Yokoyama,M.T., Davis,C.L., Hydrogenation of unsaturated fatty acids by Treponema(Borrelia) strain B25, a rumen spirochete. J. Bacteriol. 107, 519-527 (1970)

Scholfield,C.R., Dutton,H.J., Equivalent chain lengths of methyl octadecadienoate and octadecatrienoates. J. Am. Oil Chem. Soc. 48, 228-231 (1971)

1972

Hopkins,C.Y., Fatty acids with conjugated unsaturation, in Topics in Lipid Chemistry (Gunstone,F.D., ed.) Vol.3, pp37-87.Elek Science, London (1972)

1973

Carpenter,D.L., Slover,H.T., Lipid composition of selected margarines. J. Am. Oil Chem. Soc. 50,372-376 (1973)

Harfoot,C.G., Noble,R.C., Moore,J.H., Factors influencing the extent of biohydrogenation of linoleic acid by rumen micro-organisms in vitro. J. Sci. Food Agri. 24, 961-970 (1973)

Harfoot,C.G., Noble,R.C., Moore,J.H., Food particles as a site of biohydrogenation of unsaturated fatty acids in the rumen. Biochem. J. 132, 829-832 (1973)

1974

Eyssen,H., Parmentier,G., Biohydrogenation of sterols and fatty acids by the intestinal microflora. Am. J. Clin. Nutr. 27,1329-1340 (1974)

1975
Kemp, P., White, R.W., Lander, D.J., The hydrogenation of unsaturated fatty acids by five bacterial isolates from the sheep rumen, including a new species. J. Gen. Microbiol. 90,100-114 (1975)

1976
Tanaka, K., Shigeno, K., The biohydrogenation of linoleic acid by rumen micro-organisms. Jpn. Zootech. Sci. 47,50-53 (1976)

1977
Lie Ken Jie, M.S.F., Pasha, M.K., Alam, M.S., Synthesis and nuclear magnetic resonance properties of all geometric isomers of conjugated linoleic acids. Lipids 32, 1041-1044 (1977)

Parodi, P.W., Conjugated octadecadienoic acids of milk fat. J. Dairy Sci. 60,1550-1553 (1977)

1978
Smith, L.M., Dunkley, W.L., Franke, A., Dairiki, T., Measurement of trans and other isomeric unsaturated acids in butter and margarine. J. Am. Oil Chem. Soc. 55,257-261 (1978)

1979
Krajca, K.E., Flow process for conjugating unconjugated unsaturation of fatty acids. U.S. Patent 4,164,505 (1979)

Pariza, M.W., Ashoor, S.H., Chu, F.S., Lund, D.B., Effects of temperature and time on mutagen formation in pan-fried hamburger. Cancer Lett. 7,63-69 (1979)

Singh, S., Hawke, J.C., The in vitro lipolysis and biohydrogenation of monogalactosyldiglycerides by whole rumen contents and its fractions. J. Sci. Food Agri. 30,603-612 (1979)

1981
Ackman, R.G., Eaton, C.A., Sipos, J.C., Crew, N.F., Origin of cis-9, trans-11- and trans-9, trans-11-octadecadienoic acids in the depot fat of primates fed a diet rich in lard and corn oil and implications for the human diet. Can. Inst. Food Sci. Technol. 14,103-107 (1981)

1982
Hughes, P.E., Hunter, W.J., Tove, S.B., Biohydrogenation of unsaturated fatty acids. J. Biol. Chem. 257,3643-3649 (1982)

1983
Cawood, P., Wickens, D.G., Iversen, S.A., Braganza, J.M., Dormandy, T.L., The nature of diene conjugation in human serum, bile and duodenal juice. FEBS Lett. 162,239-243 (1983)

Hargraves, W.A., Pariza, M.W., Purification and mass spectral characterization on bacterial mutagens from commercial beef extract. Cancer Res. 43,1467-1472 (1983)

Struve, A., Process for the conjugation of the double bonds of polyunsaturated fatty acids and fatty acid mixture. U.S. Patent 4,381,264 (1983)

1984

Iversen, S.A., Cawood, P., Madigan, M.J., Lawson, A. M., Dormandy ,T.L.. Identification of a diene conjugated component of human lipid as octadeca-9,11-dienoic acid. FEBS Lett. 171,320-324 (1984)

Kemp,P., Lander,D.J., Gunstone,F.D., The hydrogenation of some cis- and trans-octadecenoic acids to stearic acid by a rumen Fusocillus sp.. Br. J. Nutr., 52, 165-170 (1984)

1985

Harrison,K., Cawood,P., Iverson,A., Dormandy,T., Diene conjugation patterns in normal human serum. Life Chem. Rep. 3, 41-44 (1985)

Iversen, S.A., Cawood, P., Dormandy ,T.L., A method for the measurement of a diene-conjugated derivative of linoleic acid, 18:2(9,11), in serum phospholipid, and possible origins. Ann. Clin. Biochem. 22,137-140 (1985)

Pariza, M.W., Hargraves, W.A., A beef-derived mutagenesis modulator inhibits initiation of mouse epidermal tumors by 7,12-dimethylbenz[a]anthracene. Carcinogenesis 6,591-593 (1985)

1986

Kellens,M.J., Goderis,H.L., Tobback,P.P., Biohydrogenetion of unsaturated fatty acids by a mixed culture of rumen microorganisms. Biotechnol. Bioeng. 28, 1268-1276 (1986)

1987

Dormandy,T.L., Wickens,D.G., The experimental and clinical pathology of diene conjugation. Chem. Phys. Lipids 45, 353-364 (1987)

Griffin,J.F.A., Wickens,D.G., Tay,S.K., Singer,A., Dormandy,T.L., Recognition of cervical neoplasia by the estimation of a free radical reaction product (octadeca-9,11-dienoic acid) in biopsy material. Clin. Chim. Acta 163, 143-148 (1987)

Ha, Y.L., Grimm, N.K., Pariza,M.W., Anticarcinogens from fried ground beef: heat-altered derivatives of linoleic acid. Carcinogenesis 8,1881-1887 (1987)

Vehulst,A., Janssen,G., Parmentier,G., Eyssen,H., Isomerization of polyunsaturated long chain fatty acids by Propionibacteria. Syst. Appl. Microbiol. 9, 12-15 (1987)

1988

Fairbank,J., Ridgway,L., Griffin,J., Wickens,D., Singer,A., Dormandy,T.L., Octadeca-9-11-dienoic acid in diagnosis of cervical intrapithelial neoplasia. Lancet II, 329 (1988)

Fogerty,A.C., Ford,G.L., Svoronos,D., Octadeca-9,11-dienoic acid in foodstuffs and in the lipids of human blood and breast milk. Nutr. Rep. Int. 38, 937-944 (1988)

Sebedio,J.L., Grandgirard,A., Prevost,J., Linoleic acid isomers in heat treated sunflower oils. J. Am. Oil Chem. Soc. 65,362-366 (1988)

1989

Fairbank,J., Hollingworth,A., Griffin,J., Ridgway,E., Wickens,D., Singer,A., Dormandy,T., Octadeca-9,11-dienoic acid in cervical intraepithelial neoplasia : a colposcopic study. Clin Chim. Acta 186, 53-58 (1989)

Ha,Y. L., Grimm, N.K., Pariza ,M.W., Newly recognized anticarcinogenic fatty acids: identification and quantification in natural and processed cheeses. J. Agric. Food Chem. 37,75-81 (1989)

1990

Aneja, R.P., Murthi, T.N., Conjugated linoleic acid contents of Indian curds and ghee. Indian J. Dairy Sci. 43,231-238 (1990)

Banni,S., Evans,R.W., Salgo,M.G., Corongiu,F.P., Lombardi,B., Conjugated diene and trans fatty acids in tissue lipids of rats fed an hepatocarcinogenic choline-devoid diet. Carcinogenesis 11, 2053-2057 (1990)

Benjamin,H., Storkson,J.M., Albright,K., Pariza,M.W., TPA-mediated induction of ornithine decarboxylate activity in mouse forestomach and inhibition by conjugated dienoic derivatives of linoleic acid. FASEB J. 4, A508 (1990)

Ha, Y.L., Storkson, J., Pariza, M.W., Inhibition of benzo(a)pyrene-induced mouse forestomach neoplasia by conjugated dienoic derivatives of linoleic acid. Cancer Res. 50,1097-1101 (1990)

Pariza, M.W., Ha, Y.L., Conjugated dienoic derivatives of linoleic acid: a new class of anticarcinogens. Med. Oncol. Tumor Pharmacother. 7,169-171 (1990)

Pariza, M.W., Ha, Y,L., Conjugated dienoic derivatives of linoleic acid: mechanism of anticarcinogenic effect. Progr. Clin. Biol. Res. 347,217-221 (1990)

Pariza, M.W., Ha, Y.L., Newly recognized anticarcinogenic fatty acids. Basic Life Sci. 52,167-170 (1990)

Situnayake,R.D., Crump,B.J., Zezulka,A.V., Daris,M., McConkey,B., Thurnham,D.I., Measurement of conjugated diene lipids by derivative spectroscopy in heptane extracts of plasma. Ann. Clin. Biochem., 27,258-266 (1990)

1991

Aneja ,R.P., Murthi, T.N., Beneficial effects of ghee. Nature 350,280 (1991)

Beyers,E.C., Emken,E.A., Metabolites of cis,trans and trans,cis isomers of linoleic acid in mice and incorporation into tissue lipids. Biochim. Biophys. Acta 1082, 275-284 (1991)

Calvey,E.M, McDonald,R.E., Page,S.W., Mossoba,M.M., Taylor,L.T., Evaluation of SFC/FT-IR for examination of hydrogenated soybean oil. J. Agric. Food Chem. 39, 542-548 (1991)

Cornelius,A.S., Yerram,N.R., Kratz,D.A., Spector,A.A., Cytotoxic effect of cis-pariaric acid in cultured malignant cells. Cancer Res. 51,6025-6030 (1991)

Ip, C., Chin, S.F., Scimeca ,J.A., Pariza ,M.W., Mammary cancer prevention by conjugated dienoic derivative of linoleic acid. Cancer Res. 51,6118-6124 (1991)

Jensen,R.G., Ferris,A.M., Lammi-Keefe,C.J., The composition of milk fat. J. Dairy Sci. 74,3228-3243 (1991)

Mossoba, M.M., McDonald ,R.E., Armstrong D.J., Page,S.W., Identification of minor C18 triene and conjugated diene isomers in hydrogenated soybean oil and margarine by GC-MI-FT-IR spectroscopy. J. Chromatogr. Sci. 29,324-330 (1991)

Pariza, M.W., Ha. Y.L., Benjamin ,H., Sword,J.T., Gruter,A., Chin,S.F., Storkson,J., Faith.N., Albright,K., Formation and action of anticarcinogenic fatty acids. Adv. Experim. Med. Biol. 289,269-272 (1991)

Smith,G.N., Taj,M., Braganza,J.M., On the identification of a conjugated diene component of duodenal bile as 9Z,11E-octadecadienoic acid. Free Radic. Biol. Med. 10, 13-21 (1991)

1992
Britton, M., Fong, C., Wickens, D., Yudkin, J., Diet as a source of phospholipid esterified 9,11-octadecadienoic acid in humans. J. Clin. Sci. 83,97-101 (1992)

Chin, S.F., Liu, W., Storkson, J.M., Ha, Y.L., Pariza, M.W., Dietary sources of conjugated dienoic isomers of linoleic acid, a newly recognized class of anticarcinogens. J. Food Compos. Anal. 5,185-197 (1992)

Michal,J.J., Chew,B.P., Schultz,T.D., Wong,T.S., Magnuson,N.S., Interaction of conjugated dienoic derivatives of linoleic acid with B-carotene on cellular host defense. FASEB J. 6, A1102 (1992)

Pariza ,M.W., Designer foods. effects on development of cancer .J. Natl. Cancer Inst. Monographs. 105-107 (1992)

Shantha, N.C., Decker, E.A., Ustunol ,Z., Conjugated linoleic acid concentration in processed cheese. J. Am. Oil Chem. Soc. 69,425-428 (1992)

Shultz, T.D., Chew, B.P , Seaman, W.R., Differential stimulatory and inhibitory responses of human MCF-7 breast cancer cells to linoleic acid and conjugated linoleic acid in culture. Anticancer. Res. 12,2143-2145 (1992)

Shultz, T.D., Chew ,B.P., Seaman, W.R., Luedecke, L.O., Inhibitory effect of conjugated dienoic derivatives of linoleic acid and beta-carotene on the in vitro growth of human cancer cells. Cancer Lett. 63,125-133 (1992)

Wang, L.L., Johnson, E.A., Inhibition of Listeria monocytogenes by fatty acids and monoglycerides. Appl. Environ. Microbiol. 58,624-629 (1992)

Werner, S.A., Luedecke, L.O., Shultz, T.D., Determination of conjugated linoleic acid content and isomer distribution in three Cheddar-type cheeses: effects of cheese culture, processing, and aging. J. Agric.

Food Chem. 40,1817-1821 (1992)

Zu, H.X., Schut, H.A., Inhibition of 2-amino-3-methylimidazo[4,5-f]quinoline-DNA adduct formation in CDF1 mice by heat-altered derivatives of linoleic acid. Food Chem. Toxicol. 30,9-16 (1992)

1993

Chin, S.F., Storkson, J.M., Pariza, M.W., Conjugated dienoic derivatives of linoleic acid. A new class of food-derived anticarcinogens. ACS Symp. Ser. 528,262-271 (1993)

Cook,M.E., Miller,C.C., Park,Y., Pariza,M., Immune modulation by altered nutrient metabolism: nutritional control of immune-induced growth depression. Poult. Sci. 72,1301-1305 (1993)

Fujimoto,K., Kimoto,H., Shishikura,M., Endo,Y., Ogimoto,K., Biohydrogenation of linoleic acid by anaerobic bacteria isolated from rumen. Biosci. Biotechnol. Biochem. 57,1026-1027 (1993)

Husain,S., Devi,K.S., Separation and identification of isomeric conjugated fatty acids by high-performance liquid chromatography with photodiode array detection. Lipids 28,1037-1040 (1993)

Nicolosi,R.J., Courtemanche,K.V., Laitinen,L., Scimeca,J.A., Huth,P.J., The effect of feeding diets enriched in conjugated linoleic acid on lipoproteins and aortic atherogenesis in hamster. Circulation 88,2458 (1993)

Rosenblat,G., Tabak,M., Lie Ken Jie,M.S.F., Neeman,I., Inhibition of bacterial urease by autoxidation of furan C-18 fatty acid methyl ester products. J. Am. Oil Chem. Soc. 70,501-505 (1993)

Schut,H.A., Zu,H.X., Application of the 32p-postlabelling assay to the inhibition of 2-amino-3-methylimidazo[4,5-f]quinoline (IQ)-DNA adduct formation by dietary fatty acids. IARC Sci. Publ. 1993,181-188 (1993)

Shantha, N.C., Decker, E.A., Conjugated linoleic acid concentrations in processed cheese containing hydrogen donors, iron and dairy-based additives. Food Chem. 47,257-261 (1993)

Shantha, N.C., Decker, E.A., Hennig, B., Comparison of methylation methods for the quantitation of conjugated linoleic acid isomers. J. Assoc. Off. Anal. Chem. Int. 76,644-649 (1993)

Yurawecz, M.P., Molina ,A.A., Mossoba ,M., Ku, Y., Estimation of conjugated octadecatrienes in edible fats and oils. J. Am. Oil Chem. Soc. 70,1093-1099 (1993)

1994

Adlof,R.O., Emken,E.A., Silver ion high-performance liquid chromatographic separation of the fatty acid methyl ester labelled with deuterium atoms on the double bonds. J. Chromatogr. A. 685,178-181 (1994)

Banni,S., Day,B.W., Evans,R.W., Corongiu,F.P., Lombardi,B., Liquid chromatographic-mass spectrometric analysis of conjugated diene fatty acids in a partially hydrogenated fat. J. Am. Oil Chem. Soc. 71,1321-1325 (1994)

Batna,A., Spiteller,G., Effects of soybean lipoxygenase-1 on phosphatidylcholines containing furan fatty acids. Lipids 29,397-403 (1994)

Chang,M.K., Conkerton,E.J., Chapital,D,, Wan,P.J., Behavior of diglycerides and conjugated fatty acid triglycerides in reverse-phase chromatography. J. Am. Oil Chem. Soc. 71,1173-1175 (1994)

Chin,S.F., Storkson,J.M., Albright, K.J., Cook,M.E., Pariza,M.W., Conjugated linoleic acid is a growth factor for rats as shown by enhanced weight gain and improved feed efficiency. J. Nutr. 124,2344-2349 (1994)

Chin,S.F., Storkson,J.M., Liu,W., Albright,K.J,, Pariza,M.W., Conjugated linoleic acid (9,11- and 10,12-octadecadienoic acid) is produced in conventional but not germ-free rats fed linoleic acid. J. Nutr. 124,694-701 (1994)

Corongiu,F.P., Banni,S., Detection of conjugated dienes by second derivative ultraviolet spectrophotometry. Methods Enzymol. 233,303-310 (1994)

Garcia Lopez, S., Echeverria,E., Tsui,I., Balch,B., Changes in the content of conjugated linoleic acid (CLA) in processed cheese during processing. Food Res. Int. 27,61-64 (1994)

Huang,Y.-C., Luedecke,L.O., Shultz,T.D., Effect of cheddar cheese consumption on plasma conjugated linoleic acid concentrations in men. Nutr. Res. 14, 373-386 (1994)

Ip,C., Lisk,D.J., Scimeca,J.A., Potential of food modification in cancer prevention. Cancer Res. 54,1957s-1959s (1994)

Ip, C., Scimeca,J.A., Thompson,H.J., Conjugated linoleic acid. A powerful anticarcinogen from animal fat sources. Cancer 74,1050-1054 (1994)

Ip,C., Singh, M., Thompson,H.J., Scimeca,J.A., Conjugated linoleic acid suppresses mammary carcinogenesis and proliferative activity of the mammary gland in the rat. Cancer Res. 54,1212-1215 (1994)

Juaneda,P., Sebedio,J.L., Christie,W.W., Complete separation of the geomertical isomers of linoleic acid by high performance liquid chromatography with silver ion column. J. High Res. Chromatogr. 17, 321-324 (1994)

Lee, K.N., Kritchevsky,D., Pariza,M.W., Conjugated linoleic acid and atherosclerosis in rabbits. Atherosclerosis 108,19-25 (1994)

Miller,C.C., Park, Y., Pariza,M.W., Cook,M.E., Feeding conjugated linoleic acid to animals partially overcomes catabolic responses due to endotoxin injection. Biochem. Biophys. Res. Commun. 198,1107-1112 (1994)

Parodi,P.W., Conjugated linoleic acid: an anticarcinogenic fatty acid present in milk fat. Aust. J. Dairy Technol. 49,93-97 (1994)

Ratnayake,W.M.N., Chen,Z.Y., Pelletier,G., Weber,D., Occurrence of 5c,8c,11c,15t eicosatetraenoic acid and other unusual polyunsaturated fatty acids in rats fed partially hydrogenated canola oil. Lipids 29, 707-714 (1994)

Scimeca,,J.A., Thompson, H.J., Ip, C., Effect of conjugated linoleic acid on carcinogenesis. Adv. Exper. Med. Biol. 364,59-65 (1994)

Shantha, N.C., Crum, A.D., Decker, E.A., Evaluation of conjugated linoleic acid concentrations in cooked beef. J. Agric. Food Chem. 42,1757-1760 (1994)

Spitzer,V., Marx,F., Pfeilsticker,K., The electron impact mass spectra of theoxazoline derivatives of some conjugated diene and triene C-18 fatty acids. J. Am. Oil Chem. Soc. 71, 873-876 (1994)

Yurawecz, M.P., Hood,J.K., Roach, J.A., Mossoba,M.M., Daniels,D.H., Ku,Y., Pariza,M.W., Chin,S.F., Conversion of allylic hydroxy oleate to conjugated linoleic acid and methoxy oleate by acid-catalyzed methylation procedures. J. Am. Oil Chem. Soc. 71, 1149-1155 (1994)

Zabolotskij,D.A., Demin,P.M., Mylagkova,G.I., Synthesis of 9Z,11E- octadecadienoic acid methyl ester. Russian Patent 2,021,252 (1994)

1995

Banni,S., Day,B.W., Evans,R.W., Corongiu,F.P., Lombardi,B., Detection of conjugated diene isomers of linoleic acid in liver lipids of rats fed a choline-devoid diet indicates that the diet does not cause lipoxidation. J. Nutri. Biochem. 6, 281-289 (1995)

Beaulieu,A.D., Palmquist,D.L., Differential effects of high fat diets on fatty acid composition in milk of Jersey and Holstein cows. J. Dairy Sci. 78, 1336-1344 (1995)

Belury,M.A., Conjugated dienoic linoleate: a polyunsaturated fatty acid with unique chemoprotective properties. Nutr. Rev. 53,83-89 (1995)

Belury,M.A., Bird,C., Wu,B., Dietary conjugated linoleic acid modulation of phorbol ester-elicited tumor promotion in mouse skin. Proc. Am. Assoc. Cancer Res. 36, 596-599 (1995)

Chardigny,J.-M., Wolff,R.L., Mager,E., Sebedio,J.-L., Martine,L., Juaneda,P., Trans mono- and polyunsaturated fatty acids in human milk. Eur. J. Clin. Nutri. 49,523-531 (1995)

Cook,M.E., Pariza,M.W., Methods of increasing the efficiency of feed conversion in animals. U.S. Patent 5,428,072 (1995)

Cook,M.E., Pariza,M.W., Methods for preventing weight loss, reduction in weight gain, and anorexia due to immune stimulation. U.S. Patent 5,430,066 (1995)

Decker, E.A., The role of phenolics, conjugated linoleic acid, carnosine, and pyrroloquinoline quinone as nonessential dietary antioxidants. Nutr. Rev. 53,49-58 (1995)

DePeters,E.J., Medrano,J.F., Reed,B.A., Fatty acid composition of milk fat from three breeds of dairy cattle. Can. J. Anim. Sci. 75, 267-269 (1995)

Desbordes, C., Lea, M.A., Effects of C18 fatty acid isomers on DNA synthesis in hepatoma and breast cancer cells. Anticancer Res. 15,2017-2021 (1995)

Gurr, M., A trans fatty acid that is good to eat? Conjugated linoleic acid. Lipid Technol. 7,133-135 (1995)

Ip, C., Scimeca, J.A., Thompson, H., Effect of timing and duration of dietary conjugated linoleic acid on mammary cancer prevention. Nutr. Cancer 24,241-247 (1995)

Kammerlehner, J., Linoleic acid and conjugated linoleic acids - occurrence in milk fat and biological significance. DMZ-Lebensmittelindustrie Milchwirtschaft. 116,1268-1272 (1995)

Kaylegian, K.E., Functional characteristics and nontraditional applications of milk lipid components in food and nonfood systems. J. Dairy Sci. 78,2524-2540 (1995)

Kohlmeier, L., Simonsen, N., Mottus,K., Dietary modifiers of carcinogenesis. Environ. Health Perspect. 103(Suppl 8),177-184 (1995)

Lee, K.N., Storkson, J.M., Pariza,M.W., Dietary conjugated linoleic acid changes fatty acid composition in different tissues by decreasing monounsaturated fatty acids. IFT Annual Meeting: Book of Abstracts 1995,183 (1995)

Liew, C., Schut, H.A.J., Chin, S.F., Pariza, M.W., Dashwood, R.H., Protection of conjugated linoleic acids against 2-amino-3-methylimidazo[4,5-f]quinoline-induced colon carcinogenesis in the F344 rat -- a study of inhibitory mechanisms. Carcinogenesis 16,3037-3043 (1995)

Lin, H., Boylston, T.D., Chang, M.J., Luedecke, L.O., Shultz, T.D., Survey of the conjugated linoleic acid contents of dairy products. J. Dairy Sci. 78,2358 2365 (1995)

Lin, H., Boylston, T.D., Luedecke, L.O., Shultz, T.D., Effects of processing on conjugated linoleic acid (CLA) formation in Cheddar-type cheeses. IFT Annual Meeting Abstracts 1995,263 (1995)

Ntambi,J.M., The regulation of stearoyl-CoA desaturase (SCD), Prog. Lipid Res. 34, 139-150 (1995)

Park, Y., Albright, K.J., Liu, W., Cook, M.E., Pariza, M.W., Dietary conjugated linoleic acid (CLA) reduces body fat content and isomers of CLA are incorporated into phospholipid fraction. IFT Annual Meeting Book of Abstracts 1995,183 (1995)

Schonberg, S., Krokan, H.E., The inhibitory effect of conjugated dienoic derivatives (cla) of linoleic acid on the growth of human tumor cell lines is in part due to increased lipid peroxidation. Anticancer. Res. 15,1241-1246 (1995)

Shantha, N.C., Ram, L.N., O'Leary, J., Hicks, C.L., Decker, E.A., Conjugated linoleic acid concentrations in dairy products as affected by processing and storage. J. Food Sci. 60,695-697 (1995)

Shantha, N.C., Moody, W.G., Tabeidi, Z., Conjugated linoleic acid concentration in semimembranosus muscle of grass- and grain-fed and zeranol-implanted cattle. IFT Annual Meeting Abstracts 1995,242 (1995)

Sieber, R., Conjugated linoleic acids in foods. Ernaehrung. 19,265-270 (1995)

Smith, T.J., Stoner, G.D., Yang, C.S., Activation of 4-(methylnitrosamino)-1-(3-pyridyl)-1-butanone (NNK) in human lung microsomes by cytochromes P450, lipoxygenase, and hydroperoxides. Cancer Res. 55,5566-5573 (1995)

Van den Berg, J.J., Cook, N.E., Tribble, D.L., Reinvestigation of the antioxidant properties of conjugated linoleic acid. Lipids 30,599-605 (1995)

Wolff,R.L., Content and distribution of trans-18:1 acids in ruminant milk and meat fats. Their importance in European diets and their effect on human milk. J. Am. Oil Chem. Soc. 72, 259-272 (1995)

Yang, X., Pariza, M.W., Conjugated linoleic acid (CLA)-producing bacteria: isolation, identification and properties of their linoleic acid isomerases. IFT Annual Meeting, Abstracts 1995,243 (1995)

Yurawecz, M.P., Hood, J.K., Mossoba, M.M., Roach, J.A., Ku, Y., Furan fatty acids determined as oxidation products of conjugated octadecadienoic acid. Lipids 30,595-598 (1995)

池田郁男 共役リノール酸 (1) 臨床栄養 87, 13 (1995)

池田郁男 共役リノール酸 (2) 臨床栄養 87, 137 (1995)

1996

Adlof, R.O., Analysis of fatty acid mono- and diacylglycerol positional isomers by silver ion high-performance liquid chromatography. J. Chromatogr. 741,135-138 (1996)

Albright,K.J., Liu,W., Storkson,J.M., Hentges,E., Lofgren,P., Scimeca,J.A., Cook,M.E., Pariza,M.W., Body composition repartitioning following the removal of dietary conjugated linoleic acid. J. Anim. Sci. 74, 152 (1996)

Banni,S., Carta,G., Contini,M.S., Angioni,E., Deiana,M., Dessi,M.A., Melis,M.P., Corongiu,F.P., Characterization of conjugated diene fatty acids in milk, dairy products, and lamb tissues. J. Nutr. Biochem. 7,150-155 (1996)

Banni, S., Contini, M.S., Angioni, E., Deiana,M., Dess,M.A., Melis,M.P., Carta,G., Corongiu,F.P., A novel approach to study linoleic acid autoxidation -- importance of simultaneous detection of the substrate and its derivative oxidation products. Free Radic. Res. 25,43-53 (1996)

Belury, M.A., Nickel, K.P., Bird, C.E., Wu, Y.M., Dietary conjugated linoleic acid modulation of phorbol ester skin tumor promotion. Nutr. Cancer 26,149-157 (1996)

Berdeaux,O., Sebedio,J.L., Chardigny,J.M., Blond,J.P., Mairot,Th., Vatele,J.M., Poullain,D., Noel,J.P., Effects of trans n-6 fatty acids on the fatty acid profile of tissues and liver microsomal desaturation in rat. Grasas. Aceites. 47, 86-99 (1996)

Boylston, T.D., Lin, H., Luedecke, L.O., Shultz, T.D., Effect of processing on the formation of conjugated linoleic acids (CLA) in yogurt. IFT Annual Meeting: Book of Abstracts 1996,143 (1996)

Cook,M.E., Pariza,M.W., Park,Y., Methods for reducing body fat in animals. U.S. Patent 5,554,646 (1996)

Crosby,A.J., Wahle,K.W.J., Duthie,G.G., Modulation of glutathion peroxidase activity in human vascular endothelial cells by fatty scids and the cytokine interleukin-1β. Biochim. Biophys. Acta 1303,187-192 (1996)

Dhiman,T.R., Anand,G.R., Satter,L.D., Conjugated linoleic acid content of milk from cows fed different diets. J. Dairy Sci. 79 (Suppl. 1), 137 (1996)

Dhiman,T.R., Anand,G.R., Satter,L.D., Pariza,M.W., Conjugated linoleic acid content of milk from cows fed different diets. J. Dairy Sci. 79 (Suppl. 1), 35 (1996)

Fitch Haumann ,B., Conjugated linoleic acid offers research promise. INFORM 7,152-159 (1996)

Friedman, M., Food browning and its prevention -- an overview. J. Agric. Food Chem. 44,631-653 (1996)

Griinari,J.M., Dwyer,D.A., McGuire,M.A., Bauman,D.E., Partially hydrogenated fatty acids and milk fat depression. J. Dairy Sci. 79, 177 (1996)

Haumann,B.F., Conjugated linoleic acid offers research promise. INFORM 7,152-159 (1996)

Ip,C., Briggs, S.P., Haegele, A.D., Thompson, H.J., Storkson, J., Scimeca, J.A., The efficacy of conjugated linoleic acid in mammary cancer prevention is independent of the level or type of fat in the diet. Carcinogenesis 17,1045-1050 (1996)

Jahreis, G., Fritsche, J., Steinhart, H., Monthly variations of milk composition with special regard to fatty acids depending on season and farm management systems conventional versus ecological. Fett Wissenschaft Technologie-Fat Science Technology 98,356-359 (1996)

Jensen,R.G., The lipids in human milk. Prog. Lipid Res. 35, 53-92 (1996)

Jiang, J., Bjoerck, L., Fonden, R., Emanuelson, M., Occurrence of conjugated cis-9,trans-11-octadecadienoic acid in bovine milk -- effects of feed and dietary regimen. J. Dairy Sci. 79,438-445 (1996)

Kakela, R., Hyvarinen, H., Vainiotalo, P., Unusual fatty acids in the depot fat of the canadian beaver (castor canadensis). Comp. Biochem. Physiol. Part B, Biochem. Molec. Biol. 113,625-629 (1996)

Kelly,M.L., Bauman,D.E., Conjugated linoleic acid : A potent anticarcinogen found in milk fat. Proc. Cornell Nutr. Conf. Feed Manuf. pp. 68-74, Cornell Univ., Ithaca, NY. (1996)

Lee,K.N., Conjugated linoleic acid and lipid metabolism. Ph.D. Thesis. Univ. Wisconsin, Madison (1996)

Lie Ken Jie,M.S.F., Pasha,M.K., Ahmad,F., Ultrasound-assisted synthesis of sntalbic acid and study of triglycerol species in Santalum album (Linn.) seed oil. Lipids 31,1083-1089 (1996)

Lin, H., Boylston, T.D., Luedecke, L.O., Shultz, T.D., Effects of additives, aging, packaging, and milling pH on conjugated linoleic acid (CLA) content of Cheddar cheese. IFT Annual Meeting: Book of Abstracts 1996,143 (1996)

Park,Y., Regulation of energy metabolism and the catabolic effects of immune stimulation by conjugated linoleic acid, Ph.D. Thesis. Univ. Wisconsin, Madison (1996)

Parodi, P.W., Milk fat components -- possible chemopreventive agents for cancer and other diseases. Australian J. Dairy Technol. 51,24-32 (1996)

Steinhart, C., Conjugated linoleic acid -- the good news about animal fat. J. Chem. Ed. 73,A302-A303 (1996)

Visonneau,S., Cesano,A., Tepper,S.A., Scimeca,J., Santoli,D., Kritchevsky,D., Effect of different concentrations of conjugated linoleic acid (CLA) on tumor cell growth in vitro, FASEB J. 9, A869 (1996)

1997

Adlof, R., Preparation of methyl cis-9-, trans-11- and trans-9-, trans-11-octadecadienoate-17,17,18,18-d(4), two of the isomers of conjugated linoleic acid. Chem. Physics Lipids 88,107-112 (1997)

Banni,S., Angioni,E., Contini,M.S., Carta,G., Casu,V., Iengo,G.A., Melis,M.P., Deiana,M., Dessi,M.A., Corongiu,F.P., Conjugated linoleic acid and oxidative stress. J. Am. Oil Chem.Soc. 75, 261-267 (1997)

Banni,S., Angioni,E., Carta,G., Casu,V., Deiana,M., Dessi,M.A., Lucchi,L., Melis,M.P., Rosa,A., Scrugli,S., Sicbaldi,D., Solla,E., Corongiu,F.P., Metabolism of conjugated linoleic acid in pathological states. 88th AOCS Annual Meeting Abstr. 1994-1995 (1997)

Belury, M.A., Kempasteczko, A., Conjugated linoleic acid modulates hepatic lipid composition in mice. Lipids 32,199-204 (1997)

Belury, M.A., Moyacamarena, S.Y., Liu, K.L., Heuvel, J.P.V., Dietary conjugated linoleic acid induces peroxisome-specific enzyme accumulation and ornithine decarboxylase activity in mouse liver. J. Nutr. Biochem. 8,579-584 (1997)

Belury, M.A., Van den Heuvel, J.P., Protection against cancer and heart disease by the dietary fat, conjugated linoleic acid: potential mechanisms of action. (Invited review.) Nutr. Dis. Update J. 1,58-63 (1997)

Berdeaux,O., Christie,W.W., Gunstone,F.D., Sebedio,J.L., Large-scale synthesis of methyl cis-9,trans-11-octadecadienoate from methyl ricinoleate. J. Am. Oil Chem. Soc. 74,1011-1015 (1997)

Chen, Z.Y,, Chan, P.T., Kwan, K.Y., Zhang ,A., Reassessment of the antioxidant activity of conjugated linoleic acids. J. Am. Oil Chem. Soc. 74,749-753 (1997)

Chew, B.P., Wong, T.S., Shultz, T.D., Magnuson, N.S., Effects of conjugated dienoic derivatives of linoleic acid and beta-carotene in modulating lymphocyte and macrophage function. Anticancer. Res. 17,1099-1106 (1997)

Christie, W.W., Dobson, G., Gunstone, F.D., Isomers in commercial samples of conjugated linoleic acid. Lipids 32,1231 (1997)

Christie, W.W., The analysis of conjugated linoleic acids. Lipid Technol. 9, 73-75 (1997)

Cornell,K.K., Waters,D.J., Coffman,K.T., Robinson,J.P., Watkins,B.A., Conjugated linoleic acid inhibited the in vitro proliferation of canine prostate cancer cells. FASEB J. 11, A579 (1997)

Cunningham, D.C., Harrison, L.Y., Shultz, T.D., Proliferative responses of normal human mammary and mcf-7 breast cancer cells to linoleic acid, conjugated linoleic acid and eicosanoid synthesis inhibitors in culture. Anticancer. Res. 17,197-203 (1997)

DeVoney,D., Pariza,M.W., Cook,M.E., Conjugated linoleic acid increases blood and splenic T-cell response post lipopolysaccharide injection. FASEB J. 9, 3355 (1997)

Dhiman,T.R., Satter,L.D., Pariza,M.W., Galli,M.P., Albright,K., Conjugated linoleic acid (CLA) content of milk from cows offered diets rich in linoleic and linolenic acid. J. Dairy Sci. 80 (Suppl. 1), 171 (1997)

Doreau,M., Chilliard,Y., Effects of ruminal or postruminal fish oil supplementation on intake and digestion in dairy cows. Reprod. Nutr. Dev. 37, 113-124 (1997)

Dugan, M.E.R., Aalhus, J.L., Schaefer, A.L., Kramer, J.K.G., The effect of conjugated linoleic acid on fat to lean repartitioning and feed conversion in pigs. Can. J. Anim. Sci. 77,723-725 (1997)

Durgam, V.R., Fernandes, G., The growth inhibitory effect of conjugated linoleic acid on MCF-7 cells is related to estrogen response system. Cancer Lett. 116,121-130 (1997)

Fellner, V., Sauer, F.D., Kramer, J.K.G., Effect of nigericin, monensin, and tetronasin on biohydrogenation in continuous flow-through ruminal fermenters. J. Dairy Sci. 80,921-928 (1997)

Fritsche, J., Mossoba ,M.M., Yurawecz, M.P., Roach,J.A.G., Sehat,N., Ku,Y., Steinhart,H., Conjugated linoleic acid (CLA) isomers in human adipose tissue. Zeitschrift Lebensmi. Unters. Forsch. 205,415-418 (1997)

Gurr, M., Biological properties of some cow's milk fat components. Lipid Technology 9,70-73 (1997)

Ip, C., Review of the effects of trans fatty acids, oleic acid, n-3 polyunsaturated fatty acids, and conjugated linoleic acid on mammary carcinogenesis in animals. Am. J. Clin. Nutr. 66, 1523S-1529S (1997)

Ip, C., Jiang, C., Thompson, H.J., Scimeca, J.A., Retention of conjugated linoleic acid in the mammary gland is associated with tumor inhibition during the post-initiation phase of carcinogenesis. Carcinogenesis 18,755-759 (1997)

Ip, C., Scimeca, J.A., Conjugated linoleic acid and linoleic acid are distinctive modulators of mammary carcinogenesis. Nutr. Cancer 27,131-135 (1997)

Iwata,T., Kamegai,T., Sato,Y., Watanabe,K., Kasai,M., Method for producing conjugated linoleic acids. Canadian Patent 2,219,601 (1997)

Jahreis, G., Anticarcinogenic fatty acids in milk and beef [German]. Ernahrungs. Umschau. 44,168-172 (1997)

Jahreis, G., Fritsche, J., Steinhart, H., Conjugated linoleic acid in milk fat -- high variation depending on production system. Nutr. Res. 17,1479-1484 (1997)

Jiang, J., Bjorck, L., Fonden, R., Conjugated linoleic acid in Swedish dairy products with special reference to the manufacture of hard cheese. Int. Dairy J. 7,863-867 (1997)

Jie, M., Pasha, M.K., Alam, M.S., Synthesis and nuclear magnetic resonance properties of all geometrical isomers of conjugated linoleic acids. Lipids 32,1041-1044 (1997)

Kramer, J.K.C., Fellner, V., Dugan, M.E.R., Sauer, F.D., Mossoba, M.M., Yurawecz, M.P., Evaluating acid and base catalysts in the methylation of milk and rumen fatty acids with special emphasis on conjugated dienes and total trans fatty acids. Lipids 32,1219-1228 (1997)

Kuklev, D.V., Christie, W.W., Durand, T., Rossi,J.C., Vidal,J.P., Kasyanov,S.P., Akulin,V.N., Bezuglov,V.V., Synthesis of keto- and hydroxydienoic compounds from linoleic acid. Chem. Physics Lipids 85,125-134 (1997)

Lemon, P.W.R., Dietary protein requirements in athletes. J. Nutr. Biochem. 8,52-60 (1997)

Lie Ken Jie,M.S.F., Pasha,M.K., Alam,M.S., Synthesis and nuclear magnetic resonance properties of all geometric isomers of conjugated linoleic acid. Lipids 32, 1041-1044 (1997)

Liu, K.L., Belury, M.A., Conjugated linoleic acid modulation of phorbol ester-induced events in murine keratinocytes. Lipids 32,725-730 (1997)

McGuire,M.A., McGuire,M.K., McGuire,M.S., Griinari,J.M., Bovinic acid : The natural CLA, in Proceedings of the Cornel Nutrition Conference for Feed Manufacturere. pp217-226, New York, Cornel University, Ithaca,NY. (1997)

McGuire,M.K., Park,Y., Behre,R.A., Harrison,L.Y., Shultz,T.D,, McGuire,M.A., Conjugated linoleic acid concentrations of human milk and infant formula. Nutr. Res. 17,1277-1283 (1997)

Nicolosi, R.J., Rogers, E.J., Kritchevsky,D., Scimeca, J.A., Huth, P.J., Dietary conjugated linoleic acid reduces plasma lipoproteins and early aortic atherosclerosis in hypercholesterolemic hamsters. Artery. 22,266-277 (1997)

Pariza, M.W., Animal studies -- summary, gaps, and future research. Am. J. Clin. Nutr. 66, 1539S-1540S (1997)

Pariza, M.W., Conjugated linoleic acid, a newly recognised nutrient. Chemistry & Industry 1997,464-466 (1997)

Pariza, M.W., Park, Y., Kim, S., et al. Mechanism of body fat reduction by conjugated linoleic acid. FASEB J. 11, A139 (1997)

Park, Y., Albright, K.J., Liu, W., Storkson, J.M., Cook, M.E., Pariza, M.W., Effect of conjugated linoleic acid on body composition in mice. Lipids 32,853-858 (1997)

Park, Y.S., Behre, R.A., McGuire, M.A., Shultz, T.D., McGuire, M.K., Dietary conjugated linoleic acid (CLA) and CLA in human milk. FASEB J. 11, A239 (1997)

Parodi, P.W., Cows milk fat components as potential anticarcinogenic agents. J. Nutr. 127,1055-1060 (1997)

Parodi, P.W., Conjugated octadecadienoic acids of milk fat. J. Dairy Sci. 60, 1550-1443 (1997)

Parodi, P.W., Milk fat conjugated linoleic acid : can it help prevent brest cancer ? Proc. Nutr. Soc. NZ. 22, 137-149 (1997)

Precht, D., Molkentin, J., Effect of feeding on conjugated cis delta-9, trans delta-11-octadecadienoic acid and other isomers of linoleic acid in bovine milk fats. Nahrung Food 41,330-335 (1997)

Precht, D., Molkentin, J., Trans-geometrical and positional isomers of linoleic acid including conjugated linoleic acid (CLA) in german milk and vegetable fats. Fett/ Lipid 99,319-326 (1997)

Schut, H.A.J., Cummings, D.A., Smale, M.H.E., Josyula, S., Friesen, M.D., DNA adducts of heterocyclic amines: Formation, removal and inhibition by dietary components. Mutat. Res. Fund. Mol. Microbiol. 376,185-194 (1997)

Sebedio, J.L., Juaneda, P., Dobson, G., Ramilison, I., Martin, J.D., Chardigny, J.M., Metabolites of conjugated isomers of linoleic acid (CLA) in the rat. Biochim. Biophys. Acta-- Lipids & Lipid Metabolism 1345, 5-10 (1997)

Seifert, M.F., Watkins, B.A., Role of dietary lipid and antioxidants in bone metabolism. Nutr. Res. 17,1209-1228 (1997)

Shantha, N.C., Moody, W.G., Tabeidi, Z., Conjugated linoleic acid concentration in semimembranosus muscle of grass- and grain-fed and zeranol implanted beef cattle. J. Muscle Foods 8,105-110 (1997)

Stanton, C., Lawless, F., Kjellmer, G., Harrington, D., Devery, R., Connolly, J.F., Murphy, J., Dietary influences on bovine milk cis-9,trans-11-conjugated linoleic acid content. J. Food Sci. 62,1083-1086 (1997)

Stanton, C., Lawless, F., Murphy, J., Connolly, B., Conjugated linoleic acid (CLA) -- a health promoting component of dairy fats. I. Biological properties of CLA. Farm & Food 7,19-20 (1997)

Stanton, C., Lawless, F., Murphy, J., Connolly, B., Conjugated linoleic acid (CLA) -- a health promoting component of dairy fats. II. Dietary sources of CLA. Farm & Food 7,21-22 (1997)

Sugano, M., Tsujita, A., Yamasaki, M., Yamada, K., Ikeda, I., Kritchevsky, D., Lymphatic recovery, tissue distribution, and metabolic effects of conjugated linoleic acid in rats. J. Nutr. Biochem. 8,38-43 (1997)

Thompson, H., Zhu, Z.J., Banni, S., Darcy, K., Loftus, T., Ip, C., Morphological and biochemical status of the mammary gland as influenced by conjugated linoleic acid -- implication for a reduction in mammary cancer risk. Cancer Res. 57,5067-5072 (1997)

Visonneau, S., Cesano, A., Tepper, S.A., Scimeca, J.A., Santoli, D., Kritchevsky, D., Conjugated linoleic acid suppresses the growth of human breast adenocarcinoma cells in scid mice. Anticancer. Res. 17,969-973 (1997)

West,D.B., Camet,P.M., Maddux,C.D., Scimeca,J., Delany,J.P., Reduced body fat with conjugated linoleic acid feeding in the mouse. Fed. Eur. Biochem. Soc. 11,3460 (1997)

Wong, M.W., Chew ,B.P., Wong, T.S., Hosick, H.L., Boylston, T.D., Shultz, T.D. , Effects of dietary conjugated linoleic acid on lymphocyte function and growth of mammary tumors in mice. Anticancer. Res. 17:987-993 (1997)

Yoon,C.S., Ha,T.Y., Rho,J.H., Sung,K.S., Cho,I.J., Inhibitory effect of conjugated linoleic acid on in vitro growth of human hepatoma. FASEB J. 11, A578 (1997)

Yurawecz,M.P., Sehat,N., Mossoba,M.M., Roach,J.A.G., Ku,Y., Oxidation products of conjugated linoleic acid and furan acids. In New Techniques and applications in Lipid Analysis (McDonald,R.E., Mossoba,M.M., eds.), AOCS Press, Champaign,IL. (1997)

Zhang,A., Chen,Z.Y., Oxidative stability of conjugated linoleic acid relative to other polyunsaturated fatty acids. J. Am. Oil Chem. Soc. 74, 1611-1613 (1997)

Dairy Council Digest (68(5)), 食事と癌の関連性に新知見―結合リノール酸をめぐって―, 食の科学 237, 12-16 (1997)

藤本健四郎, 微量脂肪酸の機能研究の現状, 食品と開発 32(6), 4-6 (1997)

1998

Ackman, R.G., Laboratory preparation of conjugated linoleic acids. J. Am. Oil Chem. Soc. 75, 1227 (1998)

Ackman, R.G., Laboratory preparation of conjugated linoleic acids. J. Am. Oil Chem. Soc. 75, 1469 (1998)

Adlof, R., Lamm, T., Fractionation of cis- and trans-oleic, linoleic, and conjugated linoleic fatty acid methyl esters by silver ion high-performance liquid chromatography. J. Chromatogr. A. 799,329-332 (1998)

Angioni,E., Banni,S., Chardigny,J.M., Gregoire,S., Juaneda,P., Martin,J.C., Sebedio,J.L., Metabolism of c,t 9,11 CLA and c,t 10,12 CLA in rat tissues. 2nd Meeting of the European Section of AOCS Abstr., Cagliari, 1-4 October (1998)

Arcos, J.A., Otero, C., Hill, C.G., Rapid enzymatic production of acylglycerols from conjugated linoleic acid and glycerol in a solvent-free system. Biotechnol. Lett. 20,617-621 (1998)

Banni, S., Angioni, E., Contini, M.S., Carta, G., Casu, V., Iengo, G.A., Melis, M.P., Deiana, M., Dessi, M.A., Corongiu, F.P., Conjugated linoleic acid and oxidative stress. J. Am. Oil Chem. Soc. 75,261-267 (1998)

Banni, S., Martin,J.C., Conjugated linoleic acid and metabolites. In Trans Fatty Acids in Human Nutrition. (Sebedio,J.L., Christie,W.W., eds.) pp261-302, The Oily Press, Dundee (1998)

Berdeaux, O., Voinot, L., Angioni, E., Juaneda, P., Sebedio, J.L., A simple method of preparation of methyl trans-10,cis-12- and cis-9,trans-11-octadecadienoates from methyl linoleate. J. Am. Oil Chem. Soc. 75,1749-1755 (1998)

Cantwell, H., Devery, R., Stanton, C., Lawless, F., The effect of a conjugated linoleic acid on superoxide dismutase, catalase and glutathione peroxidase in oxidatively-challenged liver cells. Biochem. Soc. Trans. 26,S62 (1998)

Cesano, A., Visonneau, S., Scimeca, J.A., Kritchevsky, D., Santoli, D., Opposite effects of linoleic acid and conjugated linoleic acid on human prostatic cancer in SCID mice. Anticancer Res. 18,1429-1434 (1998)

Chen, C.A., Sih, C.J., Chemoenzymatic synthesis of conjugated linoleic acid. J. Organic Chem. 63,9620-9621 (1998)

Chouinard,P.Y., Corneau.L., Bauman,D.E., Butler,W.R., Chilliard,Y., Drackley,J.K., Conjugated linoleic acid content of milk from cows fed different sources of dietary fat. J. Dairy Sci. 81(Suppl. 1), 223 (1998)

Chouinard,P.Y., Corneau.L., Kelly,M.L., Chilliard,Y., Bauman,D.E., Effect of dietary manipulation on milk conjugated linoleic acid concentrations. J. Anim. Sci. 76 (Suppl. 1), 233 (1998)

Cook, M.E., Pariza, M.W., The role of conjugated linoleic acid (CLA) in health. Int. Dairy J. 8,459-462 (1998)

Cook, M.E., Jerome,D.L., Crenshaw,T.D., Buege,D.R., Pariza, M.W., Schmidt,S.P., Scimeca,J.A., Lofgren,P.A., Hentges,E.J., Feeding conjugated linoleic acid improves feed efficiency and reduced carcass fat in pigs. FASEB J. 12, 4843 (1998)

Corl,B.A., Chouinard,P.Y., Bauman,D.E., Dwyer,D.A., Griinari,J.M., Nurmela,K.V., Conjugated linoleic acid in milk fat of dairy cows originates in part by endogenous synthesis from trans-11 octadecenoic acid. J. Anim. Sci. 76 (Suppl. 1) 233 (1998)

Cornell,K., Waters,D.J., Watkins,B., Robinson,J.P., Conjugated linoleic acid exhibits differential inhibition of canine prostate cells in vitro. Proc. Am. Assoc. Cancer Res. 39, 590 (1998)

DeVoney,D., Pariza,M., Cook,M.E., Conjugated linoleic acid (CLA) enhances murine natural killer cell activity in naive animals but attenuates natural killer cell activity after stimulation with polyinosinic-polytidylic acid. FASEB J. 12, 5031 (1998)

Dhiman, T.R., Satter, L.D., Pariza, M.W., Gali, M.P., Albright, K., Conjugated linoleic acid (CLA) content of milk from cows offered diets rich in linoleic and linolenic acid. J. Dairy Sci. 80(Suppl. 1),184 (1998)

Dhiman, T.R., Helmink,E.D., McMahon, D.J., FiFe,R.L., Pariza, M.W., Conjugated linoleic acid content of milk from cows fed extruded oilseeds. J. Anim. Sci. 76 (Suppl. 1), 353 (1998)

Dobson,G., Identification of conjugated fatty acids by gas chromatography-mass spectrometry of 4-methyl-1,2,4,-triazoline-3,5-dione adducts. J. Am. Oil Chem. Soc. 75, 137-142 (1998)

Doyle, E., Scientific forum explores CLA knowledge. INFORM 9,69-73 (1998)

Dunshea,F.R., Ostrowska,E., Muralitharan,M., Cross,R., Bauman,D.E., Pariza,M.W., Skarie,C., Dietary conjugated linoleic acid decrease back fat in finisher gilts. J. Anim. Sci. 76(Suppl. 1), 131 (1998)

Fogetty,A.C., Ford,G.L., Svoronos,D., Octadeca-9,11-dienoic acid in foodstuffs and in the lipids of human blood and breast milk. Nutr. Rep. Int. 38, 937-944 (1998)

Fritsche, S., Fritsche, J., Occurrence of conjugated linoleic acid isomers in beef. J. Am. Oil Chem. Soc. 75,1449-1451 (1998)

Fritsche ,J., Steinhart, H., Amounts of conjugated linoleic acid (CLA) in German foods and evaluation of daily intake. Z. Lebensm.-Unters. Forsch. 206,77-82 (1998)

Fritsche, J., Steinhart, H., Analysis, occurrence, and physiological properties of trans fatty acids (TFA) with particular emphasis on conjugated linoleic acid isomers (CLA) -- A review. Fett/ Lipid 100,190-210 (1998)

Garcia, H.S., Storkson, J.M., Pariza, M.W., Hill, C.G., Enrichment of butteroil with conjugated linoleic acid via enzymatic interesterification (acidolysis) reactions. Biotechnol. Lett. 20,393-395 (1998)

Garland,M., Sacks,F.M., Colditz,G.A., Rimm,E.B., Sampson,L.A., Willett,W.C., Hunter,D.J., The relation between dietary and adipose tissue composition selected fatty acids in US women. Am. J. Clin. Nutr. 67,25-30 (1998)

Grandgirard,A., Piconneaux,A., Sebedio,J.L., Julliard,F., Trans isomers of long-chain n-3 polyunsaturated fatty acids in tissue classes of linseed oil. Reprod. Nutr. Dev. 38, 17-29 (1998)

Griinari,J.M., Dwyer,D.A., McGuire,M.A., Bauman,D.E., Palmquist,D.L., Nurmela,K.V.V., Trans-octadecenoic acids and milk fat depression in lactating dairy cows. J. Dairy Sci. 81, 1251-1261 (1998)

Griinari,J.M., Nurmela,K.V.V., Corl,B.A., Chouinard,Y.P., Bauman,D.E., The endogenous synthesis of milkfat conjugated linoleic acid (CLA) from absorbed vaccenic acid in dairy cows. 89th AOCS Annual Meeting Abstr., May 10-13 (1998)

Griinari,J.M., Nurmela,K.V.V., Sairanen,A., Nousiainen,J.I., Khalili,H., Effect of dietary sunflower oil and pasture forage maturity on conjugated linoleic acid (CLA) content in milk fat from lactating dairy cows. J. Anim.Sci. 76 (Suppl. 1) 300 (1998)

Hanson,T.W., McGuire,M.A., Evaluation of conjugated linoleic acid content in the meat of wildlife from the Pacific Northwest. in Proceedings of the Second Comparative Nutrition Society Symposium, Comparative Nutrition Society, Silverspring, MD. Pp. 68-73 (1998)

Harfoot,C.G., Hazelwood,G.P., Lipid metabolism in the rumen. In the Rumen Microbiol Ecosystem (Hobson,P.N., ed.) pp.285-322, Elsevier Science Publishers, London (1998)

Hasler, C.M., Functional Foods. Their role in disease prevention and health promotion. Food Technol. 52,63-70 (1998)

Herbel, B.K., McGuire, M.K., McGuire, M,A., Shultz, T.D., Safflower oil consumption does not increase plasma conjugated linoleic acid concentrations in humans. Am. J. Clin. Nutr. 67,332-337 (1998)

Houseknecht, K.L., Van den Heuvel, J.P., Moya-Camarena, S.Y., Portocarrero, C.P., Peck, L.W., Nickel, K.P., Belury, M.A., Dietary conjugated linoleic acid normalizes impaired glucose tolerance in the Zucker diabetic fatty fa/fa rat. Biochem. Biophys. Res. Commun. 244,678-682 (1998)

Inouye, M., Hashimoto, H., Mio, T., Sumino, K., Levels of lipid peroxidation product and glycated hemoglobin A(1)C in the erythrocytes of diabetic patients. Clin. Chem. Acta 276,163-172 (1998)

Jahreis, B., Reducing high linoleic acid in diets and increasing conjugated linoleic acid uptake. Ernahrungs-Umschau 45,285 287 (1998)

Jahreis, G., Bochmann, K., Comparison of dietary fats ? physiological effects of fatty acids. Ernahrungs-Umschau 45,192 ff (1998)

Jahreis, G., Fritsche,J., Schone,F., Steinhart,H., CLA in milk of different species, CLA what's going on. European Concerted Action No. 1, p.4 (1998)

Jain, M., Dairy foods, dairy fats, and cancer ? a review of epidemiological evidence. Nutr. Res. 18,905-937 (1998)

Jensen, R.G., Lammi-Keefe, C.J., Hill, D.W., Kind, A.J., Henderson, R., The anticarcinogenic conjugated fatty acid, 9c, 11t-18:2, in human milk: confirmation of its presence. J. Hum. Lact. 14,23-27 (1998)

Jiang, J., Bjorck, L., Fonden, R., Production of conjugated linoleic acid by dairy starter cultures. J. Appl. Microbiol. 85,95-102 (1998)

Jiang, J., Kamal-Eldin,A., Comparing methyleneblue-photosensitized oxidation of methyl- conjugated linoleate. J. Agri. Food Chem. 46, 923-927 (1998)

Josyula, S., He,Y.H., Ruch, R.J., Schut, H.A.J., Inhibition of DNA adduct formation of PhIP in female F344 rats by dietary conjugated linoleic acid. Nutr. Cancer 32,132-138 (1998)

Josyula, S., Schut, H.A.J., Effects of dietary conjugated linoleic acid on DNA adduct formation of PhIP and IQ after bolus administration to female F344 rats. Nutr. Cancer 32,139-145 (1998)

Kelly, M.L., Berry, J.R., Dwyer, D.A., Griinari, J.M., Chouinard, P.Y., Vanamburgh, M.E., Bauman, D.E., Dietary fatty acid sources affect conjugated linoleic acid concentrations in milk from lactating dairy cows. J. Nutr. 128,881-885 (1998)

Kelly, M.L., Kolver, E.S., Bauman, D.E., Vanamburgh, M.E., Muller, L.D., Effect of intake of pasture on concentrations of conjugated linoleic acid in milk of lactating cows. J. Dairy Sci. 81,1630-1636 (1998)

Kramer, J.K.G., Sehat, N., Dugan, M.E.R., Mossoba, M.M., Yurawecz, M.P., Roach, J.A.G., Eulitz, K., Aalhus, J.L., Schaefer, A.L., Ku, Y., Distributions of conjugated linoleic acid (CLA) isomers in tissue lipid classes of pigs fed a commercial CLA mixture determined by gas chromatography and silver ion high-performance liquid chromatography. Lipids 33,549-558 (1998)

Kramer, J.K.G., Parodi, P.W., Jensen, R.G., Mossoba, M.M., Yurawecz, M.P., Adlof, R.O., Rumenic acid: A proposed common name for the major conjugated linoleic acid isomer found in natural products. Lipids 33,835 (1998)

Lavillonniere, F., Martin, J.C., Bougnoux, P., Sebedio, J.L., Analysis of conjugated linoleic acid isomers and content in French cheeses. J. Am. Oil Chem. Soc. 75,343-352 (1998)

Lavillonniere, F., Ferrari,P., Lhuillery,C., Martin,J.C., Sebedio, J.L., Bougnoux, P., CLAs containing high proportion of the 18:2 Δ9cis, 11trans isomer exhibit a protective effect both in rat mammary carcinogenesis and in human brest cancer. 2nd Meeting of the European Section of AOCS Abstr., Cagliari, 1-4 October (1998)

Lawless, F., Murphy,J., Harrington, D., Devery, R., Stanton, C., Elevation of conjugated cis-9, trans-11-octadecadienoic acid in bovine milk because of dietary supplementation. J. Dairy Sci. 81,3259-3267 (1998)

Lawless, F., L'Escop,P., Devery,R., Connolly,B., Murphy,J., Stanton,C., The effect of animal breed on the levels of CLA (c-9,t-11) in bovine milk. Int. Dairy J. 8,578 (1998)

Lee, K.N., Pariza, M.W., Ntambi, J.M., Conjugated linoleic acid decreases hepatic stearoyl-CoA desaturase mRNA expression. Biochem. Biophys. Res. Commun. 248,817-821 (1998)

Leth, T., Ovesen, L., Hansen, K., Fatty acid composition of meat from ruminants, with special emphasis on trans fatty acids. J. Am. Oil Chem. Soc. 75, 1001-1005 (1998)

Li, Y., Watkins, B.A., Conjugated linoleic acids alter bone fatty acid composition and reduce ex vivo prostaglandin E-2 biosynthesis in rats fed n-6 or n-3 fatty acids. Lipids 33, 417-425 (1998)

Lin, H., Boylston, T.D., Luedecke, L.O., Shultz, T.D., Factors affecting the conjugated linoleic acid content of Cheddar cheese. J. Agric. Food Chem. 46, 801-807 (1998)

Liu, K.L., Belury, M.A., Conjugated linoleic acid reduces arachidonic acid content and PGE(2) synthesis in murine keratinocytes. Cancer Lett. 127, 15-22 (1998)

Loor, J.J., Herbein, J.H., Exogenous conjugated linoleic acid isomers reduce bovine milk fat concentration and yield by inhibiting de novo fatty acid synthesis. J. Nutr. 128, 2411-2419 (1998)

Lowery, L.M., Appicelli, P.A., Lemon, P.W.R., Conjugated linoleic acid enhances muscle size and strength gains in novice bodybuilders. Med. Sci. Sports Exercise 30, S182 (1998)

Offer, N.W., Dixon, J., Speake, B.K., Effect of dietary fat supplements on levels of trans acids and CLA in bovine milk. CLA what's going on. European Concerted Action No. 1, p. 4 (1998)

Oshea, M., Lawless, F., Stanton, C., Devery, R., Conjugated linoleic acid in bovine milk fat - a food-based approach to cancer chemoprevention. Trends Food Sci. Technol. 9, 192-196 (1998)

Pariza, M.W., Ponakala, S.V., Gerlat, P.A., Andress, S., Predicting the functionality of direct food additives. Food Technol. 52, 56-60 (1998)

Pariza, M.W., Park, y., Albright, K.-J., Liu, W., Storkson, J.M., Cook, M.E., Synthesis and biological activity of conjugated eicosadienoic acid. 89th Am. Oil Chem. Soc. Annual Meeting Abst. May 10-13, Chicago, IL (1998)

Park, Y., Pariza, M.W., Evidence that commercial calf and horse sera can contain substantial amounts of trans-10,cis-12 conjugated linoleic acid. Lipids 33, 817-819 (1998)

Ramamurthi, S., Manohar, V., Mani, V.V.S., Characterization of fatty acid isomers in dehydrated castor oil by gas chromatography and gas chromatography mass spectrometry techniques. J. Am. Oil Chem. Soc. 75, 1297-1303 (1998)

Ritzenthaler, K., McGuire, M.K., Falen, R., Shultz, T.D., McGuire, M.A., Estimation of conjugated linoleic acid (CLA) intake. FASEB J. 12, A527 (1998)

Salminen, I., Mutanen, M., Jauhiainen, M., Aro, A., Dietary trans fatty acids increase conjugated linoleic acid levels in human serum. J. Nutr. Biochem. 9, 93-98 (1998)

Schek, A., Butter for prevention of atherosclerosis and cancer. Ernahrungs-Umschau 45, 282-284 (1998)
Schone, F., Fritsche, J., Bargholz, J., Leiterer, M., Jahreis, G., Matthaus, B., Changes of rapeseed and

linseed oil during processing. Fett/Lipid 100,539-545 (1998)

Scimeca, J.J., Toxicological evaluation of dietary conjugated linoleic acid in male Fischer 344 rats. Food Chem. Toxicol. 36,391-395 (1998)

Sehat, N., Kramer, J.K.G., Mossoba, M.M., Yurawecz, M.P., Roach, J.A.G., Eulitz, K., Morehouse, K.M., Ku, Y., Identification of conjugated linoleic acid isomers in cheese by gas chromatography, silver ion high performance liquid chromatography and mass spectral reconstructed ion profiles - comparison of chromatographic elution sequences. Lipids 33,963-971 (1998)

Sehat, N., Yurawecz, M.P., Roach, J.A.G., Mossoba, M.M., Eulitz, K., Mazzola, E.P., Ku, Y., Autoxidation of the furan fatty acid ester, methyl 9,12-epoxyoctadeca-9,11-dienoate. J. Am. Oil Chem. Soc. 75,1313-1319 (1998)

Sehat, N., Yurawecz, M.P., Roach, J.A.G., Mossoba, M.M., Kramer, J.K.G., Ku, Y., Silver-ion high-performance liquid chromatographic separation and identification of conjugated linoleic acid isomers. Lipids 33,217-221 (1998)

Sisk,M., Azain,M.J., Hausman,D.B., Jewell,D.E., Effect of conjugated linoleic acid on fat pad weight and cellularity in Sprague-Dawley and Zucker rat. FASEB J. 12, A536 (1998)

Sserunjogi, M.L., Abrahamsen, R.K., Narvhus, J., Current knowledge of ghee and related products. Int. Dairy J. 8,677-688 (1998)

Sugano, M., Tsujita, A., Yamasaki, M., Noguchi, M., Yamada, K., Conjugated linoleic acid modulates tissue levels of chemical mediators and immunoglobulins in rats. Lipids 33,521-527 (1998)

Thiel,R.L., Sparks,J.C., Wiegand,B.R., Parrish,F.C.,Jr., Ewan,R.C., Conjugated linoleic acid improve performance and body composition in swine. Midwest Animal Science Meetings 1998 Abstracts, Abstracts #127(p.61), Midwestern Section, Am. Soc. of Animal Science, Savoy, IL. (1998)

Thivierge, M.C., Chouinard, P.Y., Levesque ,J., Girard, V., Seoane, J.R., Brisson, G.J., Effects of buffers on milk fatty acids and mammary arteriovenous differences in dairy cows fed CA salts of fatty acids. J. Dairy Sci. 81,2001-2010 (1998)

Tischendorf,F., Jahreis,G., Mockel,P., Schone,F., Influence of dietary buffers on milk fat content and fatty acid profile in dairy cows fed rations in mono- or polyunsaturated fatty acids. Proc. Soc. Nutr. Physiol. 8, 743 (1998)

Tocher,D.R., Leaver,M.J., Hodgson,P.A., Recent advances in the biochemistry and molecular biology of fatty acyl desaturases. Prog. Lipid Res. 37, 73-117 (1998)

Troyer, D.A., Venkatraman, J.T., Fernandes, G., Effects of calorie restriction and omega-3 dietary fat on aging in short- and long-lived rodents. Age 21,175-182 (1998)

Turek, J.J., Li, Y., Schoenlein, I.A., Allen, K.G.D., Watkins, B.A., Modulation of macrophage cytokine production by conjugated linoleic acids is influenced by the dietary n-6 : n-3 fatty acid ratio. J.

Nutr. Biochem. 9, 258-266 (1998)

West, D.B., Delany, J.P., Camet, P.M., Blohm, F., Truett, A.A., Scimeca, J., Effects of conjugated linoleic acid on body fat and energy metabolism in the mouse. Am. J. Physiol. - Regulatory Integ. and Comp. Physiol. 44, R667-R672 (1998)

Winchell, D.C., Clandinin, M.T., Field, C.J., Conjugated linoleic acid fed in a low polyunsaturated fat increases mitogen responses in rats. FASEB J. 12, A869 (1998)

Whigham, L.D., Cook, E.B., Stahl, J.L., Saban, R., Pariza, M.W., Cook, M.E., Conjugated linoleic acid reduced antigen-induced prostaglandin E2 release from sensitized tracheas. FASEB J. 12, A869 (1998)

Xiao, Y.F., Wright, S.N., Wang, G.K., Morgan, J.P., Leaf, A., Fatty acids suppress voltage-gated Na+ currents in HEK293T cells transfected with the alpha-subunit of the human cardiac Na+ channel. Proc. Natl. Acad. Sci. USA. 95, 2680-2685 (1998)

Yotsumoto, H., Hara, E., Naka, S., Adlof, R.O., Emken, E.A., Yanagita, T., 10trans,12cis-linoleic acid reduces apolipoprotein B secretion in HepG2 cells. Food Res. Int. 31, 403-409 (1998)

Yurawecz, M.P., Roach, J.A.G., Sehat, N., Mossoba, M.M., Kramer, J.K.G., Fritsche, J., Steinhart, H., Ku, Y., A new conjugated linoleic acid isomer, 7 trans, 9 cis-octadecadienoic acid, in cow milk, cheese, beef and human milk and adipose tissue. Lipids 33, 803-809 (1998)

岩田敏夫,亀谷 剛,佐藤良枝,共役リノール酸の製造方法 特開平10-130199 (1998)

奥山 齋,岩田敏夫,共約リノール酸の機能と特性 油脂 51 (9), 44-49 (1998)

菅野道廣,機能性素材としての油脂の可能性 FOOD Style 21, 2 (11) 36-40 (1998)

鈴木里加子,宮下和夫,太田 亨,鈴木敏之,HPLCを用いた共役不飽和脂肪酸の蛍光定量法の開発,日農化 72 (臨時増刊), 123 (1998)

高木 徹,第89回 AOCS Annual Meeting & Expo に出席して,日本油化学会誌 47, 720-721 (1998)

原健次,生理活性脂質の生化学と応用 (97) 共約リノール酸の生化学と応用 (1) 油脂 51 (10), 91-98 (1998)

原健次,生理活性脂質の生化学と応用 (98) 共約リノール酸の生化学と応用 (2) 油脂 51 (11), 83-90 (1998)

原健次,生理活性脂質の生化学と応用 (99) 共約リノール酸の生化学と応用 (3) 油脂 51 (12), 98-108 (1998)

矢澤一良,体脂肪を減らし,肥満・成人病を防ぐ「CLA」―無理なく健康的にやせる話題のダイエット食品―,ハート出版 (1998)

山崎正夫,岸原孝司,立花宏文,菅野道廣,池田郁男,山田耕路,共役リノールのガスクロマトグラフィー分析におけるメチル化法の最適化,日農化 72 (臨時増刊), 123 (1998)

山本芳邦,異性化リノール酸の生理学的機能 食品と開発 33 (6), 37-39 (1998)

1999

Ackman, R.G., Conjugated Linoleic Acid (CLA) in lipids of fish tissue. in Advances in Conjugated Linoleic Acid Research, Vol. 1. (Yurawecz, M.P., Mossoba, M.M., Kramer, J.K.G., Pariza, M.W., Nelson, G.J., (eds.)). Champaign, IL, AOCS Press. pp. 283-295 (1999)

Adlof, R.O., The Lindlar-catalyzed reduction of methyl santalbate: a facile preparation of methyl 9-cis,11-trans-octadecadienoate-9,10-d(2). J. Am. Oil Chem. Soc. 76,301-304 (1999)

Adlof, R.O., Prepration of unlabeled and isotope-labeled conjugated linoleic and related fatty acid isomers. in Advances in Conjugated Linoleic Acid Research, Vol. 1. (Yurawecz, M.P., Mossoba, M.M., Kramer, J.K.G., Pariza, M.W., Nelson, G.J., (eds.)). Champaign, IL, AOCS Press. pp. 21-38 (1999)

Ahn, D.U., Sell, J.L., Jo, C., Chamruspollert, M., Jeffrey, M., Effect of dietary conjugated linoleic acid on the quality characteristics of chicken eggs during refrigerated storage. Poultry Sci. 78,922-928 (1999)

Atkinson, R.L., Conjugated linoleic acid for altering body composition and treating obesity. in Advances in Conjugated Linoleic Acid Research, Vol. 1. (Yurawecz, M.P., Mossoba, M.M., Kramer, J.K.G., Pariza, M.W., Nelson, G.J., (eds.)). Champaign, IL, AOCS Press. pp. 348-353 (1999)

Banni, S., Angioni, E., Casu, V., Melis, M.P., Scrugli, S., Carta, G., Corongiu, F.P., Ip, C., An increase in vitamin A status by the feeding of conjugated linoleic acid. Nutr. Cancer 33,53-57 (1999)

Banni, S., Angioni, E., Casu, V., Melis, M.P., Carta, G., Corongiu, F.P., Thompson, H., Ip, C., Decrease in linoleic acid metabolites as a potential mechanism in cancer risk reduction by conjugated linoleic acid. Carcinogenesis 20,1019-1024 (1999)

Banni, S., Angioni, E., Carta, G., Casu, V., Melis, M.P., Deiana, M., Dessi, M.A., Lucchi, L., Melis, M.P., Rosa, A., Vargiolu, S., Corongiu, F.P., Influence of dietary conjugated linoleic acid on lipid metabolism in relation to its anticarcinogenic activity. in Advances in Conjugated Linoleic Acid Research, Vol. 1. (Yurawecz, M.P., Mossoba, M.M., Kramer, J.K.G., Pariza, M.W., Nelson, G.J., (eds.)). Champaign, IL, AOCS Press. pp. 307-318 (1999)

Belury, M.A., Van den Heuvel, J.P., Modulation of diabetes by conjugated linoleic acid. in Advances in Conjugated Linoleic Acid Research, Vol. 1. (Yurawecz, M.P., Mossoba, M.M., Kramer, J.K.G., Pariza, M.W., Nelson, G.J., (eds.)). Champaign, IL, AOCS Press. pp. 397-403 (1999)

Bretillon, L., Chardigny, J.M., Gregoire, S., Berdeaux, O., Sebedio, J.L., Effects of conjugated linoleic acid isomers on the hepatic microsomal desaturation activities in vitro. Lipids 34,965-969 (1999)

Brodie, A.E., Manning, V.A., Ferguson, K.R., Jewell, D.E., Hu, C.Y., Conjugated linoleic acid inhibits differentiation of pre- and post-confluent 3T3-L1 preadipocytes but inhibits cell proliferation only in preconfluent cells. J. Nutr. 129,602-606 (1999)

Brodie, A., CLA and PPAR γ activation - Response. J. Nutr. 129,2106 (1999)

Cantwell, H., Devery, R., O'Shea, M., Stanton, C., The effect of conjugated linoleic acid on the antioxidant enzyme defense system in rat hepatocytes. Lipids 34,833-839 (1999)

Chamruspollert, M., Sell, J.L., Transfer of dietary conjugated linoleic acid to egg yolks of chickens. Poultry Sci. 78,1138-1150 (1999)

Chen, C.-A., Lu, W., Sih, C.J., Synthesis of 9Z,11E-octadecadienoic and 10E,12Z-octadecadienoic acids, the major components of conjugated linoleic acid. Lipids 34,879-884 (1999)

Chen, Y., Zhu, N.Q., Lo, C.Y., Wang ,M.F., Ho, C.T., Process-induced health-promoting substances in foods. Food Rev. Int. 15,473-501 (1999)

Chouinard, P.Y., Corneau, L., Barbano, D.M., Metzger, L.E., Bauman, D.E., Conjugated linoleic acids alter milk fatty acid composition and inhibit milk fat secretion in dairy cows. J. Nutr. 129,1579-1584 (1999)

Cook, M.E., DeVoney, D., Drake, B., Pariza, M.W., Whigham, L., Yang, M., Dietary control of immuno induced cachexia: Conjugated linoleic acid and immunity. in Advances in Conjugated Linoleic Acid Research, Vol. 1. (Yurawecz, M.P., Mossoba, M.M., Kramer, J.K.G., Pariza, M.W., Nelson, G.J., (eds.)). Champaign, IL, AOCS Press. pp. 226-237 (1999)

Cook, M.E., Nutrition effects on vaccination. in Advances in Veterinary Medicine. Vol.41, pp.53-59 (1999)

Dashwood, R.H., Early detection and prevention of colorectal cancer. Oncol. Rep. 6, 277-281 (1999)

Davis, A.L., McNeill, G.P., Caswell, D.C., Analysis of conjugated linoleic acid isomers by C-13 NMR spectroscopy. Chem. Phys. Lipids 97,155-165 (1999)

Davis, A.L., McNeill, G.P., Caswell, D.C., Identification and quantification of conjugated linoleic acid isomers in fatty acid mixtures by 13C NMR spectroscopy. in Advances in Conjugated Linoleic Acid Research, Vol. 1. (Yurawecz, M.P., Mossoba, M.M., Kramer, J.K.G., Pariza, M.W., Nelson, G.J., (eds.)). Champaign, IL, AOCS Press. pp. 164-179 (1999)

De Deckere,E.A.M., Van Amelsvoort,J.M.M., McNeill,G.P., Jones,P., Effects of conjugated linoleic acid (CLA) isomers on lipid levels and peroxisome proliferation in the hamster. Br. J. Nutr. 82, 309-317 (1999)

DeLany, J.P., Blohm, F., Truett, A.A., Scimeca, J.A., West, D.B., Conjugated linoleic acid rapidly reduces body fat content in mice without affecting energy intake. Am. J. Physiol. - Regulatory Integ. and Comp. Physiol. 45,R1172-R1179 (1999)

Demeyer, D., Doreau, M., Targets and procedures for altering ruminant meat and milk lipids. Proc. Nutr. Soc. 58,593-607 (1999)

Dhiman, T.R., Helmink, E.D., McMahon, D.J., Fife, R.L., Pariza, M.W., Conjugated linoleic acid content of milk and cheese from cows fed extruded oilseeds. J. Dairy Sci. 82,412-419 (1999)

Dhiman, T.R., Anand, G.R., Satter, L.D., Pariza, M.W., Conjugated linoleic acid content of milk from cows fed different diets. J. Dairy Sci. 82,2146-2156 (1999)

Dionisi, F., Golay, P.A., Elli, M., Fay, L.B., Stability of cyclopropane and conjugated linoleic acids during fatty acid quantification in lactic acid bacteria. Lipids 34,1107-1115 (1999)

Du, M., Ahn, D.U., Sell, J.L., Effect of dietary conjugated linoleic acid on the composition of egg yolk lipids. Poultry Sci. 78, 1639-1645 (1999)

Dugan, M.E.R., Aalhus, J.L., Jeremiah, L.E., Kramer, J.K.G., Schaefer, A.L., The effects of feeding conjugated linoleic acid on subsequent pork quality. Can. J. Anim. Sci. 79,45-51 (1999)

Dugan, M.E.R., Aalhus, J.L., Feeding CLA to pig : effects on feed conversion. Carcass composition, meat quality palatability. in Advances in Conjugated Linoleic Acid Research, Vol. 1. (Yurawecz, M.P., Mossoba, M.M., Kramer, J.K.G., Pariza, M.W., Nelson, G.J., (eds.)). Champaign, IL, AOCS Press. pp. 354-368 (1999)

Enser, M., Scollan, N.D., Choi, N.J., Kurt, E., Hallett, K., Wood, J.D., Effect of dietary lipid on the content of conjugated linoleic acid (CLA) in beef muscle. Anim. Sci. 69(Part 1),143-146 (1999)

Eulitz, K., Yurawecz, M.P., Sehat, N., Fritsche, J., Roach, J.A.G., Mossoba, M.M., Kramer, J.K.G., Adlof, R.O., Ku, Y., Preparation, separation, and confirmation of the eight geometrical cis/trans conjugated linoleic acid isomers 8,10-through 11,13-18:2. Lipids 34,873-877 (1999)

Eulitz, K., Yurawecz, M.P., Ku, Y., The oxidation of conjugated linoleic acid. in Advances in Conjugated Linoleic Acid Research, Vol. 1. (Yurawecz, M.P., Mossoba, M.M., Kramer, J.K.G., Pariza, M.W., Nelson, G.J., (eds.)). Champaign, IL, AOCS Press. pp. 55-63 (1999)

Farquharson, A., Wu, H.-C., Grant, I., Graf, B., Choung, J.-J., Eremin, O., Heys, S., Wahle, K., Possible mechanisms for the putative antiatherogenic and antitumorigenic effects of conjugated polyenoic fatty acids. Lipids 34,S343 (1999)

Fellner, V., Sauer, F.D., Kramer, J.K.G., Effect of ionophores on conjugated linoleic acid in ruminal cultures and its in the milk of dairy cows. in Advances in Conjugated Linoleic Acid Research, Vol. 1. (Yurawecz, M.P., Mossoba, M.M., Kramer, J.K.G., Pariza, M.W., Nelson, G.J., (eds.)). Champaign, IL, AOCS Press. pp. 209-214 (1999)

Franklin, S.T., Martin, K.R., Baer, R.J., Schingoethe, D.J., Hippen, A.R., Dietary marine algae (Schizochytrium sp.) increases concentrations of conjugated linoleic, docosahexaenoic and transvaccenic acid in milk of dairy cows. J. Nutr. 129, 2048-2054 (1999)

Fritsche, J., Rickert, R., Steinhart, H., Yurawecz, M.P., Mossoba, M.M., Sehat, N., Roach, J.A.G., Kramer, J.K.G., Ku, Y., Conjugated linoleic acid (CLA) isomers: formation, analysis, amounts in foods, and dietary intake. Fett/Lipid 101,272-276 (1999)

Fritsche, J., Rickert, R., Steinhart, H., Formation, contents, and estimation of daily intake of conjugated linoleic acid isomers and trans-fatty acids in foods. in Advances in Conjugated Linoleic Acid

Research, Vol. 1. (Yurawecz, M.P., Mossoba, M.M., Kramer, J.K.G., Pariza, M.W., Nelson, G.J., (eds.)). Champaign, IL, AOCS Press. pp. 369-377 (1999)

Garcia, H.S., Keough, K.J., Arcos, J.A., Hill, C.G., Continuous interesterification of butteroil and conjugated linoleic acid in a tubular reactor packed with an immobilized lipase. Biotechnol. Tech. 13,369-373 (1999)

Griinari, J.M., Bauman, D.E., Biosynthesis of conjugated linoleic acid and its incorporation into meat and milk in ruminants. in Advances in Conjugated Linoleic Acid Research, Vol. 1. (Yurawecz, M.P., Mossoba, M.M., Kramer, J.K.G., Pariza, M.W., Nelson, G.J., (eds.)). Champaign, IL, AOCS Press. pp. 180-200 (1999)

Guthrie, N., Carroll, K.K., Specific versus non-specific effects of dietary fat on carcinogenesis. Prog. Lipid Res. 38,261-271 (1999)

Guthrie, N., Carroll, K.K., Specific versus non-specific effects of dietary fat on carcinogenesis. Prog. Lipid Res. 38,261-271 (1999)

Haas, M.J., Kramer, J.K.G., McNeill, G., Scott, K., Foglia, T.A., Sehat, N., Fritsche, J., Mossoba, M.M., Yurawecz, M.P., Lipase-catalyzed fractionation of conjugated linoleic acid isomers. Lipids 34,979-987 (1999)

Hayek, M.G., Han, S.N., Wu, D.Y., Watkins, B.A., Meydani, M., Dorsey, J.L., Smith, D.E., Meydani, S.N., Dietary conjugated linoleic acid influences the immune response of young and old C57BL／6NCrlBR mice. J. Nutr. 129,32-38 (1999)

Innis, S.M., King, D.J., Trans Fatty acids in human milk are inversely associated with concentrations of essential all-cis n-6 and n-3 fatty acids and determine trans, but not n-6 and n-3, fatty acids in plasma lipids of breast-fed infants. Am. J. Clin Nutr. 70,383-390 (1999)

Ip, M.M., Masso-Welch, P.A., Shoemaker, S.F., Shea-Eaton, W.K., Ip, C., Conjugated linoleic acid inhibits proliferation and induces apoptosis of normal rat mammary epithelial cells in primary culture. Exp. Cell Res. 250,22-34 (1999)

Ip, C., Banni, S., Angioni, E., Carta, C., McGinley, J., Thompson, H.J., Barbano, D., Bauman, D., Conjugated linoleic acid - Enriched butter fat alters mammary gland morphogenesis and reduce cancer risk in rats. J. Nutr. 129, 2135-2142 (1999)

Jahreis, G., Fritsche, J., Mockel, P., Schone, F., Moller, U., Steinhart, H., The potential anticarcinogenic conjugated linoleic acid, cis-9,trans 11 C18 : 2, in milk of different species: Cow, goat, ewe, sow, mare, woman. Nutr. Res. 19,1541-1549 (1999)

Jahreis, G., Fritsche, J., Kraft, J., Species-dependent, seasonal, and dietary variation of conjugated linoleic acid in milk. in Advances in Conjugated Linoleic Acid Research, Vol. 1. (Yurawecz, M.P., Mossoba, M.M., Kramer, J.K.G., Pariza, M.W., Nelson, G.J., (eds.)). Champaign, IL, AOCS Press. pp. 215-225 (1999)

Jakobsen, K., Dietary modifications of animal fats: status and future perspectives. Fett/Lipid 101,475-483 (1999)

Jensen, R.G., Lipids in human milk. Lipids 34, 1243-1271 (1999)

Jiang,J., Wolk, A., Vessby, B., Relation between the intake of milk fat and the occurrence of conjugated linoleic acid in human adipose tissue. Am. J. Clin. Nutr. 70,21-27 (1999)

Jones, P.A., Lea, L.J., Pendlington, R.U., Investigation of the potential of conjugated linoleic acid (Cla) to cause peroxisome proliferation in rats. Food Chem. Toxicol. 37,1119-1125 (1999)

Juaneda, P., Sebedio, J.L., Combined silver-ion and reversed-phase high-performance liquid chromatography for the separation and identification of C-20 metabolites of conjugated linoleic acid isomers in rat liver lipids. J. Chromatogr. B. 724,213-219 (1999)

Jung,M.Y., Ha,Y.L., Conjugated linoleic acid isomers in partially hydrogenated soybean oil obtained during nonselective and selective hydrogenation processes. J. Agric. Food Chem. 47,704-708 (1999)

Kamlage,B., Hartmann,L., Gruhl,B., Blaut,M., Intestinal microorganisms do not supply associated gnotobiotic rats with conjugated linoleic acid. J. Nutr. 129, 2212-2217 (1999)

Kritchevsky,D., Conjugated linoleic acid and experimental atherosclerosis in rabbits. in Advances in Conjugated Linoleic Acid Research, Vol. 1. (Yurawecz, M.P., Mossoba, M.M., Kramer, J.K.G., Pariza, M.W., Nelson, G.J., (eds.)). Champaign, IL, AOCS Press. pp. 397-403 (1999)

Kavanaugh, C.J., Liu, K.L., Belury, M.A., Effect of dietary conjugated linoleic acid on phorbol ester-induced PGE(2) production and hyperplasia in mouse epidermis. Nutr. Cancer 33,132-138 (1999)

Kim, Y.J,, Liu, R.H., Selective increase in conjugated linoleic acid in milk fat by crystallization. J. Food Sci. 64,792-795 (1999)

Knapp,H.R., Conjugated linoleic acid as a nutraceutical : observations in the context of 15 years of n-3 polyunsaturated fatty acid research. in Advances in Conjugated Linoleic Acid Research, Vol. 1. (Yurawecz, M.P., Mossoba, M.M., Kramer, J.K.G., Pariza, M.W., Nelson, G.J., (eds.)). Champaign, IL, AOCS Press. pp. 412-419 (1999)

Knekt,P., Jarvinen,R., Intake of dairy products and breast cancer risk. in Advances in Conjugated Linoleic Acid Research, Vol. 1. (Yurawecz, M.P., Mossoba, M.M., Kramer, J.K.G., Pariza, M.W., Nelson, G.J., (eds.)). Champaign, IL, AOCS Press. pp. 443-470 (1999)

Kramer,J.K.G., Sehat,N., Fritsche,J., Mossoba,M.M., Eulitz,K., Yurawecz, M.P., Ku,Y., Separation of conjugated linoleic acid isomers. in Advances in Conjugated Linoleic Acid Research, Vol. 1. (Yurawecz, M.P., Mossoba, M.M., Kramer, J.K.G., Pariza, M.W., Nelson, G.J., (eds.)). Champaign, IL, AOCS Press. pp. 83-109 (1999)

Kuhne, D., Conjugated linoleic acid in fats from ruminants. Fleischwirtschaft 79, 86-89 (1999)

Lavillonniere, F., Bougnoux, P., Conjugated Linoleic Acid (CLA) and the risk of brest cancer. in Advances in Conjugated Linoleic Acid Research, Vol. 1. (Yurawecz, M.P., Mossoba, M.M., Kramer, J.K.G., Pariza, M.W., Nelson, G.J., (eds.)). Champaign, IL, AOCS Press. pp. 276-282 (1999)

Li, Y., Seifert, M.F., Ney, D.M., Grahn, M., Grant, A.L., Allen, K.G.D., Watkins, B.A., Dietary conjugated linoleic acids alter serum IGF-I and IGF-binding protein concentrations and reduce bone formation in rats fed (n-6) or (n-3) fatty acids. J. Bone Mineral Res. 14,1153-1162 (1999)

Lin, T.Y., Lin, C.W., Lee, C.H., Conjugated linoleic acid concentration as affected by lactic cultures and added linoleic acid. Food Chem. 67,1-5 (1999)

Lie Ken Jie, M.S.F., Pasha, M.K., Alam, M.S., Nuclea magnetic resonance spectroscopic analysis of conjugated linoleic acid esters. in Advances in Conjugated Linoleic Acid Research, Vol. 1. (Yurawecz, M.P., Mossoba, M.M., Kramer, J.K.G., Pariza, M.W., Nelson, G.J., (eds.)). Champaign, IL, AOCS Press. pp. 152-163 (1999)

Lawless, F., Stanton, C., L'Escop, P., Devery, R., Dillon, P., Murphy, J.J., Influence of breed on bovine milk cis-9, trans-11-conjugated linoleic acid content. Livest. Prod. Sci. 62, 43-49 (1999)

Lin, H., Boylston, T.D., Luedecke, L.O., Shultz, T.D., Conjugated linoleic acid content of cheddar-type cheeses as affected by processing. J. Food Sci. 64,874-878 (1999)

Lipkin, M., Reddy, B., Newmark, H., Lamprecht, S.A., Dietary factors in human colorectal cancer. Ann. Rev. Nutr. 19,545-586 (1999)

Ma, D.W.L., Wierzbicki, A.A., Field, C.J., Clandinin, M.T., Preparation of conjugated linoleic acid from safflower oil. J. Am. Oil Chem. Soc. 76,729-730 (1999)

Ma, D.W.L., Wierzbicki, A.A., Field, C.J., Clandinin, M.T., Conjugated linoleic acid in Canadian dairy and beef products. J. Agric. Food Chem. 47,1956-1960 (1999)

MacDonald, H.B., CLA J. Nutr. Ed. 31,2 (1999)

Martinez, C.E., Vinay, J.C., Brieva, R., Hill, C.G., Garcia, H.S., Lipase-catalyzed interesterification (acidolysis) of corn oil and conjugated linoleic acid in organic solvents. Food Biotechnol. 13,183-193 (1999)

McGuire, M.A., McGuire, M.K., Parodi, P.W., Conjugated Linoleic Acid in human milk. in Advances in Conjugated Linoleic Acid Research, Vol. 1. (Yurawecz, M.P., Mossoba, M.M., Kramer, J.K.G., Pariza, M.W., Nelson, G.J., (eds.)). Champaign, IL, AOCS Press. pp. 296-306 (1999)

McGuire, M.A., McGuire, M.K., Ritzenthaler, k., Dietary sources and intakes of conjugated linoleic acid intake in humans. in Advances in Conjugated Linoleic Acid Research, Vol. 1. (Yurawecz, M.P., Mossoba, M.M., Kramer, J.K.G., Pariza, M.W., Nelson, G.J., (eds.)). Champaign, IL, AOCS Press. pp. 369-377 (1999)

McNeill, G.P., Rawlins, C., Peilow, A.C., Enzymatic enrichment of conjugated linoleic acid isomers and incorporation into triglycerides. J. Am. Oil Chem. Soc. 76, 1265-1268 (1999)

Mir, Z., Goonewardene, L.A., Okine, E., Jaegar, S., Scheer, H.D., Effect of feeding canola oil on constituents, conjugated linoleic acid (CLA) and long chain fatty acids in goats milk. Small Ruminant Res. 33,138-143 (1999)

Molkentin, J., Bioactive lipids naturally occurring in bovine milk. Nahrung 43,185-189 (1999)

Mossoba, M.M., Kramer, J.K.G., Yurawecz, M.P., Sehat, N., Roach, J.A.G., Eulitz, K., Fritsche, J., Dugan, M.E.R., Ku, Y., Impact of novel methodologies on the analysis of conjugated linoleic acid (CLA). Implications of CLA feeding studies. Fett/Lipid 101,235-243 (1999)

Mossoba, M.M., Yurawecz, M.P., Kramer, J.K.G., Eulitz, K., Fritsche, J., Sehat,N., Roach,J.A.G., Confirmation of conjugated linoleic acid geometric isomers by capillary gas chromatography-fourier transform infrared spectroscopy. in Advances in Conjugated Linoleic Acid Research, Vol. 1. (Yurawecz, M.P., Mossoba, M.M., Kramer, J.K.G., Pariza, M.W., Nelson, G.J., (eds.)). Champaign, IL, AOCS Press. pp. 141-151 (1999)

Moya-Camarena, S.Y., Van den Heuvel,J.P., Belury, M.A., Conjugated linoleic acid activates peroxisome proliferator-activated receptor A and B subtypes but does not induce hepatic peroxisome proliferation in Sprague-Dawley rats. Biochim. Biophys. Acta -- Molec. Cell Biol. Lipids 1436,331-342 (1999)

Moya-Camarena, S.Y., Van den Heuvel, J.P., Blanchard, S.G., Leesnitzer, L.A., Belury, M.A., Conjugated linoleic acid is a potent naturally occurring ligand and activator of PPAR alpha. J. Lipid Res. 40,1426-1433 (1999)

Moya-Camarena, S.Y., Belury, M.A., Species differences in the metabolism and regulation of gene expression by conjugated linoleic acid. Nutr. Rev. 57, 336-340 (1999)

Moya-Camarena, S.Y., Belury, M.A., CLA and PPAR γ activation. J. Nutr. 129,2106 (1999)

Muller, H.L., Stangl, G.I., Kirchgessner, M., Energy balance of conjugated linoleic acid-treated pigs. J. Anim. Physiol. Anim. Nutr. 81,150-156 (1999)

Munday, J.S., Thompson, K.G., James, K.A.C., Dietary conjugated linoleic acids promote fatty streak formation in the C57BL/6 mouse atherosclerosis model. Br. J. Nutr. 81,251-255 (1999)

Ntambi,J.M., Choi,Y., Kim,Y.-C., Regulation of stearoyl-CoA desaturase by conjugated linoleic acids. in Advances in Conjugated Linoleic Acid Research, Vol. 1. (Yurawecz, M.P., Mossoba, M.M., Kramer, J.K.G., Pariza, M.W., Nelson, G.J., (eds.)). Champaign, IL, AOCS Press. pp. 340-347 (1999)

Offer, N.W., Marsden, M., Dixon, J., Speake, B.K., Thacker, F.E., Effect of dietary fat supplements on levels of n-3 poly-unsaturated fatty acids, trans acids and conjugated linoleic acid in bovine milk. Anim. Sci. 69, 613-625 (1999)

O'Shea, M., Stanton, C., Devery, R., Antioxidant enzyme defence responses of human MCF-7 and SW480 cancer cells to conjugated linoleic acid. Anticancer Res. 19,1953-1959 (1999)

Ostrowska,E., Muralitharan,M., Cross,R.E., Bauman,D.E., Dunshea,F.R., Dietary conjugated linoleic acid increase lean tissue and decrease fat deposition in growing pigs. J. Nutr. 129, 2037-2042 (1999)

Palmquist,D.L., Santora,J.E., Endogenous synthesis of rumenic acid an rodents and humans. in Advances in Conjugated Linoleic Acid Research, Vol. 1. (Yurawecz, M.P., Mossoba, M.M., Kramer, J.K.G., Pariza, M.W., Nelson, G.J., (eds.)). Champaign, IL, AOCS Press. pp. 201-208 (1999)

Pariza, M.W., The biological activities of conjugated linoleic acid. in Advances in Conjugated Linoleic Acid Research, Vol. 1. (Yurawecz, M.P., Mossoba, M.M., Kramer, J.K.G., Pariza, M.W., Nelson, G.J., (eds.)). Champaign, IL, AOCS Press. pp. 12-20 (1999)

Pariza, M.W., Yang,X.-Y., Methods of producing conjugated fatty acids. U.S. Patent 5,856,149 (1999)

Pariza, M.W., Park, Y., Cook, M.E., Conjugated linoleic acid and the control of cancer and obesity. Toxicol. Sci. 52(Suppl.),107-110 (1999)

Park, Y., Storkson, J.M., Albright, K.J., Liu, K.J., Pariza, M.W., Evidence that the trans-10,cis-12 isomer of conjugated linoleic acid induces body composition changes in mice. Lipids 34,235-241 (1999)

Park, Y., Albright, K.J., Storkson, J.M., Liu, W., Cook, M.E., Pariza, M.W., Changes in body composition in mice during feeding and withdrawal of conjugated linoleic acid. Lipids 33,243-248 (1999)

Park, Y., McGuire, M.K., Behr, R., McGuire, M.A., Evans, M.A., Schultz, T.D., High-fat dairy product consumption increases Delta 9c,11t-18:2 (rumenic acid) and total lipid concentrations of human milk. Lipids 34,543-549 (1999)

Parodi, P.W., Conjugated linoleic acid and other anticarcinogenic agents of bovine milk fat. J. Dairy Sci. 82,1339-1349 (1999)

Parodi, P.W., Conjugated linoleic acid: The early year. in Advances in Conjugated Linoleic Acid Research, Vol. 1. (Yurawecz, M.P., Mossoba, M.M., Kramer, J.K.G., Pariza, M.W., Nelson, G.J., (eds.)). Champaign, IL, AOCS Press. pp. 1-11 (1999)

Precht, D., Molkentin, J., Vahlendieck, M., Influence of the heating temperature on the fat composition of milk fat with emphasis on cis-/trans-isomerization. Nahrung / Food 43,25-33 (1999)

Precht, D., Molkentin, J., C18:1, C18:2 and C18:3 trans and cis fatty acid isomers including conjugated cis Delta 9,trans Delta 11 linoleic acid (CLA) as well as total fat composition of German human milk lipids. Nahrung / Food 43,233-244 (1999)

Precht, D., Molkentin, J., Analysis and seasonal variation of conjugated linoleic acid and further cis/trans-isomers and C18:1 and C18:2 in bovine milk fat. Kieler Milchwirtschaftliche Forschungsberichte 51,63-78 (1999)

Reaney, M.J.T., Liu, Y.-D., Weatcott, N.D., Commercial production of conjugated linoleic acid. in Advances in Conjugated Linoleic Acid Research, Vol. 1. (Yurawecz, M.P., Mossoba, M.M., Kramer, J.K.G., Pariza, M.W., Nelson, G.J., (eds.)). Champaign, IL, AOCS Press. pp. 39-54 (1999)

Rickert, R., Steinhart, H., Fritsche. J., Sehat, N., Yurawecz, M.P., Mossoba, M.M., Roach, J.A.G., Eulitz, K., Ku, Y., Kramer, J.A.G., Enhanced resolution of conjugated linoleic acid isomers by tandem-column silver-ion high performance liquid chromatography. J. High Resol. Chromatogr. 22,144-148 (1999)

Roach, J.A.G., Identification of CLA isomers in food and biological extracts by mass spectrometry. in Advances in Conjugated Linoleic Acid Research, Vol. 1. (Yurawecz, M.P., Mossoba, M.M., Kramer, J.K.G., Pariza, M.W., Nelson, G.J., (eds.)). Champaign, IL, AOCS Press. pp. 126-140 (1999)

Rudel, L.L., Invited commentary. Atherosclerosis and conjugated linoleic acid. Br. J. Nutr. 81,177-179 (1999)

Sakono, M., Miyanaga, F., Kawahara, S., Yamauchi, K., Fukuda, N., Watanabe, K., Iwata, T., Sugano, M., Dietary conjugated linoleic acid reciprocally modifies ketogenesis and lipid secretion by the rat liver. Lipids 34,997-1000 (1999)

Satory, D.L., Smith, S.B., Conjugated linoleic acid inhibits proliferation but stimulates lipid filling of murine 3T3-L1 preadipocytes. J. Nutr. 129,92-97 (1999)

Scimeca, J.A., Cancer inhibition in animals. in Advances in Conjugated Linoleic Acid Research, Vol. 1. (Yurawecz, M.P., Mossoba, M.M., Kramer, J.K.G., Pariza, M.W., Nelson, G.J., (eds.)). Champaign, IL, AOCS Press. pp. 420-443 (1999)

Sebedio, J.L., Angioni, E., Chardigny, J.M., Gregoire, S., Juaneda, P., Martin, J.C., Berdeaux, O., 9c,11t and 10t,12c-18:2 do not influence similarly fatty acid composition of rat tissue lipids. INFORM 10, 543 (1999)

Sebedio, J.L., Juaneda, P., Gregoire, S., Chardigny, J.M., Martin, J.C., Ginies, C., Geometry of conjugated double bonds of CLA isomers in a commercial mixture and in their hepatic 20:4 metabolites. Lipids 34, 1319-1325 (1999)

Sebedio, J.L., Conjugated Linoleic Acid metabolites in rat. in Advances in Conjugated Linoleic Acid Research, Vol. 1. (Yurawecz, M.P., Mossoba, M.M., Kramer, J.K.G., Pariza, M.W., Nelson, G.J., (eds.)). Champaign, IL, AOCS Press. pp. 319-326 (1999)

Sehanputri, P.S., Hill, C.G., Biotechnology for the production of nutraceuticals enriched in conjugated linoleic acid: I. Uniresponse kinetics of the hydrolysis of corn oil by a Pseudomonas sp. lipase immobilized in a hollow fiber reactor. Biotech. Bioeng. 64,568-579 (1999)

Sehat, N., Rickert, R., Mossoba, M.M., Kramer, J.K.G., Yurawecz, M.P., Roach, J.A.G., Adlof, R.O., Morehouse, K.M., Fritsche, J., Eulitz, K.D., Steinhart, H., Ku, Y., Improved separation of conjugated fatty acid methyl esters by silver ion-high-performance liquid chromatography. Lipids 34,407-413 (1999)

Seo, H.S., Endo, Y., Fujimoto, K., Kinetics for the autoxidation of conjugated linoleic acid. Biosci. Biotechnol. Biochem. 63, 2009-2010 (1999).

Smedman, A.E.M., Gustafsson, O.B., Berglund, L.G.T., Bessby, B.O.H., Pentadecanoic acid in serum as a marker for intake of milk fat: relations between intake of milk fat and metabolic risk factors. Am. J. Clin. Nutr. 69,22-29 (1999)

Spitzer,V., Gas chromatography／(electron impact) linoleic acid (CLA) using different derivatization techniques. in Advances in Conjugated Linoleic Acid Research, Vol. 1. (Yurawecz, M.P., Mossoba, M.M., Kramer, J.K.G., Pariza, M.W., Nelson, G.J., (eds.)). Champaign, IL, AOCS Press. pp. 110-125 (1999)

Stangl, G., Potential action of dietary fat in cancerogenesis. Ernahrungs Umschau 46,4 (1999)

Sugano,M., Yamasaki,M., Yamada,K., Huang,Y.-S., Effect of conjugated linoleic acid on polyunsaturated fatty acid metabolism and immune function. in Advances in Conjugated Linoleic Acid Research, Vol. 1. (Yurawecz, M.P., Mossoba, M.M., Kramer, J.K.G., Pariza, M.W., Nelson, G.J., (eds.)). Champaign, IL, AOCS Press. pp. 327-339 (1999)

Troyer,D.A., Venkatraman, J.T., Fernandes.G., Effects of calorie and omega-3 dietary fat on aging in short- and long-live rodents. Age 21, 175-182 (1999)

Truitt, A., McNeill, G., Vanderhoek, J.Y., Antiplatelet effects of conjugated linoleic acid isomers. Biochim. Biophys. Acta -- Mol. Cell Biol. Lipids 1438,239-246 (1999)

Vanden Heuvel,J.P., Peroxisome proliferator-activated receptors: A critical link among fatty acids, gene expression and carcinogenesis. J. Nutr. 129,575S-580S (1999)

Watkins,B.A., Li,Y., Seifert,M.F., Bone metabolism and dietary conjugated linoleic acid. in Advances in Conjugated Linoleic Acid Research, Vol. 1. (Yurawecz, M.P., Mossoba, M.M., Kramer, J.K.G., Pariza, M.W., Nelson, G.J., (eds.)). Champaign, IL, AOCS Press. pp. 253-275 (1999)

Xu, M.R., Dashwood, R.H., Chemoprevention studies of heterocyclic amine-induced colon carcinogenesis. Cancer Lett. 143,179-183 (1999)

Yamasaki, M., Mansho, K., Mishima, H., Kasai, M., Sugano, M., Tachibana, H., Yamada, K., Dietary effect of conjugated linoleic acid on lipid levels in white adipose tissue of Sprague-Dawley rats. Biosci. Biotechnol. Biochem. 63,1104-1106 (1999)

Yamasaki, M., Kishihara, K., Ikeda, I., Sugano, M., Yamada, K., A recommended esterification method for gas chromatographic measurement of conjugated linoleic acid. J. Am. Oil Chem. Soc. 76,933-938 (1999)

Yin, J.J., Mossoba, M.M., Kramer, J.K.G., Yurawecz, M.P., Eulitz, K., Morehouse, K.M., Ku, Y.O., Effects of conjugated linoleic acid on oxygen diffusion-concentration product and depletion in membranes by using electron spin resonance spin-label oximetry. Lipids 34,1017-1023 (1999)

Yurawecz, M.P., Mossoba, M.M., Kramer, J.K.G., Pariza, M.W., Nelson, G.J., (eds.). Advances in Conjugated Linoleic Acid Research, Vol. 1. Champaign, IL, AOCS Press. (1999)

Yurawecz, M.P., Sehat, N., Mossoba, M.M., Roach, J.A.G., Kramer, J.K.G., Ku, Y., Variations in isomer distribution in commercially available conjugated linoleic acid. Fett／Lipid 101,277-282 (1999)

Yurawecz, M.P., Kramer, J.K.G., Ku,Y., Methylation procedure for conjugated linoleic acid. in Advances in Conjugated Linoleic Acid Research, Vol. 1. (Yurawecz, M.P., Mossoba, M.M., Kramer, J.K.G., Pariza, M.W., Nelson, G.J., (eds.)). Champaign, IL, AOCS Press. pp. 64-82 (1999)

Yurawecz, M.P., Kramer, J.K.G., Dugan,M.E.R., Sehat,N.S., Mossoba, M.M., Yin,J.J., Ku,Y., Incorporation of conjugated linoleic acid into biological matrics. in Advances in Conjugated Linoleic Acid Research, Vol. 1. (Yurawecz, M.P., Mossoba, M.M., Kramer, J.K.G., Pariza, M.W., Nelson, G.J., (eds.)). Champaign, IL, AOCS Press. pp. 238-252 (1999)

五十嵐美樹, 宮澤陽夫, 共約リノール酸によるヒト肝癌由来培養細胞HepG2の増殖抑制とそのメカニズムについて, 日農化 73（臨時増刊）, 115（1999）

池田郁男, 共約リノール酸の機能と代謝, 日本油化学会誌 48, 981-988（1999）

今泉勝己 共役二重結合型リノール酸の新しい機能, 化学と生物 34, 330-331（1999）

奥山齋, 岩田敏夫, CLAのダイエット作用と応用, FOOD Style 21, 3(5),70-74（1999）

徐還淑, 遠藤泰志, 藤本健四郎, 共約リノール酸の自動酸化挙動, 日農化 73（臨時増刊）, 115（1999）

菅野道廣, 脂質代謝を調節する機能性食品因子, 食品と開発 34(12), 4-8（1999）

長谷耕二, 神様のいたずら？共約リノール酸の不思議な生理作用, ファルマシア 35, 1062-1063（1999）

原健次 生理活性脂質の生化学と応用（100） 共約リノール酸の生化学と応用（4）油脂 52(1), 105-113（1999）

原健次 生理活性脂質の生化学と応用（101） 共約リノール酸の生化学と応用（5）油脂 52(2), 83-90（1999）

原健次 生理活性脂質の生化学と応用（102） 共約リノール酸の生化学と応用（6）油脂 52(3), 87-95（1999）

原健次 生理活性脂質の生化学と応用（103） 共約リノール酸の生化学と応用（7）油脂 52(4), 84-92（1999）

原健次 生理活性脂質の生化学と応用（104） 共約リノール酸の生化学と応用（8）油脂 52(5), 82-91（1999）

原健次 生理活性脂質の生化学と応用（105） 共約リノール酸の生化学と応用（9）油脂 52(6), 75-80（1999）

原健次 生理活性脂質の生化学と応用（106） 共約リノール酸の生化学と応用（10）油脂 52(7), 102-111（1999）

原健次 生理活性脂質の生化学と応用（107） 共約リノール酸の生化学と応用（11）油脂 52(8), 87-93（1999）

二口 充，広瀬雅雄，朝元誠人，渡辺和昌，笠井正章，白井智之，PhIP誘発乳腺発癌に対する共役脂肪酸の影響，脂質栄養学 8, 86 (1999)

満生恵子，山崎正夫，岸原孝司，菅野道廣，立花宏文，山田耕路，共役リノール酸摂食によるラット脾臓リンパ球の抗体産生増強効果，日農化 73（臨時増刊），114 (1999)

2000

Adlof, R.O., Duval, S., Emken, E. A., Biosynthesis of conjugated linoleic acid in humans. Lipids 35,131-135 (2000)

Arcos, J.A., Gracia, H.S., Hill, C.G., Continuous enzymatic esterification of glycerol with (Poly) unsaturated fatty acids in a packed-bed reactor. Biotech. Bioengineer. 68, 563-570 (2000)

Azain.M.J., Hausman,D.B., Sisk,M.B., Flatt,W.P., Jewell,D.E., Dietary conjugated linoleic acid reduces rat adipose tissue cell size rather than cell number. J. Nutr. 130, 1548-1554 (2000)

Basu, S., Smedman, A., Vessby, B., Conjugated linoleic acid induces lipid peroxidation in humans. FEBS Lett. 468, 33-36 (2000)

Baumgard, L.H., Corl, B.A., Dwyer, D.A., Saebo, A., Bauman, D.E., Identification of the conjugated linoleic acid isomer that inhibits milk fat synthesis. Am. J. Physiol. - Regulatory Integrative & Comparative Physiology 278,R179-R184 (2000)

Belobrajdic, D.P., McIntosh, G.H., Dietary butyrate inhibits NMU-induced mammary cancer in rats. Nutr. Cancer 36, 217-223 (2000)

Bessa, R.J.B., Santos-Silva, J., Ribeiro, J.M.R., Portugal, A.V., Reticulo-rumen biohydrogenation and the enrichment of ruminant edible products with linoleic acid conjugated isomers. Livestock Prod. Sci. 63,201-211 (2000)

Cannella, C., Giusti, A.M., Conjugated linoleic acid - A natural anticarcinogenic substance from animal food. Italian J. Food Sci. 12, 123-127 (2000)

Choi,Y., Kim,Y.-C., Han,Y.-B., Park,Y., Pariza,M.W., Ntambi,J,M., The trans-10, cis-12 isomer of conjugated linoleic acid downregulates sterroyl-CoA desaturase 1 gene expression in 3T3-L1 adipocytes. J. Nutr. 130, 1920-1924 (2000)

Cross, R.F., Ostrowska, E., Muralitharan, H., Dunshea, F.R., Mixed mode retention and the use of competing acid for the Ag+-HPLC analysis of underivatized conjugated linoleic acids. J. High Res. Chromatogr. 23,317-323 (2000)

Dhiman, T.R., Satter, L.D., Pariza,M.W., Galli,M.P., Albright, K., Tolosa, M.X., Conjugated linoleic acid (CLA) content of milk from cows offered diets rich in linoleic and linolenic acid. J. Dairy Sci. 83,1016-1027 (2000)

Garcia, H.S., Keough, K.J., Arcos, J.A., Hill, C.G., Interesterification (acidolysis) of butterfat with conjugated linoleic acid in a batch reactor. J. Dairy Sci. 83,371-377 (2000)

Gavino,V.C., Gavino,G., Leblanc,M.-J., Tuchweber,B., An isomeric mixture of conjugated linoleic acid but not pure cis-9, trans-11-octadecadienoic acid affects body weight gain and plasma lipids in hamsters. J. Nutr. 130, 27-29 (2000)

Haumann, P., Snell, H., Influence of keeping method (indoors vs. biotope) on the meat performance of goat kids of different genotypes. Zuchtungskunde 72, 308-318 (2000)

Hubbard, N.E., Lim, D., Summers, L., Erickson, K.L., Reduction of murine mammary tumor metastasis by conjugated linoleic acid. Cancer Lett. 150,93-100 (2000)

Igarashi, M., Miyazawa, T., Newly recognized cytotoxic effect of conjugated trienoic fatty acids on cultured human tumor cells. Cancer Lett. 148, 173-179 (2000)

Igarashi, M., Miyazawa, T., Do conjugated eicosapentaenoic acid and conjugated docosahexaenoic acid induce apoptosis via lipid peroxidation in cultured human tumor cells ?. Biochem. Biophys. Res. Commun. 270, 649-656 (2000)

Ip, C., Ip, M.M., Loftus, T., Shoemaker, S., Shea-Eaton, W., Induction of apoptosis by conjugated linoleic acid in cultured mammary tumor cells and premalignant lesions of the rat mammary gland. Cancer Epidemiol. Biomarkers Prevent. 9, 689-696 (2000)

Jones,S., Ma,D.W.L., Robinson,F.E., Field,C.J., Clandinin,M.T., Isomers of conjugated linoleic acid (CLA) are incorporated into egg yolk lipids by CLA-fed laying hens. J. Nutr. 130, 2002-2005 (2000)

Kamlage,B., Hartmann,L., Gruhl,B., Blaut,M., Linoleic acid conjugation by human intestinal microorganisms is inhibited by glucose and other substrates in vitro and in gnotobiotic rats. J. Nutr. 130, 2036-2039 (2000)

Kritchevsky, D., Antimutagenic and some other effects of conjugated linoleic acid. Br. J. Nutr. 83,459-465 (2000)

Latour, M.A., Devitt, A.A., Meunier, R.A., Stewart, J.J., Watkins, B.A., Effects of conjugated linoleic acid. 1. Fatty acid modification of yolks and neonatal fatty acid metabolism. Poultry Sci. 79,817-821 (2000)

Latour, M.A., Devitt, A.A., Meunier, R.A., Stewart, J.J., Watkins, B.A., Effects of conjugated linoleic acid. 2. Embryonic and neonatal growth and circulating lipids. Poultry Sci. 79,822-826 (2000)

Lin, T.Y., Conjugated linoleic acid concentration as affected by lactic cultures and additives. Food Chem. 69,27-31 (2000)

MacDonald, H.B., Conjugated linoleic acid and disease prevention: A review of current knowledge. J. Am. Coll. Nutr. 19,111S-118S (2000)

Malizio, C.J., Goodnough, M.C., Johnson, E.A., Purification of Clostridium botulinum type A neurotoxin. Bacterial Toxins: Methods and Protocols 145,27-39 (2000)

Martin, J.C., Gregoire, S., Siess, M.H., Genty, M.. Chardigny, J.M., Berdeaux, O., Juaneda, P., Sebedio, J.L., Effects of conjugated linoleic acid isomers on lipid-metabolizing enzymes in male rats. Lipids 35, 91-98 (2000)

Martin, J.-C., Sebedio, J.-L., Caselli, C., Pimont, C., Martine, L., Bernard, A., Lymphatyic delivery and in vitro pancreatic lipase hydrolysis of glycerol esters of conjugated linoleic acids in rats. J. Nutr. 130, 1108-1114 (2000)

Martin, J.-C., Joffre, F., Siess, M.H., Vernevaut, M.F., Collenot, M., Genty, M., Sebedio, J.-L., Cyclic fatty acid monomers from heated oil modify the activities of lipid synthesizing and oxidizing enzymes in the rat liver. J. Nutr. 130, 1524-1530 (2000)

McCarty, M.F., Toward a wholly nutritional therapy for type 2 diabetes. Medical Hypotheses 54, 483-487 (2000)

McCarty, M.F., Toward practical prevention of type 2 diabetes. Medical Hypotheses 54, 786-793 (2000)

Medina, E.A., Horn, W.F., Keim, N.L., Havel, P.J., Benito, P., Kelley, G.J., Nelson, G.J., Erickson, K.L., Conjugated linoleic acid supplementation in humans : Effects on circulating leptin concentrations and appetite. Lipids 35, 783-788 (2000)

Mir, Z., Rushfeldt, M.L., Mir, P.S., Effect of dietary supplementation with either conjugated linoleic acid (CLA) or linoleic acid rich oil on the CLA content of lamb tissues. Small Ruminant Res. 36, 25-31 (2000)

Mir, Z., Paterson, L.J., Mir, P.S., Fatty acid composition and conjugated linoleic acid content of intramuscular fat in crossbred cattle with and without Wagyu genetics fed a barley-based diet. Can. J. Anim. Sci. 80, 195-197 (2000)

Muller, H.L., Kirchgessner, M., Roth, F.X., Stangl, G.I., Effect of conjugated linoleic acid on energy metabolism in growing-finishing pigs. J. Anim. Physiol. Anim. Nutr. 83, 85-94 (2000)

Nikolova-Damyanova, B., Momchilova, S., Christie, W.W., Silver ion high-performance liquid chromatographic separation of conjugated linoleic acid isomers, and other fatty acids, after conversion to p-methoxyphenacyl derivatives. J. High Res. Chromatogr. 23, 348-352 (2000)

Ohshita, K., Nakajima, Y., Yamakoshi, J., Kataoka, S., Kikuchi, M., Pariza, M.W., Safety evaluation of yeast glutaminase. Food Chem. Toxicol. 38, 661-670 (2000).

Pariza, M.W., Park, Y., Cook, M.E., Mechanisms of action of conjugated linoleic acid: evidence and speculation. Proc. Soc. Exp. Biol. Med. 223, 8-13 (2000)

Park, Y., Allen, K.G.D., Shultz, T.D., Modulation of MCF-7 breast cancer cell signal transduction by linoleic acid and conjugated linoleic acid in culture. Anticancer Res. 20, 669-676 (2000)

Park, Y., Storkson, J.M., Ntambi, J.M., Cook, M.E., Sih, C.J., Pariza, M.W., Inhibition of hepatic stearoyl-CoA desaturase activity by trans-10,cis-12 conjugated linoleic acid and its derivatives. Biochim. Biophys. Acta 1486, 285-292 (2000).

Pastushenko, V., Matthes, H.D., Schellenberg, J., Conjugated linoleic acid contents in beef of cattle of organic farming. Ernahrungs-Umschau 47,146 (2000)

Randich, A., Tyler, W.J., Cox, J.E., Meller, S.T., Kelm, G.R., Bharaj, S.S., Responses of celiac and cervical vagal afferents to infusions of lipids in the jejunum or ileum of the rat. Am. J. Physiol. - Regulatory Integrative & Comparative Physiology 278, R34-R43 (2000)

Roach, J.A.G., Yurawecz, M.P., Kramer, J.K.G., Mossoba, M.M., Eulitz, K., Ku, Y., Gas chromatography-high resolution selected-ion mass spectrometric identification of trace 21:0 and 20:2 fatty acids eluting with conjugated linoleic acid isomers. Lipids 35, 797-802 (2000)

Robinson, N.P., MacGibbon, A.K.H., Determination of the conjugated linoleic acid-containing triacylglycerols in New Zealand bovine milk fat. Lipids 35, 789-796 (2000)

Romero, P., Rizvi, S.S.H., Kelly, M.L., Bauman, D.E., Concentration of conjugated linoleic acid from milk fat with a continuous supercritical fluid processing system. J. Dairy Sci. 83, 20-22 (2000)

Santora, J.E., Palmquist, D.L., Roehrig, K.L., Trans-vaccenic acid is desaturated to conjugated linoleic acid in mice. J. Nutr. 130, 208-215 (2000)

Schrezenmeir, J., Jagla, A., Milk and diabetes [Review]. J. Am. Coll. Nutr. 19,176S-190S (2000)

Sehanputri, P.S., Hill, C.G., Biotechnology for the production of nutraceuticals enriched in conjugated linoleic acid: II. Multiresponse kinetics of the hydrolysis of corn oil by a Pseudomonas sp. lipase immobilized in a hollow-fiber reactor. Biotechnol. Bioengineer. 69, 450-456 (2000)

Simon, O., Manner, K., Schafer, K., Sagredos, A., Eder, K., Effects of conjugated linoleic acids on protein to fat proportions, fatty acids, and plasma lipids in broilers. Eur. J. Lipid Sci. Technol. 102, 402-410 (2000)

Stangl, G.I., Conjugated linoleic acids exhibit a strong fat-to-lean partitioning effect, reduce serum VLDL lipids and redistribute tissue lipids in food-restricted rats. J. Nutr. 130, 1140-1146 (2000)

Stangl, G.I., High dietary levels of a conjugated linoleic acid mixture alter hepatic glycerophospholipid class profile and cholesterol-carrying serum lipoproteins of rats. J. Nutr. Biochem. 11, 184-191 (2000)

Szymczyk, B., Pisulewski, P., Szczurek, W., Hanczakowski, P., The effects of feeding conjugated linoleic acid (CLA) on rat growth performance, serum lipoproteins and subsequent lipid composition of selected rat tissues. J. Sci. Food Agric. 80, 1553-1558 (2000)

Twibell, R.G., Watkins, B.A., Rogers, L., Brown, P.B., Effects of dietary conjugated linoleic acids on hepatic and muscle lipids in hybrid striped bass. Lipids 35,155-161 (2000)

Yang, M.D., Pariza, M.W., Cook, M.E., Dietary conjugated linoleic acid protects against end stage disease of systemic lupus erythematosus in the NZB/W F1 mouse. Immunopharmacol. Immunotoxicol. 22, 433-449 (2000)

Zambell,K.L., Keim,N.L., Van Loan,M.D., Gale,B., Benito,P., Kelley,D.S., Nelson,G.J., Conjugated linoleic acid supplementation in humans : Effects on body composition and energy expenditure. Lipids 35, 777-782 (2000)

五十嵐美樹, 宮澤陽夫, 共役トリエン型脂肪酸のアポトーシス誘導による殺癌細胞作用, 日農化 74（臨時増刊）, 263（2000）

五十嵐美樹, 宮澤陽夫, 脂質がガンを抑える-------共役脂肪酸の有効性, 化学と生物 38, 529-531（2000）

大村依子, 小川順, 清水昌, 乳酸菌における共役リノール酸（CLA）合成経路の中間体ヒドロキシ脂肪酸, 日農化 74（臨時増刊）, 143（2000）

奥山齋, CLAのダイエット作用と応用, FOOD Style 21, 4(3),63-64（2000）

古賀民穂, 月森清己, 中野仁雄, 野中美智子, 鎌田千束, 菅野道廣, 母乳中のトランス酸および共役リノール酸含量, 日本油化学会誌 49, 157-161（2000）

野口亮子, 鈴木里加子, 太田智樹, 宮下和夫, 河田照雄, 共役トリエン脂肪酸の腫瘍細胞に対する細胞毒性について, 日農化 74（臨時増刊）, 70（2000）

高橋陽子, 井手隆, 共役リノール酸がラット脂肪組織と肝臓の脂質代謝に与える影響, 日農化 74（臨時増刊）, 342（2000）

Rahman, S.M., 王玉明, 四元博晃, 柳田晃良, 共役リノール酸（CLA）による抗肥満作用, 日農化 74（臨時増刊）, 342（2000）

索　引

ア　行

悪性黒色腫癌細胞　56
アシル　コエンザイム　A　オキシダーゼ　135
アシル-CoAオキシダーゼ　86,87
アセチルCoA　カルボキシラーゼ　108
アセチルトランスフェラーゼ　63
アセト酢酸　80
アゾキシメタン　10
アディポース　P2　106
アポトーシス　72,147
2-アミノ-1-メチル-6-フェニルイミダゾ〔4, 5-6〕ピリジン　60
2-アミノ-3-メチルイミダゾ〔4, 5-f〕キノリン　59,63
3-アミノ-1-メチル-5H-ピリド〔4, 5-6〕インドール　63
アラキドン酸　10,78,100,102,107,112,139,141
　──カスケード　67
アルカリ異性化　32,51
アルデヒド　64
α-エレオステアリン酸　146
α-トコフェロール　97,118

イオノホア　18
胃癌細胞　147
イソメラーゼ　16
I型糖尿病　134
イニシエーター　2,59
イムノグロブリン　112,116
インスリン　90,135
　──依存型糖尿病　134
　──様成長因子　124
インターロイキン　112,119,123
インドメサシン　8,67,68

ウシ　46,98
ウマ　46
ウリジン　56
ウロキナーゼ　138

エイコサトリエン酸　112
エイコサノイド　8,63,67,103,112,118
エイコサペンタエン酸　9,99,100,125,138
HMG　CoAレダクターゼ　80
HDLコレステロール　50,97,147
エストロゲン　57,123
　──レセプター　57
NADPH-チトクローム　P450　レダクターゼ　60,70
N-メチル-N′-ニトロ-N-ニトロソグアニジン　10
エライジン酸　4,138
L-アザセリン　10
LDLコレステロール　50,78,96,146
エンドトキシン　120

オイル　レッド　O　107
オクタデカジエン酸　15,38
オクタデセン酸　15,20,24,51,54
オルニチン　デカルボキシラーゼ　11,69,72,113
オレイン酸　9,19,83,100,107,141

カ　行

カイロミクロン　42
過酸化脂質　64,146
過酸化値　35
ガスクロマトグラフィー　36
カタラーゼ　65
褐色脂肪組織　83
カルシウムイオノホア　116
カルジオリピン　43
カルシトニン　123
カルニチン　パルミトイルトランスフェラーゼ　81,104
肝臓癌細胞　147
γ-リノレン酸　10

ギャップ結合　71
吸収　42
牛乳　16,25,84,98
共役DHA　147
共役EPA　147
共役アラキドン酸　53
共役エイコサトリエン酸　53
共役ビスホモ-γ-リノレン酸　54
共役リノール酸　14,32,42,56,115
　──産生菌　22
　──トリグリセリド　14,62
共役リノレン酸　53,146,147
魚油　2,9,51,121
銀イオン高性能液体クロマトグラフィー　36
筋肉内脂肪　94

グラム陰性菌　18
グラム陽性菌　18
グリコーゲン　26
グリセロール-3-リン酸デヒドロゲナーゼ　105
グルコース耐性　134
グルココルチコイド　123
グルタチオン　パーオキシダーゼ　65,98
グルタチオン-S-トランスフェラーゼ　70
クロフィブレート　86
クロロフィリン　64

脛骨　114
血液凝固　138
血漿脂質　77
血小板凝集抑制作用　138
血小坂由来成長因子　124
血清　49
6-ケト-プロスタグランジンＦ１α　8
ケトン体　80
ケラチノサイト　112

ゴウセイ　合成　32
抗動脈硬化作用　77
骨　123
骨芽細胞　123
骨細胞　114,123
骨髄　83
骨膜　83,126
骨容量　128
コラーゲン　71
コレステロール　4,44,77,95,96
コンカナバリンＡ　113
コンベンショナル　21,43

　　　　サ　行

サイトカイン　98,112,123
サフラワー油　32

子宮癌　2
シクロオキシゲナーゼ　69,103,128,140,141
脂肪酸鎖長延長酵素　107
脂肪条痕　95
脂肪組織　44,90
脂肪分解作用　86
1,2-ジメチルヒドラジン　5,10
7,12-ジメチルベンズ〔α〕アントラセン　3,7,59
腫瘍壊死因子　11,124
上皮細胞成長因子　7
上皮成長因子　124
飼料効率　125,132
神経膠芽腫細胞　56

膵臓癌　2
スーパーオキシド　114
　　──デスムターゼ　65
　　──アニオン　64
Δ^9 ステアロイル-CoA　デサチュラーゼ　100
ステアリン酸　19,28,99,107,139
スフィンゴミエリン　44
スルフォトランスフェラーゼ　63

成長因子　132
生物的水素化　15
接着分子　71
セレクチン　72,98
線維芽細胞成長因子　124
前脂肪細胞　88,105
前立腺癌　2

増殖抑制作用　72

　　　　タ　行

体格指数　47
体脂肪　89
代謝　53
体重増加抑制効果　93
体重増加抑制作用　133
大腿骨　114,126
大腿二頭筋　83
大腸癌　2
　　──細胞　56,147
大動脈弓　95
単球　123

チアゾリジン　134
チアゾリジンジオン　134
チーズ　24
チトクローム　P450　63,64,86
チミジン　56
中鎖脂肪酸トリグリセリド　138
腸内細菌　22

Zucker糖尿病・脂肪質ラット　134
Zucker lean ラット　134
ツルレイシ　146

Ｔ細胞　118
デスモゾーム　71
12-O-テトラデカノイルホルボール-13-アセテート
　3,59,66,72,112
テトロナシン　18

動脈硬化　95
毒性　143
ドコサヘキサエン酸　4,9,50,138
トランス型オレイン酸　25
トランス脂肪酸　4,50
トランスフォーミング成長因子　124
トランスフォーメーション　11
トリグリセリド　4,42,51,77,89,96,104,146
トリパン　ブルー　65
トログリタゾン　88
トロンビン　139
トロンボキサン　139
トロンボプラスチン　138

ナ　行

内皮細胞　123
軟骨細胞　123

Ⅱ型糖尿病　134
ニゲリシン　18
乳癌　2
　——細胞　56,62,65,147
乳酸デヒドロゲナーゼ　65
乳脂肪　46
乳腺上皮細胞　7,72
乳頭腫　59,60

ノートバイオート　22

ハ　行

肺癌細胞　147
肺腺癌細胞　56
白色脂肪組織　83
バクセン酸　4,15,19,24,46,50,100
破骨細胞　123
パピローマ　3,59,60
パリナリック酸　66
パルミチン酸　83,107
パルミトオレイン酸　48,107
反芻動物　15

非インスリン依存型糖尿病　134
皮下脂肪　94
B 細胞　118
ビタミンD　123
ビタミンE　35
ヒツジ　46
5-ヒドロキシエイコサテトラエン酸　124
ヒドロキシエイコサテトラエン酸　112
β-ヒドロキシ酪酸　80
ヒマシ油　32

ヒマワリ油　32
表皮　44

ファゴサイトーシス　114
フィトヘムアグルチニン　113
フィブリノーゲン　138
フィブロネクチン　71
副甲状腺ホルモン　123
ブタ　25,46,94
ブチルヒドロキシアニソール　70
ブチルヒドロキシトルエン　35,66,118
$\Delta 9$不飽和化酵素　19,24
$\Delta 6$不飽和化酵素　78,84
プラーク　95
フラン-共役リノール酸　88
フラン酸　38
フローサイトメーター　58
プロゲストロン　レセプター　57
プロスタグランジン　7,67,112,119,123
　——E_1　8
　——E_2　69
　——J_2　136
プロテインキナーゼC　11,72,73,113
プロピオン酸　18
プロモーター　2,59
分化　105
分析　35

β-アクチン　102
β-カロチン　64
ベザフィブレート　88
ヘビウリ　146
ペルオキシソーム　106
　——増殖因子　86,87
　——増殖因子応答性受容体　86
　——増殖活性化受容体　134
ベンゾ(a)ピレン　59
ペンタデカン酸　48

ホスファチジルイノシトール　43,112
ホスファチジルエタノール　139
　——アミン　43,112
ホスファチジルコリン　37,43,112
ホスファチジルセリン　43,112
ホスホリパーゼ　113
母乳　46,132

マ　行

マクロファージ　112,123
マススペクトロメトリー　36
マルガリン酸　35

ミクロソーム 65,70,102
ミリストオレイン酸 48

メタン 18
メチルエステル 37
メチルサンタルベート 32
メチルニトロソウレア 10
メチルニトロソ尿素 59
メチルリシノール酸 32
免疫 112
　──不全 61
メンハーデン油 10,69,115,125

モネンシン 18
モノサイト 123
モロクチン酸 66

ヤ行

ヤギ 46
UDP-グルクロニル・トランスフェラーゼ 70

ラ行

ラジカル 29

リノール酸 6,9,67,83
　──イソメラーゼ 15
リパーゼ 33
リポキシゲナーゼ 103,130
リポタンパク質 42,77,97,147
　──リパーゼ 84,88,104
リポポリサッカライド 119
リモデリング 123
リン脂質 4,43,52,78
リンパ球 42,68,112,123

レチノイン酸 135
レプチン 90,136

ロイコトリエン 8,67,112,130

[欧文]

A

acetyl CoA carboxylase 108
acetyltransferase 63
acyl coenzyme A oxidase 135
acyl-CoA oxidase 86
adipose P2 106
alkali-isomerization 32

2-amino-1-methyl-6-phenylimidazo〔4, 5-6〕pyridine 60
2-amino-3-methylimidazo〔4, 5-f〕quinoline 59,63
3-amino-1-methyl-5H-Pyrido〔4, 5-6〕indore 63
AMO 10
aortic arch 95
Asprgillus niger 33
azoxymethane 10

B

B cells 118
benzo (a) pyren 59
bezafibrate 88
BHA 70
BHT 35,66,118
BMI 47
body mass index 47
bone mass 128
BP 59
brown adipose tissue 83
butyl hydroxy anisol 70
butyl hydroxytoluene 66
butylatedhydroxytoluene 35,118
Butyrivibrio fibrisolvens 15,20

C

caccenic acid 19
Candida antarctica 34
carnitine palmitoyltransferase 81,105
catalase 65
c-fos 57
chlorophyllin 64
chondrocyte 123
CLA 32
clofibrate 86
c-myc 57,69
concanavalin A 113
conjugated linolenic acid 146
conventional 21
cyclooxygenase 103,128

D

DHA 10,138
Δ^9desaturase 19
1, 2-dimethylhydrazine 5,10
7, 12-dimethylbenz〔α〕anthracene 3,7,59
DMBA 3,7,8,59,62,65
DMH 5,10

DNA 56,64

E

EGF 7,124
elaidic acid 4
endothelial cell 123
endotoxin 120
α-eleostearic acid 146
EPA 10,138
epidermalgrowth factor 7,124
epidermis 44
estrogen 57

F

fatty acid elongase 108
fatty streaks 95
feed efficiency 132
femur 114
femur 126
FGF 124
fibroblast growth factor 124
flow cytometer 58
furan fatty acid 38

G

Geotrichum candidum 34
glucose tolerance 134
glutathione peroxidase 65
glutathione-S-transferase 70
glutation peroxidase 98
glycerol-3-phosphate dehydrogenase 105
gnotobiotic 22
gram-negative bacteria 18
gram-positive bacteria 18
growth factor 132

H

12-HETE 124,140
5-HETE 124
9-HODE 139
13-HODE 139
5-hydroxyeicosatetraenoic acid 124

I

ICAM 71,98
IDDM 134
Ig 116
IGF 124,126
IGFBP 127
immunoglobulin 116

indomethacin 8,67
initiator 2
insulin dependent diabetes mellitus 134
insulin-like growth factor 124
intermuscular fat 94
ionophore 18
IQ 63
isomerase 16

L

lactate dephydrogenase 65
Lactobacillus 23
L-azaserine 10
leptin 90,136
linoleate isomerase 15
lipogenesis 108
lipolysis 86,108
lipopolysaccharide 119
lipoprotein lipase 86
lipoxygenase 103

M

mammary epithelial cell 7
mammary epithelial cell 72
margaric acid 35
MCT 138
medium chain triglyceride 138
methyl ricinoleic acid 32
methyl santalbate 32
methylnitrosourea 10,59
MNNG 10
MNU 10,59,61,62
monensin 18
moroctic acid 66
Mucor miehei 33
myristoleic acid 48

N

NADPH-cytochrome P450 reductase 70
NCAM 71
NDGA 67
NIDDM 134
nigericin 18
N-methyl-N'-nitro-N-nitrosoguanidine 10
non insulin dependent diabetes mellitus 134

O

octadecadienoic acid 15
octadecenoic acid 15
ornithine decarboxylase 69,72,113

osteoblast 123
osteoclast 123
osteocyte 123

P

palmitoleic acid 48
papilloma 3,59
parathyroid hormone 123
parinaric acid 66
PDEF 124
periosteum 126
peroxide value 35
peroxisome proliferator 86
peroxisome proliferator-activated receptor 86,134
phagocytosis 114
phospho lipase 113
phytohemagglutinin 113
plaque 95
platelet-derived growth factor 124
post-confluent 105
PPAR 86,87,106,134
preadipocyte 88
pre-confluent 105
progestrone receptor 57
promotor 2
Propionibacterium 23
protein kinase C 113
PTH 123
pyotein kinase C 73

R

retinoic acid 135
Rhizomucor miehei 34
RNA 56
rumenic acid 14

S

scdl 1 102

SCID 61
silver ion-high-performance liquid chromatography 36
Staphylococcus aureus 114
Δ^9Stearoyl-CoA desaturase 100
stearoyl-CoA desaturase gene 1 102
Streptococcus 23
subcutaneous fat 94
sulfotransferase 63
superoxide desmutase 65

T

T cells 118
12-O-tetradecanoyl phorbol-13-acetate 3,59,66,113
tetronasin 18
thiazolidine 134
thiazolidinediones 134
tibia 114
TNF 11,115,124
TPA 3,59,66,113
troglitazone 88
Trp-P-2 59,63
trypan blue 65
tumor necrosis factor 11,124

V

vaccenic acid 4,15
VCAM 71

W

white adipose tissue 83
Wv-14, 643 87

Z

Zucker diabetic fatty rat 134

◇ 著者略歴 ◇

原　健次（はら・けんじ）

　九州大学農学部農芸化学科で蛋白質化学，コーネル大学医学部で糖質化学，花王石鹸㈱(現花王㈱)で脂質化学，栄養生理学，研究開発・商品開発マネージメントの実務およびその手法を習得。花王㈱ではおしりを清潔にする"サニーナ"を発明，事業化を手掛け現在まで根強いファンに支えられている。

　また10数年前に発見したジアシルグリセロールの血清トリグリセリド濃度上昇抑制作用という栄養生理的特性が，昨年「体脂肪になりにくい食用油」健康エコナクッキングオイルとして上市されヒット商品となる。

　今から約10年前，自分で実験出来なくなりボケ防止のため，生理活性脂質についての総説を雑誌「油脂」に掲載開始，現在も継続中。

　現在花王㈱商品安全性推進本部でリスク・コミュニケーション担当，愛媛大学客員教授，ウルトラマラソン・ランナーとして全国を行脚中。脂質生化学，機能性脂質，研究開発マネージメント，商品開発マネージメント，ウルトラランニング関連の著書，共著多数。

生理活性脂質
共役リノール酸の生化学と応用

2000年12月13日　　初版第1刷発行

著　者　原　　健　次
発行者　桑　野　知　章
発行所　株式会社　幸　書　房
　　　　　　　　　さいわい
　　　　東京都千代田区神田神保町1－25
Printed in Japan　　電話　東京（3292）3061（代表）
2000Ⓒ　　　　　　振替口座　00110－6－51894番

日本出版制作センター

本書を引用または転載する場合は必ず出所を明記して下さい。
Ⓡ本書の全部または一部を無断で複写複製（コピー）することは，著作権法上での例外を除き，禁じられています。本書からの複写を希望される場合は，日本複写権センター（03-3401-2382）にご連絡下さい。

ISBN4-7821-0178-3　C3047

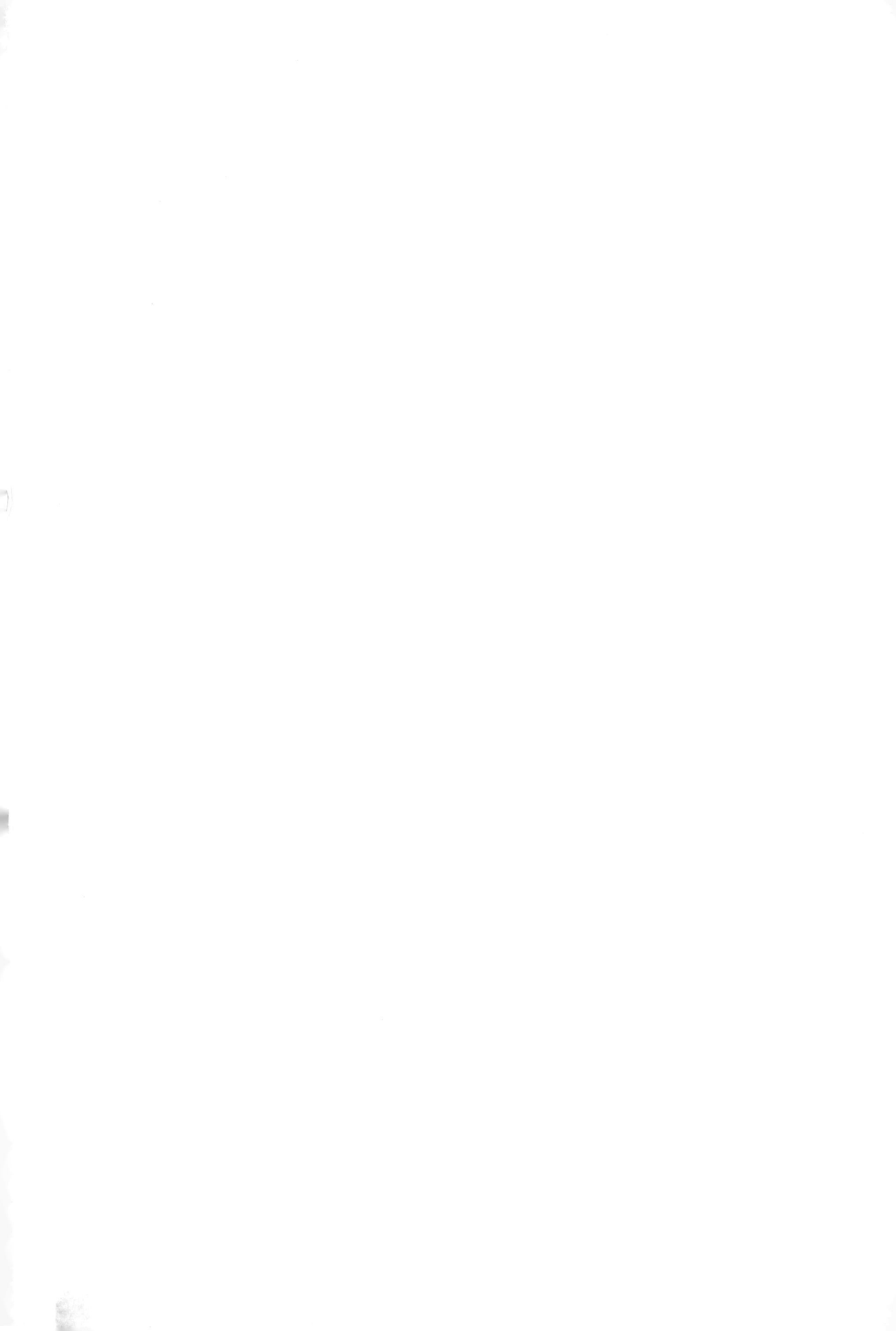